A MULHER NATURAL

Dra. Leslie Korn

A MULHER NATURAL

Plantas Medicinais para uma Saúde Radiante
em Todos os Estágios da Vida

Tradução
Isa Mara Lando

Editora
Pensamento
SÃO PAULO

Título do original: *Natural Woman – Herbal Remedies for Radiant Health at Every Age and Stage of Life.*

Copyright © 2020 Leslie Korn.

Publicado mediante acordo com Shambhala Publications, Inc.

Copyright da edição brasileira © 2022 Editora Pensamento-Cultrix Ltda.

1ª edição 2022.

Todos os direitos reservados. Nenhuma parte desta obra pode ser reproduzida ou usada de qualquer forma ou por qualquer meio, eletrônico ou mecânico, inclusive fotocópias, gravações ou sistema de armazenamento em banco de dados, sem permissão por escrito, exceto nos casos de trechos curtos citados em resenhas críticas ou artigos de revistas.

A Editora Pensamento não se responsabiliza por eventuais mudanças ocorridas nos endereços convencionais ou eletrônicos citados neste livro.

As informações fornecidas neste livro são completas e precisas até onde sabemos, mas você é responsável por sua própria saúde. Favor consultar um médico antes de usar fitoterapia, especialmente se tiver uma condição médica conhecida ou se estiver grávida ou amamentando. Tal como acontece com a medicina convencional, a fitoterapia é vasta e complexa e deve ser usada com responsabilidade. A Shambhala Publications, o autor e a Editora Cultrix se isentam de qualquer responsabilidade em relação à coleta e consumo de ervas e ao uso das instruções contidas neste livro.

Editor: Adilson Silva Ramachandra
Gerente editorial: Roseli de S. Ferraz
Preparação de originais: Monique Oliveira D'Orazio
Gerente de produção editorial: Indiara Faria Kayo
Editoração eletrônica: S2 Books
Revisão: Erika Alonso

Dados Internacionais de Catalogação na Publicação (CIP)
(Câmara Brasileira do Livro, SP, Brasil)

Kon, Leslie
  A mulher natural : plantas medicinais para uma saúde radiante em todos os estágios da vida / Leslie Kon ; tradução Isa Mara Lando. -- 1. ed. -- São Paulo : Editora Pensamento, 2022.

  Título original: The natural woman
  ISBN 978-85-315-2180-5

  1. Plantas medicinais 2. Plantas medicinais - Uso terapêutico 3. Promoção da saúde I. Título.

21-92259 CDD-615.535

Índices para catálogo sistemático:
1. Plantas medicinais : Medicina natural 615.535
Maria Alice Ferreira - Bibliotecária - CRB-8/7964

Direitos de tradução para o Brasil adquiridos com exclusividade pela
EDITORA PENSAMENTO-CULTRIX LTDA., que se reserva a
propriedade literária desta tradução.
Rua Dr. Mário Vicente, 368 — 04270-000 — São Paulo, SP — Fone: (11) 2066-9000
http://www.editorapensamento.com.br
E-mail: atendimento@editorapensamento.com.br
Foi feito o depósito legal.

Sumário

Prefácio 7

Agradecimentos 9

Introdução 11

Capítulo 1 - Como as Ervas Curam 15

Capítulo 2 - Como Preparar Medicamentos Fitoterápicos, Utensílios e Métodos 29

Capítulo 3 - Ervas para a Saúde do Dia a Dia e para o Ritmo das Estações 49

Capítulo 4 - Medicamentos Fitoterápicos para Uso Diário e para Fins Especiais 73

Capítulo 5 - A Medicina dos Temperos 135

Capítulo 6 - Plantas Espirituais: Encontro com a Deusa Interior 169

Capítulo 7 - Medicamentos Fitoterápicos para os Ciclos da Vida, a Saúde e as Doenças ... 181

Capítulo 8 - Rituais com Ervas 279

Recursos 309

Índice das ervas identificadas neste livro 333

Índice remissivo 347

Prefácio

Sou a terceira geração de uma família que cresceu e viveu em áreas urbanas. Será de admirar que, aos 10 anos de idade, tive a visão de que eu iria morar na selva e ser médica, em meio às folhas, cascas de árvore e trepadeiras? Aos 20 anos realizei meu sonho de juventude ao me aventurar na selva do oeste do México, onde ouvi falar pela primeira vez do uso de alimentos e plantas curativas. Morando na selva, em uma aldeia perto do mar, onde não havia médicos convencionais, tive quase todo tipo de doenças. Isso me deu a chance de aprender sobre as várias doenças subtropicais – para não falar dos acidentes, das mordidas e dos muitos males cujos nomes desconheço – que contraí nos meus primeiros anos naquele lugar. Aprendi sobre o uso medicinal das ervas por tentativa e erro e conversando com as mulheres da aldeia. Em essência, fui meu próprio objeto de experimentos, e cheguei à conclusão de que essa é uma forma válida de se aprender sobre a própria saúde.

Quando voltei para casa em Boston, dez anos depois, minha avó Esther, que acabara de completar 90 anos, me disse que eu descendia de uma longa tradição de mulheres vindas da Romênia que usavam ervas e alimentos para curar doenças. Ela me ensinou todos os preciosos segredos de cura de nossas antepassadas, até então ignorados por mim. Ao que tudo indica, eu já tinha no sangue a inclinação para a cura.

Trabalho como fitoterapeuta, clínica e educadora em saúde há mais de quarenta anos. Uma das coisas que sempre faço questão de lembrar aos meus alunos é que nós, seres humanos, começamos a praticar a cura uns nos outros há milhares de anos, muito antes de as universidades e os organismos credenciados nos autorizarem a isso, e também tivemos anciãos sábios que nos transmitiram conselhos e novos conhecimentos. Este livro foi elaborado para servir como um sábio ancião – para que você possa consultá-lo repetidas vezes e obter orientações confiáveis. Mas lembre-se também de que pode haver momentos em que a ajuda de um profissional ou especialista licenciado será necessária para tratar de questões de saúde sérias e persistentes.

Agradecimentos

Saí da minha cidade natal, Boston, a caminho da selva mexicana pela primeira vez em 1973. Durante o percurso, parei em Berkeley, Califórnia, onde fiquei por uma semana. Naquela semana, visitei diariamente uma pequena livraria na Telegraph Avenue, chamada Shambhala Books. Como uma jovem de 20 anos de idade, budista, judia, feminista e aspirante à escritora, pensei: "Espero que algum dia a Shambhala publique um livro meu!". Assim, fiquei emocionada quando, 43 anos depois, Beth Frankl, editora da Shambhala, me procurou e falou da sua ideia para este livro que você está prestes a ler. Portanto, a semente deste livro começou naquela avenida de Berkeley e foi alimentada pelos anos que passei aprendendo sobre fitoterapia em uma pequena aldeia na zona rural do México, que se tornou meu lar por mais de quarenta anos. Não fosse pelo convite de Beth Frankl para eu escrever este livro, publicar na Shambhala continuaria sendo um sonho esquecido. Serei sempre grata a ela por fazer parte do círculo completo que este livro representa, a realização de um dos meus preciosos sonhos de escritora.

As plantas crescem em comunidades; raramente crescem isoladas. E esse é o caso também de um livro como este, cujo desenvolvimento e força vital se beneficiaram da experiência de herbalistas que trabalharam comigo como assistentes de pesquisa e estagiários, em especial a herbalista Naneh Israelyn e a talentosa etnobotânica e herbalista clínica Juliet Totten. Essas mulheres ricas em conhecimento pesquisaram e trouxeram ideias para rituais e fórmulas que compartilharam generosamente e, como resultado, deram amplitude e profundidade ao meu trabalho. Minha assistente, Leslie Sindos, é a essência da organização. Ela conseguiu administrar com tranquilidade uma quantidade louca e extraordinária de dados, o que me permitiu alcançar os objetivos deste livro. Eu não poderia imaginar uma assistente melhor e mais capaz. Alma Fátima Mora contribuiu com seu *design* lírico para o *website* deste livro. Meu marido,

Rudolph Ryser, é sempre um apoiador incansável. Ele foi meu alegre companheiro na cozinha e no jardim, à medida que criávamos, testávamos e provávamos muitas das receitas deste livro. Foi também um revisor cheio de boa vontade, me segurou a mão e mostrou-se um poeta sempre paciente durante a maratona da escrita e na reta final para finalizar o livro. Sou grata a ele por fazer minhas frases desajeitadas soarem um pouco mais afinadas. Sua presença é um verdadeiro presente na minha vida.

Introdução

Os medicamentos à base de plantas podem reduzir e eliminar os sintomas de sofrimento físico e emocional, agir como aliados da mulher na saúde e trazer equilíbrio e nutrição ao nosso dia a dia. Também podem servir como alternativa a muitos produtos farmacêuticos.

Este livro apresenta um compêndio de ervas comumente usadas, cuja eficácia é comprovada por pesquisas realizadas por biomédicos e indígenas. Ele foi concebido para ser um companheiro para as mulheres, assim como seus filhos e filhas, durante todas as fases da vida. Os medicamentos fitoterápicos apresentados aqui são recursos práticos para prevenir doenças e restaurar a saúde após doenças agudas e crônicas. Muitas dessas plantas podem ser encontradas em um quintal ou em uma caminhada pelas redondezas; mas se não há uma certa planta perto da sua casa ou se você não tem tempo para colher as ervas no período em que estão mais potentes, é possível comprá-las em lojas de ervas medicinais, inclusive *on-line*. Uma vez colhidas, você pode guardá-las em um armário de ervas medicinais ou em um *kit* de primeiros socorros. Algumas preparações especiais, incluindo ervas do México, da Índia e do Mediterrâneo, podem ser novidade para você.

À medida que você avançar na leitura deste livro, poderá sentir afinidade e atração por certas plantas, e repulsa por outras. Ao descobrir esses medicamentos fitoterápicos, pode ser que os use várias vezes por um certo tempo e, de repente, encontre outros enquanto continua a explorar a medicina fitoterápica ou a ter novas necessidades. Usar a medicina fitoterápica e integrá-la à sua vida é um processo orgânico.

Além de informações sobre as ervas e suas propriedades medicinais, incluí instruções especiais sobre como usá-las em inalações, cataplasmas e emplastros relevantes para a saúde da mulher, além de observações sobre seus ritmos biológicos e a nossa conexão com os ritmos ambientais, pois são essenciais para o nosso bem-estar. Também conto histórias sobre o papel curativo que as ervas desempenharam na minha vida pessoal e profissional.

COMO USAR ESTE LIVRO

Há muitas maneiras de obter as respostas que você procura sobre o uso de medicamentos fitoterápicos para a sua saúde. Para que o livro seja mais útil, eu o dividi em capítulos que permitem buscar informações segundo a ação terapêutica, o nome da erva, o problema de saúde ou o ritual procurado. O Capítulo 1 apresenta uma introdução geral às ervas, incluindo uma explicação de como elas curam, seus possíveis efeitos colaterais e as vantagens de usar todas as partes da planta e não apenas o ingrediente ativo. Também enumera as ervas mais importantes, distribuídas em uma lista de categorias. Por exemplo, se você estiver tentando lidar com o estresse, precisará entender o que são "adaptógenos" e saber quais ervas se enquadram nessa categoria.

 O Capítulo 2 é um guia de conceitos básicos iniciais. Inclui ideias sobre como comprar ervas, além de modos de preparo e os utensílios necessários para transformá-las em medicamentos. No Capítulo 3, você aprenderá a criar seu próprio armário de ervas medicinais e *kit* de primeiros socorros e quais são as melhores ervas para incluir neles. O Capítulo 4 traz uma lista alfabética de diversas ervas importantes e seus benefícios para a nossa saúde. É um bom lugar para procurar informações gerais sobre uma erva específica que lhe interesse. O Capítulo 5 traz deliciosas receitas medicinais para o uso diário, com plantas, ervas e especiarias na culinária, e o Capítulo 6 é dedicado às "plantas espirituais", explorando o uso de enteógenos, ou psicoativos, e plantas que alteram os estados de consciência e melhoram o humor e a cognição. Se você tem um problema específico de saúde como ansiedade, insônia ou síndrome dos ovários policísticos (SOP), ou deseja tratar dos sintomas da menopausa, procure no Capítulo 7 diretamente por assunto, seja uma questão de saúde ou relativa à idade, para ver quais ervas seriam mais úteis para resolver seu problema em particular. Estou especialmente entusiasmada com o Capítulo 8, em que compartilho ideias para a inclusão de ervas e alimentos cerimoniais em rituais destinados a celebrar e honrar momentos importantes da nossa vida.

O NOME CIENTÍFICO DAS PLANTAS

Você notará que cada planta também tem um nome em latim, o chamado binômio latino, que é seu nome científico. Essa nomenclatura talvez pareça complicada, mas é essencial para sabermos de que maneira usar as ervas, especialmente como alimento ou remédio, pois usar uma planta errada pode ser perigoso.

O nome comum das plantas varia de acordo com características geográficas e culturais, e pode se referir a mais de uma espécie. Vejo isso quando viajo de aldeia em aldeia no México a trabalho, encontrando diversas vezes plantas diferentes sendo chamadas pelo mesmo nome. Não importa qual seja seu idioma, onde você mora ou que nomes lhe tenham ensinado para uma planta – os binômios latinos são universais; assim, podem ser usados com segurança para identificá-las corretamente em qualquer lugar do mundo.

Um exemplo de nome comum que se refere a mais de uma espécie de planta é a camomila. Existem várias espécies de uso medicinal, como a *Matricaria chamomilla* (camomila-alemã) ou a *Chamaemelum nobile* (camomila-romana). Ambas se chamam camomila, mas as duas espécies diferem claramente, tendo diferentes propriedades fitoquímicas. Outro exemplo é *plantain* em inglês, nome de um gênero de banana comum (*Musa*) e também de uma erva, a tanchagem (*Plantago major*).

Os binômios latinos são um mapa para cada planta, que contém informações suficientes para que possamos falar a mesma língua com qualquer pessoa, em qualquer lugar. Para entender o binômio, vamos explorar os nomes da camomila.

Matricaria chamomilla (L.)

Matricaria corresponde ao gênero, uma categoria taxonômica que identifica uma planta dentro de uma família. É sempre a primeira do binômio, e vem em itálico e com inicial maiúscula. *Chamomilla* é o nome de uma espécie específica do gênero *Matricaria*. A espécie é sempre o segundo nome no binômio, e se escreve em itálico e com inicial minúscula. O (L.) refere-se a Linnaeus, ou Lineu, nome do cientista que identificou e categorizou a espécie. O nome dos cientistas é citado na maioria dos textos acadêmicos, mas em geral não consta do uso informal dos binômios latinos. Neste livro, optei por não usá-los. Os binômios latinos podem mudar com o tempo, porque os taxonomistas, de quando em quando, redefinem os limites do que diferencia uma espécie da outra. Assim, se você pesquisar o nome científico de uma planta do seu interesse, cruzando os dados de várias fontes antigas e recentes, poderá chegar ao nome mais atual.

UMA PALAVRA SOBRE BIOLOGIA *VERSUS* GÊNERO

Neste livro, refiro-me a uma variedade de ervas direcionadas aos desafios de saúde e às fases de vida da mulher. Em muitos casos, trato das questões de saúde que ocorrem no corpo biologicamente feminino, sem me referir ao gênero. Em termos biológicos, existe uma enorme diversidade nos níveis hormonais entre as mulheres e, embora os hormônios não definam uma pessoa, são relevantes quando discutimos o efeito das ervas sobre nossos hormônios. As mulheres enfrentam muitos desafios sociais, emocionais e cognitivos, além de obstáculos biológicos que podem não se alinhar com sua identidade de gênero. Abordo essa questão da melhor forma que me foi possível e indico fontes para temas que estão além dos meus conhecimentos. As ervas desempenham um papel importante na vida de todas as mulheres, e minha esperança é que este livro explore essa conexão sagrada entre as ervas e as mulheres, em todas as suas belas formas.

Capítulo 1
Como as Ervas Curam

As ervas são os nossos medicamentos primários, os mais básicos. São presentes que a natureza nos deu, que crescem da terra, nutridas pelo sol e pela lua, pela chuva e pela neve, para nos alimentar e curar, sustentando nosso corpo, nossa mente e nosso espírito. Elas nos fazem lembrar da nossa natureza e nos permitem viver como mulheres, de um modo natural. Mas de que modo as ervas da natureza se tornam medicamentos que nos curam?

A palavra "medicina" é derivada da raiz sânscrita *mā*, que significa "medida" ou "equilíbrio". Os medicamentos à base de ervas restauram o equilíbrio. Eles possuem compostos específicos poderosos que operam em vários níveis, causando respostas físicas ou emocionais no nosso corpo, mente e espírito. Portanto, embora seus compostos ou "substâncias ativas" possam alterar nosso corpo físico, também podem gerar alterações energéticas ao transferirem suas energias espirituais para o nosso campo de energia eletromagnética. Algumas plantas, como as que descrevo no Capítulo 6, têm efeitos psicoativos que causam alterações na função cerebral, resultando em mudanças na percepção, no humor, na consciência, na cognição ou no comportamento. Elas são nossas aliadas, pois com elas temos novos *insights*, aprimoramos nossa conexão com nosso eu, com os outros e com o cosmos e, quem sabe, afirmamos o nosso propósito e o nosso lugar no mundo. Elas também podem ajudar a aliviar nossos temores enquanto nos preparamos para deixar nosso corpo nesta terra.

Embora possamos ser tentadas a considerar apenas a ciência da biomedicina e afirmar que as ervas auxiliam nossa saúde devido a um certo produto ou substância química, devemos ter cautela em relação a essa atitude, pois as plantas terapêuticas são um presente que vêm como um pacote completo. Elas combinam todos os elementos necessários para nos dar equilíbrio; mas também atenuam a ação das substâncias ativas mais potentes, que podem causar efeitos colaterais se usadas isoladamente.

Muitos dos nossos remédios comerciais bem conhecidos são derivados de plantas medicinais. Os pesquisadores geralmente identificam uma substância ativa – o que consideram a parte mais importante e útil da planta – e depois a extraem, concentram e aumentam sua potência para obter um determinado resultado. Embora esse método geralmente funcione, também pode levar a efeitos inesperados. Quando o composto ativo é removido das partes ativas da planta inteira tal como ela se encontra na natureza, ele também é separado de todos os outros constituintes que contribuem para o equilíbrio. Por exemplo, a aspirina (ácido acetilsalicílico) é derivada de plantas pertencentes ao gênero *Spiraea*, ricas em ácido salicílico, um analgésico (age contra a dor). Há milênios os povos indígenas usam muitas dessas plantas em tratamentos externos ou por ingestão. A casca de salgueiro-branco (*Salix alba*) é um bom exemplo. Embora a aspirina seja um medicamento poderoso, usado para diminuir a dor, abaixar a febre e afinar o sangue, pode ter efeitos colaterais perigosos, como sangramento descontrolado. Também é importante observar que algumas pessoas têm o que se chama de "intolerância ao salicilato" e se expostas a essa substância, podem contrair asma e urticária.

A cana-de-açúcar (*Saccharum officinarum*) é outro exemplo de que o modo como extraímos a substância ativa mais poderosa da planta pode acabar levando a doenças. Quando a cana é mastigada como alimento ou remédio fitoterápico, ou quando se toma o suco fresco, o caldo extraído é rico em micronutrientes (ferro, cobre, manganês, zinco, molibdênio e boro), minerais, quantidades vestigiais de vitaminas do complexo B e fenóis anti-inflamatórios. A cana também é usada na Índia para tratar icterícia e doenças renais. Por milhares de anos, o açúcar foi extraído dessa gramínea e usado como um tempero, em pequenas quantidades; era também muito caro. Mas quando o açúcar passou a ser processado comercialmente, em grandes quantidades, convertido em adoçante granular de baixo custo, trouxe novos males como o diabetes tipo 2 e doenças cardíacas.

Outro exemplo dos problemas resultantes da extração de compostos das plantas é a folha de coca (*Erythroxylum coca*). A coca é rica em cálcio, vitaminas e alcaloides e funciona como um estimulante leve. Os indígenas quíchuas mascam a folha da coca para evitar o mal da altitude e também a usam como analgésico. Quando mascada em forma de folha, a coca não é viciante. Somente quando os poderosos alcaloides são extraídos e concentrados na forma do pó chamado "cocaína" e usados separadamente da planta é que os neurônios cerebrais são espezinhados e ocorre a dependência.

Assim, é seguro dizer que, embora a ciência moderna tenha identificado substâncias ativas para fins medicinais, essas substâncias nem sempre funcionam bem por si mesmas; elas existem como parte da inteligência complexa de uma planta inteira. A tarefa de curarmos a nós mesmos e permitir que o mundo das plantas viva e se desenvolva depende de abandonarmos o hábito de tratar um sintoma isolado por meio de uma substância química extraída de uma planta. Em vez disso, devemos procurar usar a planta inteira, ajudando assim todo o nosso ser e restaurar nossa capacidade de equilíbrio e vitalidade.

Dito isso, há momentos, porém, quando precisamos de uma resposta poderosa, confiável e bem direcionada – por exemplo, um analgésico, um antidepressivo ou um ansiolítico (inibidor de ansiedade). Queremos garantir uma resposta rápida e duradoura com base nos princípios da substância ativa, dos cofatores, da sinergia e das medidas e proporções há muito compreendidas e estudadas por pesquisadores da área da farmacologia e fitoterapia. Neste livro, examinaremos como a medicina fitoterápica é utilizada tanto por xamãs quanto por cientistas.

INTERAÇÕES ENTRE ERVAS, NUTRIENTES E MEDICAMENTOS: CONTRAINDICAÇÕES E EFEITOS COLATERAIS

Qualquer erva medicinal pode causar efeitos colaterais ou ser contraindicada. A maioria das contraindicações citadas neste livro se aplica à gravidez e à amamentação. Algumas dizem respeito a crianças ou idosos, ou porque não devem interagir com medicamentos farmacêuticos. As ervas podem intensificar a ação de outros medicamentos, ou então fazer que estes sejam excretados mais rapidamente pelo processo de desintoxicação do fígado. Alguns indivíduos têm reações diferentes de outros por motivos genéticos, sensibilidade bioquímica ou intolerância. Os efeitos colaterais podem resultar da ingestão, uso tópico ou inalação, levando a uma reação alérgica ou dermatite de contato.

Se você estiver tomando medicamentos ou suplementos nutricionais em altas doses, é essencial procurar saber se a erva que você deseja usar tem alguma contraindicação, bem como seus possíveis efeitos e interações com remédios ou suplementos nutricionais que você esteja tomando. Existem vários bancos de dados *on-line*, listados na seção "Recursos", que permitem identificar as interações entre ervas medicinais, suplementos nutricionais e remédios (sejam de venda livre ou só com receita) que você esteja tomando. Mas leve em conta que esses bancos de dados por vezes apresentam informações contraditórias, exigindo que o leitor pesquise mais a fundo, entenda que o modo como a pesquisa é realizada pode levar a conclusões muito diferentes, e retorne à experiência empírica tradicional para poder destrinchar o caos de informações confusas. Por exemplo, em pesquisas clínicas, os extratos da raiz de ginseng (*Panax ginseng*) mostraram ter efeito inibitório em células cancerígenas humanas, incluindo células do câncer de mama. Contudo, há evidências conflitantes que podem indicar que o ginseng possui atividade estrogênica que faz *proliferar* células cancerígenas dependentes de estrogênio. Esses dados aparentemente contraditórios podem ser o resultado dos diferentes métodos (água ou álcool) usados na produção de extratos de ginseng. Esses desafios de pesquisa nos lembram da importância de trabalharmos com um herbalista ou fitoterapeuta (especialista em plantas medicinais) ou um profissional na hora de tomar decisões sobre protocolos para o tratamento fitoterápico do câncer. Também descobri que alguns bancos de dados podem ser excessivamente cautelosos em suas advertências, sobretudo quanto às interações com outras ervas, ou ao uso de ervas antes e depois de uma cirurgia. Tudo isso mostra a necessidade de buscar aconselhamento com um fitoterapeuta da sua confiança ao determinar seus próximos passos.

DEFINIÇÃO E AÇÃO DE ALGUMAS ERVAS/PLANTAS, COM EXEMPLOS

Segundo sua ação no nosso corpo e na nossa mente, as ervas/plantas podem ser divididas em categorias, que estão listadas aqui, juntamente com alguns exemplos das mais importantes de cada categoria. Ao longo do livro por vezes me refiro a uma erva segundo essas categorias; assim, a lista vai lhe ser útil durante a leitura.

ADAPTÓGENAS

Ajudam a pessoa a adaptar-se ao estresse, restaurando a capacidade de enfrentar uma situação e reagir a ela. Juntamente com seus extratos ativos, elas apoiam a função adrenal, aumentam a resistência e reduzem a fadiga. Ao apoiar a função adrenal, apoiam também a função imunológica e aumentam a resistência. Também ajudam o organismo a utilizar oxigênio e aumentam a "respiração" celular. As ervas adaptogênicas mais comuns são a Ashwagandha (*Withania somnifera*), o eleutério (*Eleutherococcus senticosus*), também conhecida como ginseng-siberiano, e ainda o ginseng coreano (*Panax ginseng*).

ADSTRINGENTES

Ajudam a secar o excesso de umidade ou secreções no corpo. Tendem a causar contrações nos órgãos e tecidos musculares e em geral são ricas em taninos. As mais comuns são a uva-ursina (*Arctostaphylos uva-ursi*), o chá preto (*Camellia sinensis*), a casca prateada do carvalho (*Quercus*) e a folha de framboesa (*Rubus idaeus*).

ADSTRINGENTES UTERINAS

Usadas para tonificar o útero e reduzir a perda excessiva de sangue na menstruação. As mais comuns são o alquemila (*Alchemilla xanthochlora*), a framboesa vermelha e o milefólio.

AFRODISÍACAS

Aumentam a capacidade de excitação sexual. As mais comuns são o chocolate (*Theobroma cacao*), o Cordyceps (*Cordyceps*), a damiana (*Turnera diffusa*), a maca-peruana (*Lepidium meyenii*) e a ioimba (*Pausinystalia johimbe*).

ALTERATIVAS

Restauram a saúde do corpo depois de doenças crônicas ou agudas. São nutritivas, suaves para o corpo e especialmente úteis em casos de inflamação crônica e doenças autoimunes. As mais comuns são a raiz de bardana (*Arctium lappa*), amor-de-hortelão (*Galium aparine*), alho (*Allium sativum*) e tanchagem (*Plantago major*).

AMARGAS

Estimulam a digestão e o apetite. São tonificantes para o fígado e os rins e promovem a secreção de sucos gástricos. As mais comuns são a folha e a raiz do dente-de-leão e a raiz de genciana (*Gentiana lutea*).

ANODINAS / ANALGÉSICAS

São usadas topicamente ou ingeridas e diminuem a sensibilidade do sistema nervoso à dor, produzindo assim um efeito analgésico. As mais comuns são a arnica (*Arnica montana*) – apenas para uso tópico – o Corydalis (*Corydalis yanhusuo* e/ou *Corydalis cava*), a escutelária ou solidéu (*Scutellaria lateriflora*) e a casca de salgueiro-branco.

ANTICATARRAIS

Eliminam o excesso de muco; são usadas para tratar problemas das vias respiratórias superiores, como o resfriado comum ou sinusite. Os tipos mais comuns são a eufrásia (*Euphrasia*), alteia ou malvaísco (*Althaea officinalis*), o verbasco (*Verbascum thapsus*), o hidraste (*Hydrastis canadensis*), o tomilho (*Thymus vulgaris*) e o milefólio (*Achillea millefolium*).

ANTIDEPRESSIVAS

Aliviam a depressão e melhoram o humor e a capacidade de cognição. As mais comuns são a erva-cidreira (*Melissa officinalis*), a aveia (*Avena sativa*), a pulsatila (*Anemone pulsatilla*), o açafrão (*Crocus sativus*) e a erva-de-são-joão (*Hypericum perforatum*).

ANTIDIPSOTRÓPICAS

Reduzem ou ajudam a prevenir o abuso de álcool. As mais comuns são a aveia e o kudzu (*Pueraria montana* var. *lobata*).

ANTIEMÉTICAS

Servem para aliviar ou cessar o vômito e a náusea. Podem ser usadas em casos de enjoo no mar ou para aliviar a náusea relacionada à quimioterapia. As ervas antieméticas mais comuns são a *cannabis** (*Cannabis sativa*), a camomila (*Matricaria chamomilla* e/ou *Chamaemelum nobile*), o gengibre (*Zingiber officinale*) e a hortelã-pimenta (*Mentha piperita*).

---

* O Projeto de Lei nº 399/15 aprovou no dia 8 de junho de 2021 a legalização do cultivo da maconha, denominada *Cannabis sativa*, no Brasil, exclusivamente para fins medicinais, veterinários, científicos e industriais, bem como a comercialização de medicamentos que contenham extratos, substratos ou partes da planta. (N. da P.)

ANTIESPASMÓDICAS

Acalmam e reduzem os espasmos musculares; usadas para relaxar músculos e órgãos tensos e contraídos. As mais comuns são a camomila, o lúpulo, a lobélia, a goma de mirra, o maracujá, a escutelária ou solidéu (*Scutellaria lateriflora*) e o repolho-gambá (*Symplocarpus foetidus*).

ANTIFÚNGICAS

Destroem ou inibem o crescimento de fungos. As variedades comuns são o alho, a folha de oliveira (*Olea europaea*) e a melaleuca (*Melaleuca alternifolia*).

ANTI-HELMÍNTICAS

Eliminam os vermes internos (helmintos) do trato digestório, matando os vermes (efeito vermicida) ou fazendo com que sejam eliminados (efeito vermífugo), sem causar danos significativos ao hospedeiro. As variedades mais comuns incluem o hissopo (*Hyssopus officinalis*), o absinto (*Artemysia absinthium*) e a *Tanacetum vulgare*, conhecida como tanaceto, atanásia, erva-de-são-marcos ou palminha.

ANTI-HEMORRÁGICAS

Usadas para estancar o sangramento interno. Em geral, são ervas secativas que estimulam a coagulação do sangue. As variedades comuns são a alfafa (*Medicago sativa*), Dong Quai (*Angelica sinensis*) e o milefólio.

ANTI-INFLAMATÓRIAS

Regulam a resposta inflamatória no corpo e reduzem a dor, o calor e outros sintomas de inflamação. As mais comuns são a Boswellia (*Boswellia serrata*), a cúrcuma ou açafrão-da-terra (*Curcuma longa*) e a casca de salgueiro-branco.

ANTILÍTICAS

Dissolvem ou removem pedras no sistema urinário e também impedem a formação de pedras. As mais comuns são a grama de cavalo ou Kulthi (*Macrotyloma uniflorum*), a raiz de hortênsia (*Hydrangea arborescens*) e a quebra-pedra (*Phyllanthus niruri*).

ANTIMICROBIANAS

Matam ou inibem o crescimento de micro-organismos e podem ser ingeridas para tratar infecções causadas por bactérias, fungos, vírus ou parasitas. As mais comuns são o alho, o orégano (*Origanum vulgare*) e a raiz de uva-do-oregon (*Berberis aquifolium*).

ANTIPARASITÁRIAS

Matam e expulsam parasitas no organismo. As mais comuns são a nogueira preta (*Juglans nigra*), o hidraste, a folha e as sementes do mamão (*Carica papaya*) e a artemísia ou erva-de-fogo (*Artemisia annua*).

ANTIPIRÉTICAS / FEBRÍFUGAS

Evitam e diminuem a febre. As mais comuns são a Gotu Kola ou centelha asiática (*Centella asiatica*), o manjericão-sagrado/tulsi (*Ocimum tenuiflorum*) e a casca de salgueiro-branco.

APERIENTES

Em geral com sabor amargo, as ervas aperientes estimulam a bile e servem como um laxante suave que alivia a constipação intestinal sem estimular diretamente os movimentos peristálticos. As mais comuns são a raiz de bardana, a camomila e a raiz de dente-de-leão (*Taraxacum campylodes*).

AROMÁTICAS

Perfumadas e ricas em óleos essenciais, estimulam o apetite, promovendo a secreção de sucos gástricos. As mais comuns são a lavanda (*Lavandula*), a hortelã-pimenta, o alecrim (*Rosmarinus officinalis*) e a sálvia (*Salvia officinalis*).

CARDIOTÔNICAS

Fortalecem o coração e o sistema circulatório. As mais comuns são o espinheiro (*Crataegus*) e a erva-mãe (*Leonurus cardiaca*).

CARMINATIVAS

Facilitam o movimento de gases e alimentos pelo intestino e reduzem o inchaço e a indigestão. As mais comuns são as sementes de anis (*Pimpinella anisum*), a vagem de cardamomo (*Elettaria cardamomum*) e as sementes de erva-doce (*Foeniculum vulgare*).

COLAGOGAS

Em geral, são amargas e estimulam a secreção da bile. São ervas para limpeza do organismo, que ajudam na digestão das gorduras e tonificam o fígado. As ervas de ação colagoga mais comuns são a alcachofra (*Cynara scolymus*), a raiz de dente-de-leão e a raiz de genciana.

COLERÉTICAS

Aumentam as secreções biliares e são desintoxicantes, com um suave efeito laxante. As mais comuns são a raiz de dente-de-leão, a raiz de uva-do-oregon e a cúrcuma.

DEMULCENTES

Acalmam a inflamação do tecido irritado e seco que ocorre em doenças respiratórias, e aliviam o desconforto das infecções do trato urinário (ITU). As mais comuns são o cabelo de milho (*Zea mays*), a alteia ou malvaísco e a casca de olmo-vermelho (*Ulmus rubra*).

DEPURATIVAS

Desintoxicam o organismo, estimulando as funções naturais de limpeza dos rins e do fígado e purificando o sangue. As mais comuns são a raiz de bardana, o amor-de-hortelão (*Galium aparine*) e a folha e a raiz do dente-de-leão.

DIAFORÉTICAS

Promovem a transpiração e são usadas para diminuir a febre. As mais comuns são o buchu (*Agathosma betulina*), a raiz de bardana, a gatária ou erva-de-gato (*Nepeta cataria*) e o milefólio.

DIURÉTICAS

Aumentam a micção, removem o excesso de água do corpo e eliminam as toxinas. Os tipos mais comuns são o aipo (*Apium graveolens*), a folha de dente-de-leão, a vara-de-ouro (*Solidago*), o levístico (*Levisticum officinale*) e a salsinha (*Petroselinum crispum*).

EMENAGOGAS

Estimulam a menstruação e aumentam a irrigação sanguínea para a pelve e o útero. As mais comuns são a erva-mãe, a arruda (*Ruta graveolens*) e o Zoapatle ou erva-da-mulher (*Montanoa tomentosa*).

EMÉTICAS

São purgativas e induzem o vômito. Indicadas em caso de envenenamento, para eliminar imediatamente o conteúdo do estômago. As mais comuns são o cardo-bento (*Centaurea benedicta*), a ipecacuanha ou ipeca (*Carapichea ipecacuanha*) e a lobélia (*Lobelia inflata*).

EMOLIENTES

Usadas como tratamento tópico para a pele seca e irritada. As mais comuns são o confrei (*Symphytum officinale*), a casca de olmo-vermelho e o espinafre (*Spinacia oleracea*).

ESPASMOLÍTICAS. (Ver "Antiespasmódicas")

ESTIMULANTES

Aumentam a consciência, a atenção e a memória, dão energia e melhoram o humor. As mais comuns são o gengibre, o Ginkgo (*Ginkgo biloba*), o Gotu Kola ou centelha asiática e o alecrim.

EXPECTORANTES

Atuam soltando o muco e as secreções dos brônquios e aliviando a congestão. Geralmente, são classificadas pelo seu modo de ação, estimulante ou relaxante. As estimulantes mais comuns são o helênio (*Inula helenium*), a ipecacuanha ou ipeca e o visco (*Viscum album*); entre as relaxantes, o alho-poró (*Allium ampeloprasum*), a alteia ou malvaísco, o hidraste e o tomilho.

GALACTAGOGAS

Estimulam a produção de leite materno em mulheres que estão amamentando. As mais comuns são a noz-de-pão (*Brosimum alicastrum*), também conhecida como capomo, as sementes de erva-doce, as sementes de feno-grego (*Trigonella foenum-graecum*) e a Shatavari (*Asparagus racemosus*).

HEMOSTÁTICAS

São usadas para estancar o sangramento externo. As mais comuns são a calêndula (*Calendula officinalis*), a pimenta-caiena (*Capsicum annuum*) e o milefólio.

HEPÁTICAS

São tônicos para o fígado, que fortalecem e tonificam o tecido hepático e aumentam a produção de bile. As mais comuns são a raiz e as folhas da beterraba (*Beta vulgaris*), o cardo-leiteiro (*Silybum marianum*) e a magnólia-chinesa (*Schisandra chinensis*).

HIPNÓTICAS

Têm efeito sedativo, relaxam e ajudam a dormir. Embora tenham ação semelhante aos sedativos, os hipnóticos vegetais podem ser mais poderosos em seu estado natural. Entre eles se incluem a piscídia ou corniso-jamaicano (*Piscidia piscipula*) e a kava kava, ou simplesmente kava (*Piper methysticum*).

HIPOGLICÊMICAS

Diminuem e regulam os níveis elevados de açúcar no sangue. As mais comuns são o melão-de-são-caetano, ou melão amargo (*Momordica charantia*), a canela (*Cinnamomum verum*) e a damiana.

HIPOTENSIVAS

Diminuem e regulam a pressão sanguínea. As mais comuns são o alho, o espinheiro e a urtiga (*Urtica dioica*).

IMUNOMODULADORAS / IMUNOESTIMULANTES

As ervas imunomoduladoras afetam a resposta imunológica; as imunoestimulantes são inespecíficas e usadas para doenças agudas. Essas ervas costumam ser classificadas como ativadoras da resposta imune, seja em nível profundo ou de superfície. As imunomoduladoras mais comuns são o Reishi (*Ganoderma*) e a a magnólia chinesa; dentre as imunoestimulantes estão a equinácea ou flor-de-cone (*Echinacea purpurea*) e a mirra (*Commiphora myrrha*).

LAXANTES

Aliviam a constipação intestinal, ativando os movimentos intestinais. Costumam ser classificados segundo seus diferentes modos de ação. Os aperientes (ver página 6) são laxantes que agem por volume; atraem água para o cólon, amolecendo e adicionando volume às fezes. Os laxantes estimulantes contêm componentes que causam contrações na musculatura do trato digestório, estimulando o movimento das fezes. Dentre as variedades que agem por volume, as mais comuns são a semente de linhaça (*Linum usitatissimum*) e a casca de Psyllium (*Plantago indica*). Entre as estimulantes estão a cáscara-sagrada (*Frangula purshiana*), o ruibarbo (*Rheum rhabarbarum*) e a sene (*Senna alata*).

ATENÇÃO: Os laxantes estimulantes podem causar incômodo na região abdominal e não devem ser usados por períodos prolongados.

MODULADORAS HORMONAIS

Trazem estabilidade ao desequilíbrio hormonal. Geralmente contêm componentes de estrutura semelhante a certos hormônios produzidos pelo corpo humano e, assim, se conectam com os receptores hormonais locais correspondentes, com leve efeito agonístico. As mais comuns incluem o vitex ou agnocasto (*Vitex agnus-castus*) e o inhame selvagem (*Dioscorea villosa*).

NERVINAS

São definidas por sua ação sobre o sistema nervoso: podem tonificar, relaxar ou estimular. Os tônicos nervinos, também chamados de "restauradores da nutrição", fortalecem todo o sistema, enquanto as ervas relaxantes auxiliam o sono, reduzem a dor ou suavizam o mal-estar digestivo. As estimulantes podem melhorar o humor e reduzir a fadiga. As plantas nervinas mais comuns são os tônicos para os nervos, como a aveia, a bacopá (*Bacopa monnieri*) e o maracujá (*Passiflora edulis*); as relaxantes para os nervos, como kava, lavanda e erva-de-são-joão, e as estimulantes, como o café (*Coffea arabica*), o ginseng, e a hortelã-pimenta.

NERVINAS UTERINAS (Veja também "NERVINAS")

Têm afinidade com o útero e com os órgãos reprodutivos. Nutrem e apoiam a função geral do sistema nervoso. Algumas, como a artemísia, são relaxantes, enquanto outras, como a rosa-de-gueldres (*Viburnum opulus*) são antiespasmódicas. Os tipos comuns são a acteia ou cimicífuga (*Actaea racemosa*) e a escutelária ou solidéu (*Scutellaria lateriflora*).

PARTURIENTES

Induzem e estimulam o trabalho de parto e/ou são benéficas durante a gravidez. Variedades comuns incluem a Mitchella (*Mitchella repens*) e a framboesa vermelha (*Rubus idaeus*).

NOTA: Atualmente, os herbalistas não recomendam mais usar o Caulophyllum ou Cohosh azul em todas as fases da gravidez, embora ainda seja usado ocasionalmente por parteiras para auxiliar o trabalho de parto. Este assunto será visto em mais detalhes no Capítulo 4.

RESTAURADORAS DA NUTRIÇÃO

Fortalecem e restauram a vitalidade dos tecidos, e em geral têm afinidade com um determinado órgão ou sistema específico. As mais comuns são a aveia e a escutelária (solidéu) para o sistema nervoso, o cardo-leiteiro para o fígado, o alcaçuz (*Glycyrrhiza glabra*) para o sistema endócrino e o verbasco para o sistema respiratório.

RUBEFACIENTES

Aumentam a circulação em uma área localizada quando aplicadas topicamente. São usadas para doenças osteomusculares dolorosas, como a fibromialgia, ou para atrair o sangue para a superfície, causando vermelhidão e calor. As mais comuns são a pimenta-caiena (*Capsicum annuum*), a raiz-forte (*Armoracia rusticana*), a mostarda (*Brassica juncea, Brassica nigra* e/ou *Sinapis alba*) e a urtiga.

SEDATIVAS

Atuam no sistema nervoso, promovendo sono e relaxamento. As mais comuns são a papoula-da-califórnia (*Eschscholzia californica*), o lúpulo (*Humulus lupulus*) e a valeriana (*Valeriana officinalis*).

TIMOLÉPTICAS. (Ver "Antidepressivas")

TÔNICAS

Tônico é um termo amplamente utilizado que se refere a agentes à base de ervas que agem de diversas maneiras para fortalecer e tonificar o corpo. Geralmente são específicos para um determinado órgão ou sistema – por exemplo, um tônico uterino ou para os rins. As ervas tônicas mais comuns são o gengibre, o Gotu Kola ou centelha asiática, o manjericão-sagrado/tulsi, a aveia e a escutelária ou solidéu.

VULNERÁRIAS

São usadas para curar feridas externas ou internas. As mais comuns são a calêndula, o confrei e o milefólio.

CONCLUSÃO

Compreender as várias maneiras pelas quais as ervas agem no corpo e na mente nos dá mais opções para usá-las diariamente, mantendo nossa saúde em ótimo estado, tanto em caso de emergências quanto para prevenir e tratar doenças crônicas. Elas são classificadas pela forma como afetam as funções dos órgãos e de sistemas inteiros, como o sistema endócrino ou imunológico. Podem nos estimular ou nos relaxar, aumentando ou diminuindo a liberação de substâncias químicas, e atuam de inúmeras maneiras para causar o efeito desejado. Algumas ervas, como as adaptogênicas, têm efeitos gerais não específicos que aumentam nossa capacidade de lidar com o estresse. Muitas cumprem diversas funções ao mesmo tempo, como o espinheiro, muito usado como cardiotônico, anti-helmíntico e ansiolítico. As ervas com certeza possuem substâncias químicas que afetam a nossa saúde, mas ao utilizá-las, vamos ficando mais conscientes de que a natureza nos deu a planta inteira por um bom motivo: é a combinação dos nutrientes, elementos químicos e a força vital curativa que atuam em conjunto para alcançar o equilíbrio, conhecido como *mā*, que é a base para uma saúde duradoura e bem-estar.

Capítulo 2
Como Preparar Medicamentos Fitoterápicos, Utensílios e Métodos

Há muito que aprender sobre como encontrar as ervas adequadas e como prepará-las para prevenir e curar doenças, ou para que nos sirvam como delícias culinárias. Neste capítulo, dou sugestões sobre como comprar as ervas medicinais, os fatores a considerar quanto a melhor maneira de usá-las, além de instruções e receitas para prepará-las.

COMO COMPRAR ERVAS MEDICINAIS

As ervas podem ser compradas, colhidas na horta ou coletadas na natureza; escolha as opções adequadas à sua região e ao seu estilo de vida. Eu adoro cultivar temperos e ervas culinárias nas minhas duas hortas, a do quintal e a de dentro de casa. São simples de cultivar e não há nada como pegar um punhado de alecrim fresco para jogar nas minhas batatas assadas, ou uma pimenta fresquinha colhida do pé para dar um toque picante ao meu coquetel de conhaque com folhas de damiana.

Transformar seu jardim em uma horta de ervas medicinais é outra maneira sustentável de ter um suprimento regular de ervas que vão alimentar você o ano inteiro. E muitas plantas, como os valiosos e vigorosos dente-de-leão e o cardo-leiteiro, brotam sozinhas na primavera e no verão. Esses remédios fitoterápicos chegam bem a tempo para a depuração do fígado que faço sempre na primavera, quando elaboro meus remédios caseiros sob a forma de chás, pomadas, extratos e cordiais (ver minhas receitas na seção "Limpeza de Primavera" nas páginas 62-66).

Também compro e guardo medicamentos farmacêuticos que quero ter sempre à mão. São remédios feitos com ervas de outros países ou que exigem um processo mais complicado ou demorado, para o qual não posso ou não vale a pena dedicar meu tempo e minha energia.

Se você mora em uma área urbana, é mais fácil comprar ervas do que cultivar na sua própria horta; mas uma excursão de um dia ou fim de semana pode permitir coletar ervas na natureza. Também existem escolas e cursos de cultivo de ervas medicinais e fazendas-escola próximas a certas cidades; portanto, uma viagem para colher ervas pode ser mais breve do que você imagina. Ou, se você fizer um trabalho voluntário em alguma fazenda ou sítio, poderá coletar à vontade ou talvez ganhar de presente uma cesta de ervas frescas.

Eu desfruto da sabedoria e das técnicas fitoterápicas de todas as partes do mundo; por isso sempre recorro a especialistas que praticam a coleta de plantas/ervas de forma ética e responsável. Por exemplo, a kava, uma raiz poderosa cujo nome deriva da palavra polinésia *awa*, que significa "amargo", só existe no Pacífico Sul. Costumo pesquisar o nome das pessoas que a coletam e pergunto se a kava foi colhida de maneira consciente e em colaboração com os povos nativos locais. Também procuro saber por meio deles se a kava foi preparada atentando para a questão da potência e da segurança. Se as respostas forem satisfatórias, decido então se prefiro cápsulas ou extrato de kava, ou a raiz da planta, para preparar um chá quando quiser relaxar ou estiver ansiosa.

[PROTEGENDO AS ESPÉCIES EM PERIGO DE EXTINÇÃO

Muitas ervas estão à beira da extinção devido à colheita excessiva ou aos efeitos das mudanças climáticas. Os cientistas também estão descobrindo que o aumento do CO_2 na atmosfera está mudando a química e o valor nutritivo de plantas em que confiamos há séculos. Ao decidir como adquirir suas ervas, considere se é melhor apanhá-las na natureza, cultivá-las na horta ou comprá-las de fontes éticas. A *United Plant Savers* é uma organização que busca conscientizar sobre as plantas em risco e promover ações para conservá-las. Isso não significa que elas não possam ser usadas; apenas que precisamos estar cientes da maneira de acessá-las e utilizá-las, para podermos protegê-las para as próximas gerações. As seguintes plantas foram identificadas como em risco de extinção:

Cimicífuga ou Cohosh preto (*Actaea racemosa*)

Cohosh azul ou Caulophyllum (*Caulophyllum thalictroides*)

Equinácea ou flor-de-cone (*Echinacea*)

Eufrásia (*Eufrasia rostkoviana*)

Ginseng americano (*Panax quinquefolius*)

Hidraste (*Hydrastis canadensis*)

Lomatium (*Lomatium dissectum*)

Orquídea sapatinho (*Cypripedium calceolous*)

Peiote (*Lophophora williamsii*)

Raiz de falso unicórnio (*Chamaelirium luteum*)

Raiz de osha (*Ligusticum porter*)

Sanguinária-do-canadá (*Sanguinaria canadensis*)

COLHEITA E USO DE PLANTAS INVASIVAS

Na época em que morei em Olympia, no estado de Washington, o "xerife" do Departamento de Recursos Naturais bateu na minha porta, certo dia, e disse: "Tem cardo-leiteiro crescendo no seu quintal. Você precisa arrancá-lo". Eu perguntei por quê, pois tinha tanto orgulho dos belos cardos (eles não precisavam dos meus cuidados) e estava esperando a época de colher as sementes e fazer um remédio para o fígado. Eu não sabia que o cardo era considerado uma planta nociva no estado de Washington, perigosa para o gado e outros animais de pasto. O xerife entendeu minhas intenções e concordou em me deixar esperar os cinco dias que faltavam até eu colher as sementes.

Tal como o cardo-leiteiro, muitas plantas são consideradas nocivas ou invasivas por uma série de razões, porém são medicamentos maravilhosos. Algumas, como o Kudzu, a tanchagem (*Plantago major*), o polígono ou erva-de-bicho (*Polygonum*), a amora-preta (*Rubus allegheniensis*), a hera inglesa (*Hedera helix*) e a alfavaca (*Cytisus scoparius*), podem ser consideradas invasivas em determinadas áreas do país ou do mundo, ou por não serem nativas, ou porque afetam as plantações ou são perigosas para o gado. O departamento de agricultura de cada lugar deve identificar as plantas da área que foram classificadas como nocivas ou invasivas. Verifique onde você pode colher essas plantas e depois prepará-las como remédios para usar à vontade. Lembre-se de que muitos municípios aplicam herbicidas em seus programas de eliminação obrigatória de plantas nocivas (ao contrário de outros programas de controle menos agressivos), e é necessário ter certeza de que as plantas que você quer colher estão livres desses venenos.

🌿 22 Maneiras de Incluir as Ervas na sua Vida Desde Já 🌿

1. Coma ervas frescas.
2. Congele ervas frescas em cubos de gelo e sirva com sua bebida favorita.
3. Beba chá gelado de ervas.
4. Acrescente ervas ao seu *smoothie*.
5. Faça pesto com diferentes ervas para tempero.
6. Acrescente ervas aos caldos concentrados, às sopas e aos molhos.
7. Use especiarias ao cozinhar.
8. Adicione gengibre e canela ao mingau de aveia.
9. Adicione uma pitada de pimenta-caiena ao chocolate quente.
10. Compre tinturas ou cápsulas dos extratos.
11. Faça um *kit* de primeiros socorros.
12. Faça um travesseiro aromático para auxiliar o sono.
13. Faça uma guirlanda com ervas para as datas comemorativas.
14. Dê uma caminhada para colher ervas.
15. Entreviste uma pessoa idosa sobre o uso de ervas medicinais.
16. Realize um ritual usando ervas.
17. Faça vinagre de vegetais.
18. Prepare uma infusão de azeite de oliva com ervas aromáticas.
19. Crie coquetéis de ervas e *mocktails* (coquetéis sem álcool).
20. Cultive uma horta dentro e fora de casa.
21. Plante uma horta de camomila.
22. Faça uma pomada curativa e dê os vidrinhos de presente em datas comemorativas.

PREPARO

As ervas medicinais dão mais sabor e aroma à nossa cozinha, e por isso estão presentes no preparo dos alimentos. O modo de preparar depende de como pretendemos usá-las. Podemos secá-las e guardá-las para usar mais tarde ou preparar uma porção fresca a cada dia – de toda forma, nossas ervas estão sempre prontas para revigorar a nossa saúde, excitar nosso paladar, aumentar nossa energia ou nos acalmar para uma boa noite de sono. A qualidade das ervas pode se degradar quando expostas à luz solar e aos raios ultravioletas; para protegê-las, sugiro sempre que use frascos de vidro âmbar com tampa, ou guarde-os dentro de um armário. Vamos agora examinar os métodos para preparar nossas preciosas ervas.

Ao me preparar para fazer remédios à base de ervas, eu me pergunto:

- Que tipo de preparo essa erva precisa para aumentar sua eficácia? Por exemplo, será melhor tomá-la como chá e, se for o caso, devo fazer uma infusão com as folhas ou ferver as raízes por 20 minutos? Ou será melhor fazer uma pomada? Ou tomar um banho de banheira e absorver suas qualidades através da pele?
- Quanto tempo eu preciso para preparar meu remédio? Trata-se de uma emergência? Se for, preciso comprar um preparado em uma loja, ou tenho tempo para fazê-lo em casa? Se eu o preparar e quiser guardá-lo para usar mais tarde, qual o tempo de validade e como devo guardá-lo?
- O remédio fitoterápico de que eu preciso é complicado ou simples de preparar? Será que tenho tempo e conhecimentos para fazê-lo?
- Se eu preparar este remédio fitoterápico, posso fazer o suficiente para durar alguns dias ou semanas, ou será melhor fazer uma dose fresca a cada vez?
- Preciso esperar antes de usar o remédio? Por exemplo, será preciso deixá-lo macerar por um mês ou mais para ser eficaz?
- Eu gosto de tomar remédios fitoterápicos? De que modo posso aumentar minha adesão ao meu plano de prevenção ou tratamento de alguma doença? Por exemplo, se eu não gosto de ingerir cápsulas, talvez prefira tomar um líquido ou adicionar um remédio em pó à minha vitamina ou *smoothie*.
- Tenho familiares ou amigos que me ajudariam a fazer essas preparações? Que tal organizar um evento de preparação de remédios fitoterápicos?
- De que utensílios preciso para fazer meus remédios?

EQUIPAMENTO

Não precisamos de nada muito sofisticado para preparar nossas ervas e plantas; mas alguns utensílios bem escolhidos servirão para muita coisa na cozinha e serão um bom ponto de partida. Por exemplo, se você vai cozinhar com ervas, seria bom ter uma panela elétrica de cozimento lento (*slow cooker*) e um liquidificador ou processador de alimentos. Ao fazer óleos vegetais aquecidos, uma panela de banho-maria será muito útil; e se você vai moer sementes, vai precisar de um pilão com almofariz e um moedor elétrico. Você pode ir montando seu equipamento peça por peça aos poucos; ou, melhor ainda, faça uma lista com os itens necessários para o preparo de remédios fitoterápicos, e quando seus parentes e amigos perguntarem o que você quer de aniversário, as opções estão prontas: liquidificador, *slow cooker*, secador de alimentos, difusor, um moedor elétrico, pilão e almofariz, saquinhos de musselina, panelas de aço inoxidável ou de vidro (nada de alumínio, por favor), peneiras, frascos de vidro âmbar, tecido de algodão fino (morim) para filtrar.

PREPARO DE REMÉDIOS FITOTERÁPICOS

As maneiras de incorporar ervas à sua vida são ilimitadas. Entre outras, há os chás, tinturas, extratos, soluções em glicerina, pomadas, vaporizações, banhos de infusão, massagens, pomadas, banhos de vapor, infusões de vapor e fumaça, infusões e decocções em água, óleos, xaropes, elixires, cordiais, preparados com mel, vinagre, oximel, infusões oleosas, pílulas, cápsulas, pastilhas para garganta e supositórios. No próximo capítulo iremos a um jardim de delícias onde você vai começar a saborear, beber, absorver e ingerir uma variedade de ervas benéficas para sua saúde e bem-estar.

BANHO DE ERVAS / ESCALDA-PÉS

Um banho de banheira com infusão de ervas alivia a ansiedade, acalma as dores ósseas e musculares e melhora os problemas de pele. Se você não tiver banheira, pode fazer apenas um escalda-pés. Colocar ervas em uma bacia de água quente é um remédio relaxante para os pés cansados e doloridos. Uma maneira simples de preparar um banho de ervas é encher um saquinho de musselina com as ervas e colocá-lo na água quente.

🌹 *Meu Banho de Ervas Favorito* 🌹

Depois de um dia longo e cansativo, encho a banheira com água quente e adiciono 1 xícara de sal de Epsom (sulfato de magnésio), que relaxa os músculos e a mente.

Acrescento, então, de 5 a 10 gotas de essência de óleo de rosas e tomo meu banho de banheira por 20 minutos. Quando o óleo de rosas se dissipa, acrescento 5 gotas de óleo de lavanda e estou pronta para um sono profundo.

CÁPSULAS DE ERVAS

São feitas moendo ervas e depois inserindo cuidadosamente o material em cápsulas de gelatina compradas vazias. Você pode combinar diversas ervas e criar sua própria fórmula medicinal. Esse processo é bastante trabalhoso; mas, uma vez concluído, você tem remédio suficiente para durar até 6 meses, especialmente se guardar as cápsulas em um frasco de vidro âmbar, protegido da luz solar. As cápsulas são ótimas para quem não aprecia o sabor das ervas. Mas é claro que esse método não serve para quem tem dificuldade para engolir cápsulas.

CHÁ

Também chamado de infusão ou tisana, o chá é um modo apropriado de preparação para folhas, flores e outras partes delicadas das plantas. Em um chá de ervas, a água é o solvente que extrai as partes medicinais das ervas. Os chás medicinais em geral são mais fortes que os chás comuns. Eu recomendo 1 parte de ervas secas para 4 partes de água, ou 1 parte de ervas frescas para 2 partes de água. Os chás medicinais podem ter um sabor forte e amargo. Encha uma jarra com as ervas, despeje água quente em cima e deixe de molho por pelo menos 30 minutos. Coe e aproveite seu chá. Pode ser guardado por 12 horas em temperatura ambiente ou 3 dias na geladeira.

COMPRIMIDOS DE ERVAS

Os comprimidos de ervas contêm material vegetal pulverizado, misturado com água e preparado à mão de modo a formar comprimidos próprios para ingerir. Pode-se comprar ervas em pó, ou moer as que você mesma colheu e secou, e misturá-las com água até que a mistura adquira uma consistência pastosa. Algumas pessoas sugerem o uso de um ingrediente para dar liga, como amido ou goma natural, para dar mais consistência à mistura. Mas se você colocar imediatamente os comprimidos no *freezer*, eles manterão sua consistência até o momento de tomá-los. Os comprimidos são mais adequados para as partes fibrosas das plantas, como as raízes ou a casca, do que para as folhas.

CORDIAL / ELIXIR

Os cordiais são feitos com ervas frescas e os elixires são feitos com ervas secas. A palavra *cordial* se refere ao coração. (Como em ser "cordial" com alguém.) O cordial é uma deliciosa bebida medicinal com cerca de 30% a 50% de álcool em volume, que combina plantas medicinais com licor e mel, para aquecer o coração e relaxar a mente. É melhor beber à tarde até o final da noite (embora um dia difícil convide a bebericar logo no início da tarde). Um cordial ou elixir em pequena quantidade é uma boa maneira de dar remédios fitoterápicos aos idosos; e é também ideal para os rituais que celebram o amor.

Para fazer um cordial, você vai precisar de uma jarra de vidro âmbar de cerca de 1 litro, com tampa. Encha a metade da jarra com uma mistura de plantas e sementes moídas e depois complete a jarra com a bebida alcoólica que preferir. Eu uso conhaque, xerez ou uma tequila de boa marca. Cubra as plantas com a bebida e deixe um pouco de espaço no alto da jarra porque elas vão aumentar de volume quando imersas. Feche bem a tampa e coloque um rótulo no frasco indicando o conteúdo e a data. Guarde em um armário escuro e fresco e deixe as ervas em infusão durante pelo menos um mês.

Após um mês, coe o líquido, passe para uma jarra limpa e acrescente ¼ de xícara de mel, xarope de bordo (*maple*) ou um toque de melaço preto. Ou então use sua criatividade e adicione frutas secas para obter um sabor mais doce. Se tiver usado conhaque ou xerez, o cordial já será naturalmente doce. Esse cordial/elixir pode ser conservado em temperatura ambiente por muitos anos.

Meu Cordial de Erva-doce Favorito

Um cordial digestivo é a maneira perfeita de começar ou terminar uma refeição. A digestão começa com o relaxamento. Se não estivermos relaxados ao comer, as poderosas enzimas digestivas não serão liberadas e a digestão será difícil. É por isso que ficamos com azia quando estamos estressados. Sentar-se antes do jantar para tomar um cordial à base de ervas nos deixa dispostos para relaxar; tomá-lo após o jantar proporciona ervas calmantes e carminativas ao sistema digestório. A seguinte combinação de ervas é um remédio ayurvédico e funciona muito bem como cordial.

RENDE 4 XÍCARAS

- 85 g de sementes de erva-doce
- 57 g de sementes de feno-grego
- 28 g raiz de alcaçuz
- 4 pedaços de gengibre fresco de 5 cm cada, fatiados
- 473 mL de conhaque
- ¼ de xícara de mel *in natura* da sua região

Moa as sementes de erva-doce, as sementes de feno-grego e a raiz de alcaçuz em um moedor elétrico de ervas ou de café; verta a mistura em um jarro de vidro âmbar de 1 litro. Em seguida, acrescente as fatias de gengibre. Despeje o conhaque, feche bem a tampa da jarra e deixe descansar por 1 mês em um lugar escuro, agitando suavemente algumas vezes por semana. Coe o líquido em outra jarra e adicione o mel. Tome uns golinhos antes ou depois de uma refeição para ajudar na digestão e evitar ou reduzir os gases e o mal-estar.

DECOCÇÃO

A decocção é um método de extração dos princípios ativos da planta aquecendo-a partes dela na água. Essa preparação em geral é feita para as partes lenhosas das plantas, como rizomas, cascas, galhos, ou ainda bagas ou cogumelos. Em uma panela pequena, coloque 30 g de ervas em 1 litro de água e ferva em fogo baixo por 20 a 45 minutos. Para obter uma bebida mais forte e um remédio mais potente, mantenha o líquido em fogo brando até que fique reduzido a um concentrado. Folhas, flores e ervas ricas em óleos voláteis, como raiz de valeriana ou erva-doce, não funcionam bem nas decocções, pois a fervura lenta destrói muitos dos seus importantes componentes medicinais.

DUCHA VAGINAL

Uma ducha vaginal envolve a aplicação de água ou de um líquido com infusão diluída de água e vinagre no canal vaginal e na região ao redor para lavagem ou limpeza profunda. No entanto, a vagina se limpa sozinha, e segundo se pensa hoje em dia, é melhor evitar as duchas. Um vapor vaginal pode ser uma alternativa mais saudável (ver página 46).

ELECTUÁRIO

Um electuário é um composto de ervas em pó misturadas com mel, para uso tópico ou interno. O mel é o principal *anupana* (veículo de administração) na medicina ayurvédica. É também um *yogavahi* no Ayurveda, ou seja, potencializa as ervas que são tomadas com ele. Para fazer um mel com infusão de ervas secas, cubra as folhas ou raízes com mel e deixe descansar no peitoril da janela ou em um armário (não muito quente) por 6 semanas. As ervas em pó são mais fáceis de usar nessa preparação, pois não será preciso coá-las depois. Se usar ervas frescas ou flores, como rosas, seque-as bem antes de misturá-las com o mel. Se decidir usar ervas *in natura*, passe por uma peneira assim que terminar a infusão do mel. Quando o mel estiver pronto, pode ser adicionado a sobremesas e molhos para salada; ou, se a infusão foi feita com alho, use para evitar gripes e resfriados.

❦ Os Usos do Mel ❦

O mel é um ingrediente importante na fitoterapia. É produzido pelas abelhas a partir do néctar de diversas flores silvestres existentes no local, incluindo espécies medicinais – por exemplo, equinácea, dente-de-leão e valeriana. O néctar dessas plantas contém os mesmos princípios ativos medicinais das próprias plantas.

O mel é antibiótico, antiviral e anti-inflamatório e pode ser usado como expectorante, laxante e tônico. Por ser rico em minerais, vitaminas, antioxidantes e enzimas naturais, pode também ser usado para nutrir a pele. Quando aplicado topicamente, o mel faz a pele conservar a umidade, o que o torna um excelente remédio para curar pele seca e feridas. Ele também absorve o excesso de óleo, sendo assim útil no tratamento da acne. O mel é altamente eficaz para aliviar a tosse e irritação na garganta e para estimular a salivação, diluindo o muco e atuando como expectorante. Quem tem alergia ao pólen pode se beneficiar tomando o mel produzido na região onde mora, como uma espécie de imunoterapia que permite se expor a pequenas quantidades da substância que causa reação alérgica; pode também reduzir a reação alérgica ao pólen ao longo do tempo.

EMPLASTROS, CATAPLASMAS E CREMES DE MASSAGEM

Os emplastros, cataplasmas e cremes de massagem feitos com ervas se destinam a limpar internamente o congestionamento das vias respiratórias. Em geral são aplicados no peito para descongestionar as vias respiratórias, mas também podem ser aplicados nos gânglios linfáticos para estimular a limpeza do organismo. Os cremes de massagem têm ação diaforética e rubefaciente. Uma fricção com preparado vegetal é essencial durante um resfriado ou pneumonia para liberar o catarro, e estimular a movimentação da linfa e a circulação sanguínea. Uma fricção tradicional pode acelerar a cura, e pode ser feita diariamente até você se sentir melhor.

EXTRAÇÃO POR ÓLEO

A extração por óleo é um antigo método ayurvédico de desintoxicação e equilíbrio do microbioma bucal que usa o gergelim prensado a frio ou óleo de coco. O óleo de coco é antibacteriano e rico em ácido laurílico. Essa preparação fica ainda mais eficaz ao se acrescentar algumas gotas de óleo essencial de mirra, que é antibacteriano e antiviral, além de algumas gotas de óleo essencial de canela ou hortelã para refrescar a boca. Escove os dentes primeiro, depois faça um bochecho com 1 a 2 colheres de sopa de óleo por 10 a 20 minutos. Durante o bochecho, faça a preparação alcançar todas as superfícies da boca, para que o óleo e as ervas possam estimular as glândulas salivares que promovem a absorção das ervas.

FERMENTAÇÃO

A fermentação é usada para preservar os alimentos, melhorar a digestibilidade e facilitar a absorção dos nutrientes. Ela decompõe os materiais vegetais em seus elementos básicos e cria novos compostos, incluindo enzimas, ácidos orgânicos e antioxidantes.

A fermentação é a guardiã do intestino, ou "segundo cérebro", o jardim do corpo, onde as bactérias florescem para promover a digestão e ajudar na formação de compostos químicos do humor para o cérebro principal ou primário. O humor e a concentração dependem tanto do bom funcionamento do intestino e de um florescente jardim de bactérias que esses produtos fermentados agora são chamados de "psicobióticos".

Existem muitas maneiras de fermentar ervas, plantas, frutas e verduras. Ao estudar as diversas culturas do mundo, descobrimos que toda comunidade costuma fermentar algum tipo de alimento para conservar a saúde. Para começar, experimente a receita de tepache a seguir. Essa é uma ótima maneira de utilizar as cascas e o miolo do abacaxi depois de comer a fruta. O tepache pode ser servido como bebida fermentada ou usado como base para outras receitas, substituindo por exemplo o vinagre em molhos para salada.

❦ Tepache com Abacaxi ❦

RENDE 2 XÍCARAS

- Cascas e miolo de um abacaxi
- 2 xícaras de água filtrada
- 3 pedaços de gengibre fresco de 5 cm cada, com casca, fatiados
- 7 pedaços de 5 cm cada de raiz de cúrcuma fresca, ou 2 colheres de sopa de raiz em pó seca, com casca
- 2 colheres de sopa de mel *in natura* da região
- 1 colher de sopa de pimenta-caiena em pó

Em um liquidificador ou processador de alimentos, misture a casca do abacaxi, a água, o gengibre, o açafrão-da-terra, a cúrcuma, o mel e a pimenta-caiena e bata até a mistura ficar quase líquida, com pouca textura de polpa. Pique o miolo do abacaxi e misture com os ingredientes em uma jarra de vidro grande. Cubra com um pano de prato limpo, preso com um elástico para permitir a liberação dos gases da fermentação. Deixe o jarro descansar à temperatura ambiente por 2 dias. Após esse tempo, retire a espuma que se formou no topo, volte a cobrir e deixe descansar para fermentar mais 1 dia (ou 2, se preferir). Por fim, coe a mistura com uma peneira fina em uma jarra limpa, descarte os sólidos ou utilize para compostagem, e saboreie seu tepache!

GLICERITO

Um glicerito é um remédio fitoterápico cujo método de extração do princípio ativo das ervas é a adição de glicerina de origem vegetal a uma mistura de água e ervas. Os gliceritos têm um sabor melhor e são mais adequados que o álcool para crianças ou pessoas com intolerância ao álcool. Os gliceritos têm uma vida útil mais curta que as tinturas de álcool, podendo ser guardados durante até 2 anos. Para fazer um glicerito, encha uma jarra de vidro âmbar de 1 litro, com tampa, até a metade com ervas secas picadas. Separadamente, misture numa tigela 2 xícaras de 75% de glicerina vegetal e 25% de água destilada. Despeje a mistura sobre as ervas, enchendo a jarra até o topo. Aperte bem a tampa. Deixe as ervas imersas por 4 a 6 semanas em um local fresco e seco, agitando diariamente. Quando estiver pronto, coe o líquido em uma jarra limpa, descarte os sólidos na composteira e coloque um rótulo no glicerito com a data e o conteúdo.

INFUSÃO

Para fazer uma infusão, deixe as ervas de molho em água fria ou quente. O chá é um tipo de infusão (ver página 35). Para fazer uma infusão a frio, deixe 28 g de ervas de molho em 1 litro de água à temperatura ambiente durante 8 horas e depois coe. A mesma proporção se aplica a uma infusão a quente, mas o tempo de imersão pode ser de 4 horas ou menos. Um chá precisa de apenas 15 minutos de infusão.

LINIMENTO DE ERVAS

O linimento é um líquido que se esfrega na pele vigorosamente para acalmar a dor, estimular a circulação ou aliviar a dor nas articulações. Embora muitos sejam feitos com álcool (e às vezes com óleo), prefiro o sem álcool, para obter os benefícios calmantes do hamamélis, que é rico em taninos, além da erva que se está preparando. Os anciãos na selva do México me ensinaram a fazer meu primeiro linimento, embebendo um punhado de *mota* (*cannabis*) em *raicilla* (uma aguardente local feita a partir do caule do agave), e deixando descansar várias semanas. Os "sobadores", espécie de fisioterapeutas locais, o usavam para massagear quem levasse um tombo de cavalo, de barco ou da rede, colocando também algumas gotas debaixo da língua para reforçar. Faça esse linimento tal como na selva do México: pegue um punhado de *cannabis*, coloque em um frasco de vidro âmbar, cubra com álcool, feche bem a tampa e deixe descansar por 14 dias até ficar pronto para o uso. Não há necessidade de coar. Basta aplicar sobre os músculos doloridos e esfregar. Faça seus linimentos e guarde-os no armário para tê-los à mão quando sentir dores.

ÓLEOS FITOTERÁPICOS

Os óleos fitoterápicos são feitos por infusão a quente do material da planta em óleo vegetal de alta qualidade. Para preparar um óleo de ervas, cubra o material vegetal com azeite de oliva, óleo de amêndoas ou óleo de coco; tampe bem e deixe descansar em uma jarra de vidro âmbar por algumas semanas em um peitoril de janela exposto ao sol, ou ao ar livre no verão, aproveitando a energia do sol para aquecer e misturar as energias curativas. Um método rápido consiste em aquecer o óleo e as ervas em banho-maria em fogo baixo por 2 horas, e depois coar e engarrafar o óleo. Os óleos fitoterápicos são perfeitos para acrescentar à nossa alimentação diária ou para uso tópico.

❦ Óleo com Infusão de Ervas para Uso Tópico, Feito com Luz Solar ❦

A arnica em infusão em óleo de amêndoas produz um tônico de uso geral para a pele e para curar contusões. Há dois tipos de arnica: a *Arnica montana* e a *Arnica mexicana* (*Heterotheca inuloides*); ambas são anti-inflamatórias e só devem ser usadas na pele, topicamente.

Sugestão: faça esse óleo, coloque em frascos de vidro âmbar de 60 mL e dê como presente em datas comemorativas. As pessoas sempre precisam de óleo de arnica; é um item básico do meu *kit* de primeiros socorros.

Encha um jarro de vidro âmbar de boca larga, de um litro, com flores secas, bem como algumas folhas de arnica. Certifique-se de que estejam completamente secas, para não criar mofo. Cubra as flores com óleo de amêndoas ou azeite de oliva virgem prensado a frio, deixando 8 cm livres no topo da jarra, e cubra. Coloque em um local quente e ensolarado por 3 a 4 semanas; depois coe o óleo com morim, espremendo todo o óleo da mistura de ervas. Em seguida, engarrafe o líquido em pequenos frascos de vidro âmbar ou verde e guarde em local protegido da luz. Como variação, acrescente ao óleo algumas pimentas-malaguetas ou dedo-de-moça (*Capsicum Annum*), secas, inteiras, para o óleo ficar mais aquecido.

OXIMEL

O oximel é uma mistura de substância ácida, geralmente vinagre, com mel, em geral feita para mascarar o sabor forte ou desagradável de uma erva ou planta. A combinação de mel e vinagre também melhora a disposição, se a pessoa estiver com uma doença que tira o apetite. Há dois métodos para fazer oximel: o primeiro é por extração de ervas por vinagre e o segundo usa uma redução de vinagre. Para fazer oximel com extração de ervas por vinagre, use 1 parte de ervas secas para 4 partes de vinagre e mel. Coloque a mistura em uma jarra, feche-a, guarde-a em um lugar escuro e agite várias vezes por semana. Após 2 a 3 semanas, coe e engarrafe o conteúdo para usar conforme necessário.

Se quiser preparar raízes, ou estiver com pressa, use uma redução por vinagre: coloque as ervas e o vinagre em uma panela e aqueça em fogo baixo. Deixe reduzir pela metade, deixando 45 minutos em fogo lento. Depois que o líquido esfriar, acrescente partes iguais de mel. Essa é uma preparação muito saborosa e fácil de incluir na sua alimentação diária.

❦ Oximel para a Saúde do Sistema Respiratório ❦

RENDE CERCA DE 1 ½ XÍCARA

Combine 30 g de alecrim seco, 28 g de sálvia seca e 28 g de folhas secas de verbasco em um jarro de vidro âmbar de 1 litro. Adicione cerca de 178 mL de vinagre de maçã e 178 mL de mel *in natura*. Mexa bem, coloque papel vegetal não branqueado como uma barreira entre a tampa e a boca da jarra (ou use uma tampa de plástico); depois cubra e deixe descansar em uma prateleira em local escuro, agitando diariamente. Após 2 semanas, coe. Tome 1 colher de chá a cada hora até a respiração melhorar. Como o oximel é útil numa emergência, como um resfriado repentino ou uma bronquite, é melhor tê-lo já pronto sempre à mão.

PASTILHAS PARA GARGANTA

Para fazer uma pastilha para garganta, prepare uma infusão ou decocção concentrada. Entre as melhores ervas para a dor de garganta, estão o olmo-vermelho, o sabugueiro, raspas de limão e gengibre. Coe a infusão, despeje de volta na panela e adicione mel. Aqueça em fogo alto até ferver, mexendo sempre com uma colher de pau. Em seguida abaixe o fogo e deixe engrossar por mais 10 minutos, até que quase toda a água tenha evaporado; então despeje o líquido em moldes para balas. Quando as pastilhas estiverem quase endurecidas, polvilhe um pouco de pó de ervas por cima e guarde na geladeira ou no *freezer*.

❦ Pastilhas para a Garganta de Casca de Olmo-vermelho ❦

O olmo-vermelho é uma planta tão mágica e versátil que é capaz de curar apenas com o cheiro da casca. Com a casca de olmo fazemos as melhores pastilhas para a tosse, pois ela acalma as mucosas desde a boca até o esôfago, os pulmões e o cólon. O olmo também é um alimento nutritivo que os povos nativos das regiões do norte do planeta costumam usar para suplementar seus escassos recursos alimentícios; assim, chupar uma pastilha feita de pó de casca de olmo vai acelerar a melhora mesmo se a pessoa não estiver se alimentando bem. Segundo os antigos conhecimentos dos herbalistas, você pode ferver a casca 2 vezes para extrair dela todas as suas qualidades. Também existem pastilhas de casca de olmo à venda no comércio.

POMADAS

A pomada é um hidratante externo feito de óleo com infusão de ervas e cera de abelha, útil para tratar problemas musculoesqueléticos ou afecções da pele. Em geral é sólida à temperatura ambiente, mas amolece em contato com o corpo. O óleo da infusão é feito pela imersão das plantas em um veículo oleoso que permaneça estável quando armazenado, como azeite de oliva prensado a frio, óleo de coco ou óleo de argan (*Argania spinosa*); ou ainda, aquecendo o óleo com material vegetal em banho-maria. Mais tarde, o solvente é resfriado e coado, despeja-se numa panela o óleo com cera de abelha e se aquece apenas o tempo suficiente para que todos os ingredientes se misturem e derretam. Despeja-se então o líquido em um recipiente e se deixa esfriar. As pomadas ficam rançosas quando expostos ao sol ou ao calor; portanto, guarde-as em um local fresco. Também se pode fazer uma pomada com banha de porco. No México usa-se banha de porco topicamente como anti-inflamatório; costuma-se acrescentar manjericão, peiote ou *cannabis* para tratar a dor.

SUPOSITÓRIOS

Os supositórios são preparados vegetais que são inseridos por via retal ou vaginal. São preparados combinando ervas com uma base oleosa, como a manteiga de cacau, ou com uma substância solúvel em água como glicerina ou gelatina, e despejando em moldes pré-fabricados. Outra opção é combinar a raiz em pó fino, óleos essenciais e o óleo de coco, enrolar os pedaços em tamanhos apropriados e colocá-los imediatamente no *freezer*. Pode-se usar um supositório vaginal durante a noite usando um absorvente. Os supositórios retais precisam ser introduzidos em condições em que a pessoa tenha acesso imediato a um banheiro.

TINTURA

Uma tintura é uma preparação vegetal simples e duradoura que usa uma bebida alcoólica para extrair os compostos medicinais das ervas e criar um medicamento líquido potente. O álcool etílico é um excelente solvente para alcaloides e óleos voláteis, mais difíceis de extrair com água. Entre as bebidas alcoólicas que utilizo para fazer tinturas estão a tequila, o rum e a vodca. O requisito essencial é usar uma bebida que tenha o teor de álcool etílico mínimo de 80%, para obter os melhores resultados. As tinturas são especialmente úteis para crises e enfermidades agudas. Você pode simplesmente adicionar um conta-gotas de tintura a 30 ou 60 mL de água. Uma tintura à base de álcool não seria apropriada para quem não pode consumir álcool; em vez disso, tente um glicerito ou uma extração por vinagre. Para fazer uma tintura, é necessário mergulhar as ervas em uma bebida com alto teor alcoólico durante pelo menos 4 semanas, em um local seco e fresco; depois coar e engarrafar. Uma tintura em álcool tem vida útil de 4 a 6 anos.

UNGUENTO

O unguento é uma preparação para uso tópico feita com uma base de óleo à qual se adicionam ervas medicinais. Quando eu morava na selva, bati o dedo do pé em uma pedra durante uma tempestade; enquanto eu caminhava por uma estradinha de terra, entraram fezes de animais na ferida; depois de um dia, eu estava com uma bela infecção por estafilococos. Decidi então testar o poder antibiótico do alho cru aplicado diretamente na ferida. Foram necessários 10 dias com três aplicações diárias de unguento de alho (ver página 45), escalda-pés, depois secar os pés e manter a perna levantada; mas a infecção finalmente cedeu. Se eu tivesse consultado um médico, ele provavelmente iria me receitar 10 dias de antibióticos. A natureza cura, mas geralmente dá mais trabalho e leva mais tempo do que nossos produtos farmacêuticos modernos (embora, nesse caso, tenha sido o mesmo tempo). O segredo é tomar decisões bem informadas sobre todas as opções: o que realmente precisamos para nós e nossas famílias, e qual é o caminho mais seguro naquele momento.

❦ Unguento de Alho ❦

Este unguento pode ser usado para tratar infecções locais bacterianas ou fúngicas. Pegue 12 dentes de alho frescos descascados e amasse-os em um almofariz ou bata no liquidificador. Em seguida, adicione ¼ de xícara de óleo de coco. O alho é um antibiótico poderoso e o óleo de coco é antibacteriano e antifúngico. Aplique o unguento na área afetada 3 vezes ao dia e cubra com um curativo de gaze novo após cada aplicação, sem apertar. A ideia é tratar a infecção com a pomada antibacteriana, mas permitir que a ferida respire durante o dia. Tome 1 a 2 cápsulas de óleo de orégano 3 vezes ao dia, para reforçar internamente a ação antibacteriana. Use apenas por 10 dias.

ATENÇÃO: Se após 48 horas parecer que a infecção está piorando (mais inchada, mais vermelha), não espere mais para procurar ajuda médica. O alho geralmente funciona, mas às vezes será necessário um antibiótico farmacêutico.

VAPOR VAGINAL

Um vapor vaginal ou um vapor *yoni* (a palavra hindu para vulva) é um tratamento que utiliza vapores de uma infusão de ervas para a saúde vaginal. A água e as ervas são aquecidas em um recipiente sobre o qual você pode se sentar ou agachar. Isso permite que o vapor entre na vagina e na região adjacente. Esse processo utiliza ervas conhecidas por sua capacidade de fortalecer e tonificar o útero e o tecido vaginal. O bioma vaginal, isto é, a composição bacteriana da vagina, tem seu mecanismo de autolimpeza e não precisa de limpeza externa, embora possa desequilibrar-se com infecções bacterianas ou fúngicas. Os vapores são usados para melhorar a fertilidade e a sensibilidade sexual, bem como para tratar o transtorno pré-menstrual (TPM), dores menstruais e endometriose.

VINAGRES DE VEGETAIS

Os vinagres de vegetais são extratos líquidos que usam o vinagre como solvente principal. São excelentes para crianças e para quem não pode consumir álcool. Podem ser consumidos como alimento ou usados em banhos, e são especialmente úteis quando a pessoa está cansada ou ansiosa. Faça o vinagre de vegetais embebendo o vegetal escolhido em vinagre – um dos melhores é o vinagre de maçã. Deixe descansar durante 2 semanas em um local seco e fresco e depois coe até remover todo o material sólido. O vinagre de vegetais pode ser misturado em molhos, bebidas, marinadas e outros pratos; mas para uso medicinal, usa-se 1 ou 2 colheres de sopa de vinagre de vegetais 3 vezes ao dia.

❦ Meu Banho Favorito de Vinagre e Ervas ❦

Trabalho com muitos pacientes que sofrem de ansiedade, depressão e fadiga, e não há melhor estimulante do que um banho de imersão ou escalda-pés de ervas. O vinagre acidifica o corpo e neutraliza o efeito alcalinizante causado pela respiração travada que acompanha a ansiedade – ou até por ingerir muita alface durante uma dieta! Para um banho simples de vinagre, adicione 1 xícara de vinagre branco ou de maçã, à água da banheira e tome um banho de imersão por 20 minutos. Dentro de 3 dias, sua energia e humor vão melhorar e sua respiração vai reencontrar seu ritmo normal. Eu faço meu preparado para banho de ervas com antecedência e guardo na geladeira por até 1 semana.

Em uma tigela grande, adicione 4 colheres de sopa de lavanda seca e mais 4 de hortelã-pimenta e acrescente 1 litro de vinagre de maçã. Misture bem e coe; depois guarde o líquido em uma jarra de vidro na geladeira até usar. Quando estiver pronta para seu banho de imersão, adicione 1 xícara de vinagre à água quente da banheira. O aroma da hortelã-pimenta elimina a dor de cabeça e melhora o humor, e a lavanda acalma o estresse. Você pode tomar esses banhos a qualquer hora do dia, mas é melhor tomar o banho de vinagre pela manhã e o banho de ervas com sais de Epsom (página 34) à noite, para ajudar a adormecer.

XAROPES

O xarope é uma decocção concentrada com mel ou outro adoçante líquido, como o melaço. É uma forma saborosa de ingerir um remédio, agradável para as crianças e excelente para dor de garganta ou resfriado.

CONCLUSÃO

O modo como preparamos as ervas para prevenção, tratamento e uso ritual influencia os efeitos e a probabilidade de usá-los com regularidade. Com frequência sabemos o que precisamos ou queremos usar como preparação à base de ervas e com que frequência queremos usar, mas nosso estilo de vida ou outros fatores sociais ou de saúde podem atrapalhar a aplicação do nosso conhecimento e o uso desses medicamentos.

Aprender quais métodos de preparação funcionam melhor para você e sua família e saber como as ervas agem com máxima eficiência são noções que podem orientá-lo em suas descobertas sobre a saúde. Com o tempo, à medida que as necessidades mudam ou se tornam mais complexas, a maneira como prepara e usa as ervas também pode mudar. Assim é a interação dinâmica entre você e os presentes oferecidos pelas ervas medicinais.

Capítulo 3
Ervas para a Saúde do Dia a Dia e para o Ritmo das Estações

Em um domingo de agosto, no México, quando o ar estava denso de umidade e subia vapor do solo de tão quente, a sra. da família Gorgonia tocou a campainha do meu portão e me convidou para passear com sua mãe, dona Flavia. Disse que iam nadar em um lugar chamado *La Punta*, uma ponta de terra que se projeta no mar, para colher ervas, e iam me mostrar outras plantas medicinais no caminho, se eu quisesse ir com elas. Antes de deixarmos sua casa, dona Flavia mostrou uma planta comum chamada sem-vergonha (*Tradescantia zebrina*). Explicou que, quando macerada com vinagre, ela alivia o inchaço e a dor das varizes, um problema sério para muitas mulheres da aldeia. Enquanto caminhávamos, Flavia puxou uns galhos de *llantén* (tanchagem, *Plantago major*), cujas folhinhas são aplicadas a uma picada de escorpião – mas só depois que você pega o escorpião e o coloca sobre a picada – morto, é claro. Ela chamou minha atenção para as delicadas flores brancas de arnica que, quando maceradas em álcool e aplicadas a uma contusão ou entorse, aliviam a dor e o inchaço. Ainda no caminho, ela mostrou um remédio em que ela não tocou, mas disse: "Pegue dois punhados e esfregue no couro cabeludo diariamente. Isso faz o cabelo ficar denso, e cura quem não tem cabelo". Ela estava apontando para esterco de vaca, o que provocou uma grande gargalhada.

Chegamos então ao lugar onde costumávamos nadar e Flavia subiu em um montinho para sacudir um mamoeiro e apanhar o mamão. Como o mamão maduro é fácil de digerir, costuma-se dar para quem está doente e não se pode comer mais nada. Mas Flavia também disse que o mamão verde tem propriedades curativas mais fortes. A substância leitosa entre a casca e a fruta é uma enzima chamada papaína. Os moradores da aldeia costumavam aplicar uma fatia da casca nos bifes, para amolecer a carne, ou em uma infecção para drenar o pus ou em picadas de abelha para aliviar a dor. As sementes de mamão podem ser secas e usadas como chá medicinal para limpar o intestino de parasitas e vermes. Enquanto estávamos sentadas nas pedras, molhando os pés na água fria, começaram a se formar nuvens no céu, e os *guacos* (um tipo de falcão) começaram a esvoaçar ao redor, soltando seu grito típico. Flavia sugeriu que voltássemos, avisando que era melhor nós voltarmos, pois, apesar de o sol ainda estar brilhando, uma tempestade estava se formando.

Minhas caminhadas com Flavia e Gorgonia continuaram ao longo dos anos; elas me apresentaram uma variedade de plantas e ervas para a manutenção diária da saúde e algumas reservadas para doenças específicas. Elas compartilharam comigo a arte e a ciência das maneiras indígenas de chegar ao conhecimento: como as plantas e os animais revelam seus remédios e o método de tentativa e erro na preparação. Também me apresentaram a outros herbalistas e curandeiros que tinham suas próprias especialidades e despertaram em mim um desejo profundo de ouvir atentamente o que diziam sobre as plantas específicas de que eu precisava, enquanto viajava por diversas regiões.

SEJA BEM-VINDA À MINHA FARMÁCIA PESSOAL

Sempre levo comigo um *kit* básico de primeiros socorros, quer esteja caminhando na mata ou entrando em um avião para ir para outro país. Ao chegar a um novo lugar, exploro as áreas verdes e a vegetação natural para aprender onde devo me aventurar, para o bem da minha saúde.

Neste capítulo, vou dar algumas instruções sobre como montar seu próprio *kit* de primeiros socorros, repleto de ervas e medicamentos, que é bom ter sempre à mão para qualquer emergência e para as necessidades diárias da saúde. Também vou lhe apresentar muitas plantas e dar receitas para seus usos. Você aprenderá as maneiras específicas que as ervas têm para nos manter saudáveis, acelerar a cura quando estamos doentes e restaurar nosso equilíbrio depois que nos recuperamos.

CRIE SEU *KIT* FITOTERÁPICO DE MEDICAMENTOS E PRIMEIROS SOCORROS

Uma das primeiras coisas a fazer ao começar a lidar com ervas é montar um *kit* de primeiros socorros com remédios fitoterápicos, que é sempre bom ter à mão. É uma ótima maneira de utilizar uma ampla gama de remédios naturais, que vão tratar de muitos problemas de saúde que podem surgir.

Montar seu próprio *kit* fitoterápico de primeiros socorros é uma maneira maravilhosa de entrar em contato mais profundo com as plantas medicinais, e é uma atividade divertida para se fazer junto com crianças e amigos. Reúna seus amigos e familiares para fazer pomadas ou cremes, ou peça a cada um que traga seus itens favoritos (com instruções de uso) para compartilhar com o grupo. Junte todos os itens essenciais de primeiros socorros e guarde-os em cestinhas ou caixas herméticas para ter à mão no carro, em casa e no escritório.

É importante checar os ingredientes pelo menos uma vez por ano para ver se continuam frescos. Alguns itens, como saquinhos de chá ou folhas soltas, devem ser verificados a cada 6 meses, enquanto outros ingredientes, como extratos e tinturas, podem durar até 7 anos. As cápsulas são uma forma fácil de manter diversas ervas no seu *kit*. Guarde todas as ervas longe da luz solar e em local fresco. Eu guardo uma das minhas caixas no porta-malas do carro.

A seguinte lista de utensílios, suprimentos, medicamentos e produtos fitoterápicos lhe darão algumas ideias do que incluir no seu *kit* de primeiros socorros. Você pode copiar as páginas seguintes e guardá-las junto com o *kit* para consultar sempre que preciso.

UTENSÍLIOS E SUPRIMENTOS
- Álcool
- Diversos curativos adesivos, gaze e bolas de algodão
- 0,5 kg a 1 kg de areia da praia dentro de uma fronha velha
- 2 a 3 conta-gotas ou pipetas
- Bolsa de água quente (de modo geral é melhor do que uma almofada elétrica, pois não transmite os 60 Hz da corrente elétrica)
- Pinças
- Uma garrafa de água destilada para beber ou limpar ferimentos

PRODUTOS FITOTERÁPICOS

TINTURAS

Fórmula antiespasmódica (disponível na **Herb Pharm** – consulte a seção "Recursos")

- Tintura de papoula-da-califórnia
- Tintura de kava
- Tintura de salgueiro-branco (ou cápsula)

SAQUINHOS DE CHÁ / ERVAS SOLTAS

- Saquinho de chá de calêndula
- Pimenta-caiena em pó em cápsula ou saquinho
- Saquinho de chá de camomila
- Bastão de alcaçuz
- Saquinho de chá de folhas de framboesa ou amora
- Pó de casca de olmo-vermelho e/ou pastilhas para a garganta
- Saquinho de chá de milefólio

ÓLEOS ESSENCIAIS E DE INFUSÃO

- Óleo essencial de cravo-da-índia (*Syzygium aromaticum*) (ou cravos inteiros)
- Óleo essencial de lavanda
- Óleo essencial de hortelã-pimenta
- Óleo essencial de alecrim
- Óleo essencial de melaleuca
- Óleo de canabidiol (CBD) para uso tópico ou interno
- Óleo de alho com infusão de verbasco

POMADAS

- Pomada de arnica e confrei
- Pomada de calêndula
- Pomada de tanchagem

OUTROS ITENS

- Pequeno frasco de gel de babosa (*Aloe vera*)
- Argila de bentonita e/ou carvão ativado

- Comprimidos de clorofila (ou *Gastrazyme*) da Biotics Research, Inc.
- Balas ou extrato de gengibre
- Uma pequena garrafa de hidrossol de hamamélis (*Hamamelis*)

❦ Como Montar seu Próprio Guia de Campo ❦

A herbalista Juliet Totten sugere criar seu próprio guia de campo como parte do seu *kit* de primeiros socorros, selecionando as plantas úteis da sua região e se concentrando nelas. O guia de campo se torna um guia pessoal do seu estilo de vida e aventuras. Ao pesquisar a aparência e a atuação medicinal de cada planta mais à fundo, você poderá escolher quais deseja ter no *kit* e aumentará a capacidade de reconhecê-las nas suas andanças pela natureza.

Algumas sugestões de plantas que serão especialmente importantes para se conhecer no campo são a labaça-crespa, ou regalo-da-horta (*Rumex crispus*) – muito útil se você topar com uma urtiga; a não-me-toques (*Impatiens capensis*), que elimina a coceira da hera venenosa (*Toxicodendron radicans*); a tanchagem (*Plantago major*), que pode ser mastigada e aplicada a picadas de insetos; e as folhas de milefólio, que podem estancar rapidamente um sangramento, inclusive uma hemorragia nasal.

EMERGÊNCIAS COMUNS EM CASA E NA ESTRADA

Ao longo deste livro, dividi as ervas em duas categorias: medicinais e alimentícias e, nos capítulos seguintes, falo sobre especiarias culinárias e ervas com atuação espiritual. Essas divisões são arbitrárias, pois as ervas cumprem muitas funções. O que elas fazem e de que modo elas agem pode depender da dose, do método de preparo ou mesmo do motivo para usá-las. Acima de tudo, o segredo é encontrar diversas maneiras de integrar as ervas medicinais em nossa vida e no nosso lar, para o prazer, o sustento e a cura.

AJUDA PARA O SONO

A tintura de maracujá é benéfica para quem está tentando adormecer e continuar dormindo. As ervas usadas para tratar ansiedade aguda também facilitam o relaxamento e um sono profundo e reparador.

ALERGIAS

Pode-se tomar um chá de urtiga para combater alergias sazonais. A equinácea também é útil, pois atua sobre a reação imunológica hiperativa, que causa sintomas inflamatórios nas reações alérgicas.

ANSIEDADE AGUDA

Pode-se usar o óleo essencial de lavanda para aromaterapia em casos de ansiedade aguda; é mais eficaz quando aplicado nas têmporas e nos pulsos. Em casos agudos, algumas gotas de tintura de kava ou de papoula-da-califórnia dará alívio em 15 minutos. Por fim, a subestimada, mas poderosa xícara de chá de camomila é uma ótima maneira de combater a ansiedade.

ANTIESPASMÓDICOS

Há muitas situações de emergência que podem levar à necessidade de uma erva ou composto antiespasmódico. Os antiespasmódicos, também chamados de espasmolíticos, são úteis para uma série de problemas, incluindo espasmos respiratórios (devido à tosse, bronquite ou asma), espasmos musculares agudos, cólicas menstruais, cãibras (devido à disenteria ou intoxicação alimentar), enxaqueca, espasmos da bexiga ou do ureter (devido a infecções do trato urinário) e também soluços. Também podem ser úteis se você começar a sentir sintomas de gripe.

As ervas antiespasmódicas que se deve ter sempre à mão são o hissopo, efedra (*Ephedra sinica*), tomilho, lobélia, maracujá, camomila e helênio (*Inula helenium*). Ao longo dos anos venho utilizando a fórmula elaborada pelo herbalista Jethro Kloss, que inclui as seguintes ervas: raiz de cimicífuga, resina de mirra, topos de flores de escutelária, raiz de repolho-gambá, lobélia em flor e em semente e, ainda, pimenta-caiena em pó. Os herbalistas Sara Katz e Ed Smith, da Herb Pharm, preparam uma versão maravilhosa dessa fórmula.

Logo depois de administrar o medicamento fitoterápico, faça a "Técnica de Relaxamento Antiespasmódico Perineal" (veja a seguir) para reduzir os espasmos.

☽ Técnica de Relaxamento Antiespasmódico Perineal ☾

Já apliquei esse tratamento, chamado tratamento do assoalho pélvico (em inglês, *perineal rock*), em milhares de clientes e, quando combinado com o antiespasmódico vegetal, proporciona relaxamento profundo e alívio dos sintomas. Aplique este tratamento logo depois de administrar a primeira dose de antiespasmódico, enquanto espera que faça efeito. Utilize-o em emergências, quando o paciente estiver ansioso, sem conseguir dormir, ou para induzir um relaxamento profundo e aliviar a tensão física e emocional.

A primeira fase consiste no contato com o sacro e o cóccix. A segunda requer contato direto com o períneo e abaixo do cóccix. Embora possa aplicar a fase 2 em um membro da família, com permissão, é preciso ponderar se convém aplicar em qualquer outra pessoa, em uma emergência e apenas com permissão, pois a região sob o cóccix e o períneo é muito sensível. Para aplicar essa técnica em uma cliente você deve ser treinada e licenciada para tal, e a cliente deve se sentir à vontade com esse contato íntimo e lhe dar permissão para fazê-lo. Um casal pode aprender a aplicar a técnica um no outro em momentos de estresse.

Para começar, posicione a paciente deitada no lado direito, com um pequeno travesseiro embaixo da cabeça e outro entre os joelhos. Sente-se ou fique em pé por trás dela e, coloque, simultaneamente, a mão direita entre as escápulas e a mão esquerda no sacro. O sacro é um osso triangular na base da coluna, entre os dois ossos do quadril. A palavra "sacro" significa sagrado, e esse osso também é considerado sagrado. No hinduísmo, a Kundalini é a força vital representada sob a forma de uma serpente enrolada que dorme no sacro, aguardando o despertar por meio de práticas de consciência como meditação e yoga.

Comece a mover o sacro de um lado para o outro, mantendo o contato firme com os ombros. Os movimentos de vai e vem devem ser suaves, lentos e quase imperceptíveis. Peça para a paciente fechar os olhos e se concentrar em um ritmo relaxado da respiração. Se esse método não der resultados satisfatórios, tente a fase 3, a Técnica de Massagem Retal (página 275).

ATAQUE DE ASMA

Consulte o tratamento em "Asma" (página 246), com aplicação de bolsa fria ou bolsa de gelo. Consulte também as ervas antiespasmódicas mencionadas em "Antiespasmódicos" (página 54) e a Técnica de Relaxamento Antiespasmódico Perineal (página 55).

CHOQUE

Enquanto se aguarda o socorro, o óleo essencial de alecrim usado como aromaterapia pode ajudar a estabilizar alguém que está em choque ou que sofreu um trauma agudo.

CICATRIZAÇÃO DE FERIDAS

Misture o pó de casca de olmo com água, fazendo um cataplasma para remover detritos e tecido morto da ferida. Em seguida, aplique uma infusão ou pomada de calêndula como medicamento para acelerar a cicatrização. Pode-se usar um hidrossol de hamamélis como antisséptico para limpar a ferida; se quiser, pode-se acrescentar outras ervas, como calêndula ou algumas gotas de óleo de melaleuca, para aumentar o poder curativo. O alho também é um antimicrobiano poderoso, mas pode queimar a pele se for deixado por muito tempo quando aplicado diretamente; assim, use com cuidado.

CIRCULAÇÃO / FRIEIRAS DE INVERNO

Pode-se espargir pimenta-caiena em pó em meias e luvas para incentivar o fluxo sanguíneo nas mãos e nos pés. Cuidado para não esfregar os olhos!

DESIDRATAÇÃO

Um bastão de alcaçuz pode ser embebido em água, ou prepara-se uma decocção e se sorve o líquido como um remédio hidratante e refrescante, que também ajuda a evitar a insolação.

DIARREIA

Uma infusão de folha de framboesa ou amora e/ou ulmária pode ser muito útil para tratar a diarreia. Se esta for causada por vermes intestinais, use um anti-helmíntico (consulte "Helmintos Intestinais", página 59).

DOR DE CABEÇA

Os óleos essenciais de lavanda e de hortelã-pimenta podem ser usados como aromaterapia para curar a dor de cabeça e/ou aplicados diretamente na têmpora. Se a hortelã-pimenta for aplicada à pele, antes deve ser diluída com um "óleo de diluição", como o de semente de damasco (*Prunus armeniaca*) ou jojoba (*Simmondsia chinensis*). A ação analgésica do salgueiro-branco, em cápsulas ou tinturas, ou da ulmária em infusão, também podem aliviar a dor de cabeça.

DOR DE DENTE

Pode-se esfregar óleo de cravo diretamente no dente dolorido ou então morder levemente um dente de cravo inteiro.

DOR DE ESTÔMAGO. (*Veja também* "Náusea", página 60).

Uma infusão de chá de camomila sempre ajuda, especialmente em casos de dor de estômago. Atuando como um suave chá amargo, a camomila ajuda na digestão e suas qualidades relaxantes atenuam os espasmos em todo o trato gastrointestinal.

DOR DE OUVIDO

Coloque sua garrafa de infusão de verbasco e óleo de alho dentro de uma panela com água fervendo em fogo baixo por 1 ou 2 minutos; depois teste com um pingo do óleo no pulso, para ver se não está muito quente. Coloque então de 1 a 2 gotas de óleo aquecido em cada ouvido.

Dores de ouvido causadas por infecção ou congestão dos seios da face também reagem bem à sopa de cebola e alho. Esses vegetais ricos em enxofre combatem os agentes infecciosos e dissolvem o muco.

ENTORSES, DISTENSÕES E CONTUSÕES

A primeira etapa no tratamento de uma entorse, distensão ou contusão é RGCE, ou seja: Repouso, Gelo, Comprimir e Elevar. Aplique RGCE pelo menos nas primeiras 48 a 72 horas após uma lesão. Ao mesmo tempo, durante as primeiras 48 a 72 horas, evite CAEM, ou seja, Calor, Álcool, Exercício e Massagem. Tudo isso pode aumentar o inchaço e o sangramento, retardando a cura.

Aplique a pomada de arnica e confrei em entorses e contusões. Também se pode aplicar externamente folhas frescas de banana-da-terra ou de confrei.

Deve-se consumir alimentos ricos em quercitina, como maçãs, frutas vermelhas, cerejas e salsa (com óleo para a absorção). Experimente tomar um *smoothie* com um pouquinho de creme de coco ou óleo de coco. Essas plantas e frutas são anti-inflamatórios naturais e ajudam a restaurar a integridade dos vasos sanguíneos, especialmente nas contusões.

Após 48 a 72 horas de RGCE – repouso, gelo, compressão e elevação do membro afetado – aplique na entorse a seguinte receita de ervas com areia quente, que completará o tratamento.

ꙮ Tratamento de Entorse com Arnica e Areia ꙮ

Esfregue levemente a pomada de arnica em torno do tornozelo, punho ou articulação torcida. Pegue de 500 g a 1 kg a de areia da praia e coloque dentro de uma pequena fronha. Coloque em uma assadeira e aqueça a 180 °C por 20 minutos. Quando esfriar o suficiente para se aplicar, coloque o saco de modo que a areia cubra todo o tornozelo ou região afetada. Os minerais da areia penetram e ajudam a curar mais rapidamente. Faça este tratamento 3 vezes ao dia por 3 dias.

ENVENENAMENTO

É sempre bom ter em mãos argila bentonita para intoxicação alimentar e carvão ativado para intoxicação de qualquer tipo, para crianças, adultos e animais.

A argila de bentonita pode ser armazenada em pó ou líquido e ingerida (½ copo).No caso de envenenamento ou overdose de aspirina, deve-se procurar socorro médico imediatamente; enquanto isso pode-se tomar carvão ativado, mas só depois de falar com o centro de controle de envenenamentos.

❦ Dose Oral de Carvão Ativado para Tratar o Envenenamento ❦

Tratamento com uma dose:

- Adultos e adolescentes: A dose é geralmente de 25 g a 100 g misturada com água.
- Crianças de 1 a 12 anos: A dose é geralmente de 25 g a 50 g misturada com água, ou pode ser baseada no peso corporal: de 0,5 g a 1 g por quilo de peso corporal, misturado com água.
- Crianças até 1 ano de idade: A dose é geralmente de 10 g a 25 g misturada com água, ou pode ser baseada no peso corporal: de 0,5 g a 1 g por quilo de peso corporal, misturado com água.

EXAUSTÃO

Consulte "Ansiedade Aguda" (página 54). As ervas sugeridas nesse capítulo podem promover um sono profundo e curativo, o melhor remédio para quando você estiver exausta e "derrubada".

FEBRE

O chá de milefólio pode ajudar a baixar a febre, incentivando a transpiração, enquanto o chá de salgueiro-branco de ulmária podem ser tomados como febrífugos, ajudando a reduzir a febre.

GASTRITE / DOENÇA DO REFLUXO GASTROESOFÁGICO (DRGE)

Beba 2 copos de 250 mL de água ao acordar e continue tomando água ao longo do dia até completar em torno de 2 litros. Beba suco de repolho fresco tomado com comprimidos de clorofila (ou experimente uma pílula que combine clorofila e vitamina U extraída do repolho). Beba lentamente o suco ou tome 3 comprimidos até que os sintomas diminuam.

HELMINTOS INTESTINAIS (PARASITAS)

Para fazer um anti-helmíntico eficaz, misture nozes com hidraste e uva-do-oregon, ou bérberis e artemísia O alho também pode ser útil se não houver outros remédios disponíveis.

INFECÇÃO VAGINAL

Fure um dente de alho com uma agulha algumas vezes para liberar seus elementos constituintes; em seguida passe um barbante através do dente (que deve ser usado como supositório vaginal) para que possa ser removido facilmente.

Pode-se também fazer um banho de assento com um chá forte de calêndula em casos de infecção por fungos ou de incômodo vaginal geral.

NÁUSEA

Gengibre cristalizado e extrato de gengibre servem para tratar a náusea e distúrbios digestivos e são muito saborosos. Também se pode usar uma infusão de ulmária.

PICADAS / MORDIDAS DE INSETOS

A tanchagem (*Plantago major*) é conhecida pelos nativos da América do Norte como "planta curativa" e também "pegada do homem branco", porque chegou com os europeus e se espalhou por todos os lugares onde eles pisavam. Muito comum na beira das estradas, é uma excelente planta de emergência para uso tópico; basta triturar as folhas frescas e aplicá-las diretamente na picada para reduzir a inflamação e a coceira. Também é uma folha comestível e pode ser ingerida se você estiver não tiver outro alimento disponível. A pomada de tanchagem é útil para tratar picadas de insetos, assim como o óleo essencial de lavanda, que pode ser aplicado no local para aliviar a coceira.

O olmo-vermelho, misturado com água até formar uma pasta, age como uma maravilhosa pomada para sugar o veneno de uma mordida ou picada. Se tiver acesso a um mamão verde fresco, raspe a casca verde; a substância branca que surge, chamada papaína, pode ser aplicada diretamente na picada ou ferida. Também se pode ter algumas cápsulas de papaína sempre à mão. Simplesmente as quebre e aplique a papaína diretamente na picada de abelha ou vespa.

Para neutralizar o veneno de uma mordida ou picada, procure ingerir vitamina C em pó, roseira brava ou rosela (*Hibiscus sabdariffa*). Pode-se usar doses altas de vitamina C (de 50 a 100 mL) no caso de picada de cobra venenosa ou picada de escorpião, enquanto se busca atendimento urgente, ou tomar vitamina C por via oral de hora em hora.

QUEIMADURA DE SOL

Acalmam-se com algumas gotas de óleo de rosas adicionadas ao óleo de amêndoas.

QUEIMADURAS

O gel de *aloe vera* pode ser muito útil para pequenas queimaduras, assim como uma infusão de calêndula ou um óleo de infusão com erva-de-são-joão (que fica de uma bela cor vermelha); todos funcionam para aliviar e curar o local queimado.

RESFRIADO

Para aliviar o resfriado, pode-se saborear lentamente uma bebida quente que contenha suco de limão ou lima, um pouco de melaço escuro e uma pitada de pimenta-caiena. Consulte também a sugestão para a Sopa Simples de Cebola com Alho (página 81).

SANGRAMENTO

Pode-se pressionar pimenta-caiena em pó ou folhas de milefólio frescas diretamente sobre uma ferida, ou no nariz para estancar o sangramento.

SOLUÇOS (AGUDOS E CRÔNICOS)

Consulte as ervas antiespasmódicas mencionadas em "Antiespasmódicos" (página 54) e em "Técnica de Massagem Retal" (página 275).

O RITMO DA SAÚDE DA MULHER

Equilibrar o ritmo do corpo e da mente é um dos fundamentos da saúde. As ervas são especialmente adequadas para nos ajudar nesse aspecto, pois possuem seu próprio relógio interno, regulado pela luz e pela escuridão, e crescem em resposta aos ritmos da natureza, armazenando nutrientes que favorecem nossos próprios ritmos. Por exemplo, a raiz de alcaçuz regula o ritmo da resposta ao estresse no cérebro; o espinheiro-branco melhora as contrações musculares do coração; minha bebida favorita, Jamaica, reduz a pressão arterial e, assim, diminui a pressão arterial.

Quando saímos do ritmo, nos sentimos "fora de sincronia", "fora do eixo" ou "fora de controle". A natureza, através do ciclo diário de luz e escuridão, da fotossíntese das plantas, promovida pelas moléculas de clorofila que absorvem a luz, nos conduz aos nossos ciclos biológicos. Estes incluem o ritmo circadiano do nosso ciclo de sono-vigília de 24 horas, o ciclo de 120 minutos de dominância hemisférica cerebral e, ainda, o ciclo mensal de liberação de óvulos e do fluxo menstrual. O ciclo sono-vigília de 24 horas regula as respostas hormonais que governam o humor, o sono e a saúde reprodutiva, incluindo fertilidade e menstruação.

A fertilidade, a evacuação intestinal, a pressão arterial e até mesmo nosso risco de demência também são governados pelo ritmo circadiano; as ervas nos ajudam a ficarmos bem alinhadas com esses ritmos.

Compreender o papel desses ritmos em nosso bem-estar nos mostra como a vida moderna, as viagens através de fusos horários, o trabalho no turno da noite e o estresse crônico desregulam nosso relógio interno e afetam cada estágio de nossa vida, seja quando tentamos engravidar, regular o fluxo menstrual ou driblar as crises da menopausa.

Vamos começar honrando nossos ritmos sazonais com rituais especiais de desintoxicação que alinham nosso corpo e nossa mente com os ritmos da natureza a cada estação.

LIMPEZA DE PRIMAVERA

Não existe melhor ritual anual fitoterápico do que a limpeza da primavera. Após a hibernação do inverno, nossos órgãos, por dentro e por fora, se beneficiam com uma limpeza e purificação. A natureza nos fornece as plantas que brotam na primavera para que possamos nutrir e limpar nossos órgãos. Afinal, costumamos trocar o filtro de óleo do carro e o levamos para lubrificar e lavar. Por que não fazer o mesmo com nossos órgãos internos?

🌿 Lavagem Matinal do Fígado 🌿

RENDE 1 XÍCARA

Esta lavagem do fígado deve ser realizada por 10 dias e consiste nesta receita de suco de frutas cítricas, Chá de Polaridade Ayurvédica e Dieta de Limpeza do Fígado. Faça as duas bebidas todas as manhãs e tome goles alternados até terminar; tome sua primeira refeição 1 hora mais tarde. Essa limpeza também pode ser feita se você for diagnosticada com pedras e desejar evitar a cirurgia.

Tome 200 mL de suco de uma fruta cítrica espremido na hora (laranja, *grapefruit*, limão) e acrescente 1 a 2 colheres de sopa de azeite de oliva virgem prensado a frio e 2 cm de gengibre fresco. Misture no liquidificador. Faça e beba este chá todas as manhãs, aguardando 1 hora depois de tomá-lo para tomar o café da manhã.

🌿 Chá de Polaridade Ayurvédica 🌿

Esta receita ayurvédica é boa para o fígado, vesícula biliar e glândulas suprarrenais, ajuda a digestão, melhora a energia, reduz as reações alérgicas e é calmante para as mucosas respiratórias e intestinais. Atua como um laxante e estimulante suave. A dose recomendada é 1 xícara de chá por dia, juntamente com a Lavagem Matinal do Fígado.

RENDE 150 ML DE MISTURA SECA, 10 PORÇÕES

- 28 g de pedaços de raiz de alcaçuz
- 28 g de sementes de funcho
- 28 g de sementes de feno-grego
- 56 g de sementes de linhaça

Misture todos os ingredientes secos e guarde a mistura em uma jarra de vidro no armário ao abrigo da luz até precisar usar. Coloque 1 colher de sopa cheia da mistura em 2 xícaras de água e ferva até reduzir o volume para 1 xícara, aproximadamente, durante 15 a 20 minutos. Coe e beba quente de manhã.

DIETA DE LIMPEZA DO FÍGADO

Durante 10 dias, coma apenas vegetais crus e cozidos, cobertos com as ervas amargas da primavera, como rúcula ou dentes-de-leão frescos. Cubra os legumes crus e cozidos com um molho de azeite de oliva virgem prensado a frio, limão, alho e muitas ervas frescas, como endro, manjericão e orégano. Coma muita beterraba e também as folhas de beterraba. Coma o quanto quiser e quantas vezes quiser, mas apenas legumes e frutas frescas e o molho. Ao final de 10 dias, comece a integrar gradualmente sua alimentação normal de novo ao seu menu diário.

Beterraba e Folhas de Beterraba

A beterraba e suas folhas são ricas em betaína, que estimula o fluxo da bile e auxilia na desintoxicação. Ao comprar beterraba, tente encontrá-las ainda com as folhas. Cozinhe as beterrabas com casca no vapor por 45 a 60 minutos, dependendo do tamanho. Não as perfure enquanto cozinham, pois isso faria os sucos se perderem. Sirva-as quentes ou frias com sal marinho ou bata no liquidificador e faça uma sopa de beterraba. As folhas fazem um maravilhoso refogado com cebola e alho, que desintoxica o fígado e levanta o humor.

Enema de Café

Uma das maneiras mais eficazes de se beneficiar do café é usá-lo em lavagem intestinal. Ao contrário dos efeitos de beber café, que estimula as glândulas suprarrenais, o enema de café provoca uma espécie de diálise do fígado e estimula a chamada desintoxicação da fase 2. Como principal órgão desintoxicante, o fígado tem duas fases de liberação de toxinas que devem ser expelidas. A primeira fase quebra as toxinas usando o processo das enzimas do citocromo P450. As enzimas do citocromo P450 podem lhe parecer familiares porque muitas ervas citadas neste livro interagem com o processo enzimático do citocromo P450 e, assim, podem acelerar ou retardar a eliminação de medicamentos ou toxinas.

Começa então a fase 2, que vai quebrar ainda mais as toxinas e é reforçada pelos alimentos, ervas e nutrientes que ingerimos. É aqui que o enema de café entra em ação, pois estimula o processo da fase 2. Os enemas de café também são usados no tratamento das dores do câncer; e ao contrário dos efeitos da ingestão de café, os enemas são muito relaxantes. O processo de desintoxicação não se trata de esvaziar a parte inferior do cólon, embora esse seja um benefício colateral; o enema também ajuda a liberar bile. O enema de café pode ser feito diariamente ou, se a pessoa estiver com dores ou muito intoxicada, 2 vezes ao dia; também se pode começar com algumas vezes por semana.

Será necessário um tubo de lavagem do cólon para o enema. Os tubos são identificados pelo comprimento e pelo tamanho (diâmetro do tubo, na escala French para cateteres). Recomendo um tubo de 50 centímetros, tamanho 28 French. Prepare um lugar confortável no banheiro. Pode ser um tapete grosso coberto com uma toalha e um travesseiro para descansar a cabeça. (Quando você conseguir controlar a retenção do líquido, pode se "encher" no banheiro e depois deitar na cama num lugar coberto com uma toalha, para descansar durante o enema.) As pessoas têm me contado que depois de dominar o processo, elas deixam o enema agir enquanto ouvem um *podcast*, conversam ao telefone com uma amiga, assistem a um vídeo, leem um pouco ou descansam e fazem meditação.

Prepare 1 litro de café orgânico, usando 2 colheres de sopa de pó de café por litro de água não clorada. A água deve ser purificada e não da torneira, a menos que seja filtrada previamente. Café descafeinado não funciona para enemas; ele não contém o cafestol (um composto presente nos grãos de café arábica) necessário para efetuar a limpeza do fígado. O café deve ser feito em uma cafeteira de aço inoxidável ou vidro. Não se recomenda recipientes de alumínio e não use filtros de papel, pois eles filtram o cafestrol. Se você tiver problemas para reter o enema, pode acrescentar 1 colher de chá de melaço sem enxofre a cada litro, enquanto o café estiver quente. Use as proporções certas para manter a intensidade necessária. Para maior eficiência, faça antecipadamente 1 litro dessa mistura de café e guarde na geladeira. Traga uma panela elétrica para o banheiro para aquecer a água conforme necessário. O café será mais bem utilizado à temperatura corporal.

Ao se preparar para fazer o enema, deite-se sobre o lado esquerdo e lubrifique o tubo aplicador e o ânus com um lubrificante, como, por exemplo, o gel KY. Insira o tubo lentamente de 30 a 45 centímetros (nunca mais que 45) no reto. Abra a válvula e deixe fluir lentamente ½ litro de café; depois feche novamente. Deixe entrar um pouco de líquido e solte imediatamente no vaso sanitário para eliminar os resíduos que houver no reto. Isso vai permitir uma retenção mais fácil. No começo, pode ser difícil reter o enema; se esse for o caso, comece com ½ xícara e aumente o volume de líquido à medida que você se acostumar com o processo. Retenha o café por 10 minutos antes de evacuar. Não retenha os enemas por mais de 15 minutos. Repita o enema, mantendo por mais 10 minutos. Faça 2 doses, cada uma consistindo em ½ litro, retido por 10 minutos, pela manhã. Não faça enemas depois das 15 horas, pois eles podem ter efeito estimulante até tarde da noite.

Se, após as primeiras sessões, você se sentir nervosa ou com dificuldade de adormecer, é sinal de que está fazendo o café muito forte. Para melhores resultados, faça o enema de café diariamente. Uma vez que você se acostumar com a rotina, pode-se fazer um enema de café em 25 minutos, do início ao fim. Faça isso como parte de sua rotina geral de cuidados com a sua saúde.

LIMPEZA DA CASA

Enquanto limpamos o interior do nosso organismo, podemos dedicar algum tempo para limpar também nosso ambiente usando ervas. A exposição a toxinas pode ser perigosa para todos nós, mas principalmente durante a gravidez e nos primeiros anos de vida, quando o sistema nervoso está se desenvolvendo. Não podemos eliminar a exposição por completo, mas podemos reduzir o risco. Comece com seus produtos de limpeza e elimine todos os pesticidas ou fertilizantes. Se você não puder comprar todos os alimentos orgânicos, procure tirar a toxicidade das frutas e legumes antes do consumo, conforme explico a seguir. No entanto, no caso de frutas e legumes que são mais expostos a pesticidas, como aipo, espinafre, batatas, maçãs, uvas e pêssegos, procure comprar os orgânicos. Para eliminar pesticidas e fertilizantes das frutas e legumes, encha uma pia com água, adicione 1 xícara de vinagre e 5 gotas de óleo essencial de limão dissolvidos em 3 xícaras de água. Deixe os legumes e as frutas de molho por 5 minutos, depois lave, enxágue e seque bem. Procure embaixo da pia e na garagem para ver se há produtos tóxicos, como produtos de limpeza para ralos e para o forno. Se você comprou produtos de limpeza em lojas, eles provavelmente serão tóxicos. Jogue-os fora e experimente usar a seguinte solução de limpeza, inócua para a saúde.

❦ *Solução de Limpeza Saudável* ❦

Vinagre de maçã com óleos essenciais pode substituir os produtos químicos para limpeza. Adicione 10 gotas de óleos essenciais de melaleuca, hortelã-pimenta, limão ou canela a 1 litro de vinagre. Essa mistura pode ser usada para limpar pratos, balcões, pisos, o vaso sanitário e a banheira. Se precisar esfregar, basta fazer uma pasta de 3 partes de bicarbonato de sódio com 1 parte de sal e adicionar 10 gotas de óleo.

> **❧ Elimine Cheiros, Insetos e Mariposas do Seu Lar – por Dentro e por Fora! ❧**
>
> Queimar um maço de capim-limão e alecrim seco pode limpar a casa de qualquer cheiro indesejável, e os potentes óleos voláteis do capim-limão e alecrim espantam os insetos. Também costumo aferventar alguns pedaços de canela, espalhando um cheiro agradável na casa, especialmente antes de receber visitas.

LIMPEZA DE VERÃO

O verão é a hora de eliminar os metais pesados que estão armazenados na gordura corporal. O calor do verão nos ajuda a suar bastante, eliminando do organismo os metais que coletamos ao respirar, comer ou caminhar sobre pesticidas. Esse é um bom momento para eliminar as impurezas pelo suor, com uma boa caminhada aeróbica de manhã ou no início da noite. Toxinas de metais pesados como cádmio, chumbo e mercúrio se acumulam nos tecidos quando há deficiência de proteína na alimentação. O enxofre é necessário para o processo de desintoxicação. Os compostos de enxofre nas proteínas (plantas ricas em enxofre incluem alho e cebola), juntamente com vegetais crucíferos como repolho, brócolis e couve-de-bruxelas, protegem as células da toxidez de metais pesados. O coentro é outro poderoso antioxidante que remove os metais pesados do corpo.

As algas são um dos alimentos desintoxicantes mais importantes porque os alginatos das algas marrons se ligam aos metais tóxicos e isótopos radioativos no trato digestório. As algas (principalmente o Kelp, com seu composto natural de alginato de sódio) são um alimento desintoxicante de grande valor. Incluir algas no preparo de uma sopa ou no feijão, ou comê-las como lanche é saudável para a tireoide. Outra opção para a desintoxicação do verão é obter alginato de sódio que combina algas marrons e pectina cítrica modificada e tomar 3 cápsulas por dia durante 5 dias entre as refeições.

Todos os dias, durante 10 dias, inclua uma variedade de algas marinhas em suas refeições e dê preferência às plantas crucíferas e que contenham enxofre. Faça enemas de café (veja a página 64) diariamente para ajudar a eliminar os resíduos pelo fígado e pelo cólon; à noite, pouco antes de dormir, tome cardo-leiteiro para ajudar o fígado à noite, enquanto ele realiza sua limpeza. Após essa desintoxicação fácil, você estará pronta para aproveitar os meses de verão.

❧ Salada de Algas Marinhas para Desintoxicar ❧

Criei esta deliciosa salada de algas marinhas para incluir as principais plantas desintoxicantes da terra e do mar, usando a alga japonesa arame (*Eisena arborea*) que é uma das mais suaves. Essa salada é um bom primeiro passo para explorar as algas nas receitas.

RENDE DE 6 a 8 PORÇÕES

- 1 xícara de algas arame secas
- 3 cebolinhas picadas
- 1 xícara de cenoura picada
- ½ xícara de vagens picadas
- ½ pimentão-vermelho picado
- ½ pepino inglês picado
- 1 punhado de flores de brócolis, cortadas em pedacinhos
- ¼ de xícara de nozes ou pinhões picados
- brotos de trevo
- ¼ de xícara de coentro picado

MOLHO

- ¼ de xícara de óleo de gergelim torrado
- ¼ de xícara de vinagre de saquê
- 1 colher de sopa de tamari sem trigo
- 1 dente de alho bem picado
- 2,5 cm de gengibre fresco, picadinho
- 1 pitada de flocos de pimenta vermelha picante (opcional)

Mergulhe as algas em água morna por 15 minutos até ficarem macias (guarde a água para fazer uma sopa ou coloque na tigelinha do seu gato ou cachorro). Misture numa tigela a cebolinha, a cenoura, a vagem, o pimentão, o pepino, o brócolis, as nozes e os brotos. Em uma tigela separada, acrescente todos os ingredientes do molho e bata até misturar bem. Combine a mistura vegetal com a alga amolecida e despeje o molho sobre ela. Misture bem e deixe marinar por algumas horas. Cubra com coentro antes de servir e saboreie!

LIMPEZA DE OUTONO

O outono é a estação de transição entre a luz do verão e a chegada da escuridão do inverno. Estamos passando para as entranhas do ano, e é um bom momento para limpar as nossas, mantendo nosso bom humor. Essa limpeza do cólon celebra nossa capacidade de absorver, digerir e soltar, tanto literal como metaforicamente.

LIMPEZA COM PSYLLIUM

Três vezes ao dia, entre as refeições, misture 1 colher de sopa de casca de Psyllium em pó em 237 mL de água. Mexa e deixe descansar por 1 minuto, depois beba e acompanhe com mais 118 mL a 237 mL de água. Faça isso por 5 dias.

Essa limpeza é feita em duas partes. Após os 5 dias de limpeza com Psyllium, peça a familiares ou a um grupo de amigas para acompanhá-la e comemorar o fim da limpeza, com chá e ameixas secas (receita a seguir).

Chá Lapsang Souchong com Ameixas Secas

O que poderia ser melhor para levantar o ânimo do que um pouco de cafeína quando o sol começa a se pôr junto com uma liberação relaxada e eficiente dos velhos resíduos? Minha amiga e super *chef* Peggy Knickerbocker criou essa receita, que adaptei aqui. Combina ameixas secas, Armagnac (um tipo de conhaque) e chá Lapsang Souchong. Este é um chá preto defumado com teor moderado de cafeína, e as ameixas são bem conhecidas por seu efeito laxante. O toque do Armagnac acrescenta um toque elegante e tranquilo.

RENDE DE 4 a 6 PORÇÕES

- ½ kg de ameixas sem caroço
- Raspas de casca de ½ laranja grande
- 5 cm de gengibre fresco, com casca
- 2 xícaras de Lapsang Souchong, Earl Grey ou outro chá quente
- 10 gotas de estévia ou 1 colher de sopa de mel *in natura*
- Suco de 1 laranja grande
- 2 paus de canela
- ½ xícara de Armagnac ou conhaque (opcional)
- 1 xícara de creme de leite ou iogurte grego

Coloque as ameixas, as raspas de laranja e o gengibre em uma panela de material não reativo como vidro ou aço inox e despeje o chá sobre elas. Deixe de molho por pelo menos 1 hora ou durante a noite. Retire ⅔ xícara do chá de ameixas. Adicione a estévia, suco de laranja, paus de canela e opcionalmente Armagnac. Ferva em fogo baixo por 10 a 15 minutos. Retire o gengibre. Coloque as ameixas em tigelinhas e sirva com um pouco de creme de leite por cima.

LIMPEZA DE INVERNO

O inverno traz o ritmo do descanso. À medida que a luz natural declina, nossas raízes físicas e emocionais afundam na terra, preparando-se para a renovação que a primavera trará em breve. Durante a hibernação nossa tarefa é limpar o organismo de forma simples e somente quando necessário, quando o sistema imunológico precisa de fogo para queimar os inconvenientes trazidos por resfriados e infecções. Não há melhor maneira de estimular o sistema imunológico do que a Cura Quente.

Caliente Curación (Cura Quente) ou Sidra de Fogo

No início do inverno sempre faço uma quantidade de sidra de fogo para ter à mão em caso de resfriado ou sinusite. A limpeza prévia pode evitar infecções. Formulado e popularizado pela herbalista Rosemary Gladstar, este coquetel pode ser adicionado a um vinagrete ou salada. Em algumas pessoas, as solanáceas (*Solanaceae*) podem causar rigidez nas articulações. Se você for sensível aos efeitos das solanáceas, elimine da receita a pimenta-caiena e a jalapeño e acrescente um pouco mais de gengibre.

Consulte também na página 198 os Picolés Infantis *Calientes* para Dor de Garganta; são uma adaptação da receita abaixo que as crianças podem chupar quando estiverem lutando contra um resfriado, gripe, bronquite ou pneumonia.

RENDE CERCA DE 4 XÍCARAS

- ½ xícara de gengibre ralado na hora
- ½ xícara de raiz-forte ralada na hora ou em pó
- 1 cebola média picada
- 10 dentes de alho picados
- 2 pimentas jalapeño picadas
- 1 colher de sopa de beterraba em pó
- raspas e suco de 1 limão
- Vários raminhos de alecrim fresco
- 1 colher de sopa de cúrcuma em pó
- ¼ de colher de chá de pimenta-caiena em pó
- 1 colher de sopa de pimenta em grãos
- 355 mL de vinagre de maçã ou vinagre de abacaxi
- ¼ de xícara de mel *in natura*

Coloque tudo, exceto o vinagre e o mel, em uma jarra de vidro âmbar de 1 litro. Adicione o vinagre e encha até 2,5 cm abaixo da borda. Agite bem. Guarde em um local escuro e fresco por 1 mês e agite diariamente. Após 1 mês, use um tecido de morim para coar a polpa e despeje o vinagre em uma jarra limpa. Depois de coar, esprema o máximo de líquido possível da polpa. Adicione o mel. Tome 1 colher de sopa de cada vez, até 3 colheres de sopa por dia, se estiver doente ou com rinite alérgica. Ou ainda, faça molho para salada misturando ¼ de xícara de *Caliente Curación* com ¼ de xícara de azeite de oliva.

CONCLUSÃO

Algumas ervas devem ser usadas diariamente para nutrir a energia, aumentar a força ou tratar um desequilíbrio crônico. Podemos tomar 1 dose de tintura de ervas por 1 semana para evitar as doenças, ou preparar um elixir de ervas para uma desintoxicação sazonal. Qualquer que seja a razão de necessitarmos de uma erva, quando vamos buscar na natureza ela nos oferece inúmeras e variadas oportunidades para nos beneficiarmos e nos deleitarmos com seus dons de cura.

Capítulo 4
Medicamentos Fitoterápicos para Uso Diário e para Fins Especiais

Neste capítulo, farei uma revisão das ervas medicinais e das informações sobre seus usos e aplicações, além das doses apropriadas para muitas delas. Listei o nome comum e sua classificação científica para que se possa conhecê-las melhor, porque, na prática, plantas diferentes podem ser chamadas pelo mesmo nome, mas serem diferentes. Algumas das ervas que já mencionei em outros pontos do livro também aparecem aqui, mas este capítulo é o recurso direto quando se deseja saber que erva é boa para qual finalidade. Lembre-se, embora eu possa mencionar algumas contraindicações, deve-se sempre estudar seu uso apropriado durante a gravidez, a amamentação e enquanto se está tomando outros medicamentos.

Noções Básicas Sobre Doses Líquidas

Ao ver instruções de dosagem e preparação recomendadas para as ervas, você pode estar se perguntando: o que isso significa? Normalmente, as instruções dizem algo como: *Lavandula angustifolia* fresca 1:2 (95%).

Aqui, *1:2* se refere à proporção peso/volume do medicamento. Isso significa que, para cada parte da erva (peso em g), também chamada de sólidos ou soluto, haverá duas partes de solvente ou veículo (volume em mililitros). O veículo é o líquido (álcool, vinagre, glicerina etc.) que está sendo usado como solvente para extrair os constituintes da erva. Neste exemplo, uma parte de 10 g de lavanda exigiria 2 partes de álcool (20 mililitros, ou simplificando, mL). A porcentagem, neste caso 95%, se refere ao grau de pureza do álcool que está sendo usado para a extração.

Cada erva tem uma proporção de sólidos para solvente e porcentagem de pureza do solvente ideais para extrair seus constituintes com base em sua solubilidade. Além disso, as ervas frescas têm proporções diferentes em relação a quando estão secas, devido ao maior teor de água e variações na solubilidade.

USE SEUS CONHECIMENTOS SENSORIAIS

Por meio da cor e do gosto, as ervas nos dizem muito sobre como elas nos ajudarão; portanto, cheirar, mastigar e provar cascas e frutos, folhas e raízes é um convite para desenvolver seu conhecimento sensorial. A isso se dá o nome de pesquisa organoléptica e é frequentemente usada como referência na fitoterapia. *Organoléptico* significa "envolvendo o uso dos órgãos dos sentidos". No herbalismo, trata-se do emprego dos sentidos – paladar, tato, visão e olfato – para entender mais à fundo o componente medicamentoso da planta. Desses sentidos, em geral é o paladar que pode dar a melhor compreensão sobre a ação de um fitoterápico, bem como sobre seus constituintes. Por exemplo, uma sensação de enrugamento na boca ao provar uma erva, semelhante à de um copo de vinho tinto, indica suas qualidades adstringentes. Ervas de intenso sabor aromático, como lavanda, menta ou manjericão, sinalizam que são ricas em óleos voláteis.

A análise organoléptica também pode nos dar uma ideia da qualidade das ervas que estamos usando. Por exemplo, quando mordemos uma raiz de equinácea de alta qualidade ou mastigamos uma raiz de kava, nossa boca deve ter uma sensação de dormência e formigamento. Se isso não ocorrer, pode ser que a erva esteja velha ou de qualidade inferior e, portanto, não tão ativa ou benéfica como erva medicinal.

Na lista a seguir, você verá que, na maioria dos casos, descrevo a planta e indico seus compostos ativos característicos, junto com ocasionais referências culturais a seus usos tradicionais. Vou me concentrar em ervas importantes para a nossa saúde como mulheres. Você notará que algumas têm sido usadas historicamente como abortivos. Dou essas informações para conhecimento geral e para promover conscientização sobre o que *não* usar durante a gravidez. É bem sabido que um aborto feito por um médico em uma clínica é muito mais seguro que um aborto à base de ervas, e eu nunca recomendaria o uso de plantas para esse fim.*

LISTA DE ERVAS

Essa não é uma lista exaustiva de ervas, mas escolhi as que acredito serem as mais importantes, de maior ocorrência e as mais acessíveis. Também apresento algumas mais raras que podem ser novas na sua farmácia doméstica. Sinta-se à vontade para pesquisar em mais detalhe as ervas que mais lhe interessarem. Minhas sugestões sobre dosagem se baseiam em uma série de práticas tradicionais de uso de ervas medicinais (conhecimento dos povos nativos) e ciência biomédica padronizada. As dosagens listadas pretendem ser apenas um guia, já que a dosagem final dependerá do indivíduo, de sua saúde e peso, se a erva é fresca ou seca e do uso proposto.

ABETO-BALSÂMICO (*Abies balsamea*)

O abeto-balsâmico é uma das nove espécies de abeto da América do Norte. Suas propriedades medicinais são há muito tempo conhecidas pelos povos indígenas, que a utilizam amplamente. A resina é antisséptica e pode ser usada como analgésico e protetor para queimaduras, contusões, feridas, cortes, entorses e mamilos doloridos. Os brotos, a resina e a seiva já foram usados para tratar câncer, calos e verrugas. Os indígenas iroqueses fazem um cataplasma de goma de bálsamo de abeto misturado com rins secos de castor para tratar câncer e também fazem inalação de vapor dos galhos durante o parto. Usa-se uma infusão das folhas para tratar a cistite, uma infusão da casca para tratar tuberculose, resfriados e gonorreia, e uma infusão da seiva para inalação a fim de tratar dores de cabeça; também é um excelente remédio para dor de garganta. Por fim, uma decocção dos ramos é usada como banho calmante para dores mus-

---

* Segundo a Legislação Brasileira, o aborto só não é qualificado como crime quando ocorre naturalmente ou quando praticado por médico capacitado em três situações: em caso de risco de vida para a mulher causado pela gravidez, quando a gestação é resultante de um estupro ou se o feto for anencefálico. (N. da T.)

culares. Para fazer um banho de imersão, pegue cerca de 170 g de galhos e cozinhe por 1 hora em 4 xícaras de água. Em seguida, coe e adicione a um banho quente de 20 minutos.

ABROLHO-TERRESTRE (*Tribulus terrestris*)

Usado na medicina ayurvédica, o abrolho, também chamado de bindii, aumenta a libido nas mulheres. A ingestão regular de abrolho também reduz os calores e a depressão durante a menopausa. Pode ser usado para sintomas relacionados à TPM. Uma dose concentrada de extrato de saponina de 60% deve variar entre 100 mg e 300 mg por dia.

AGNOCASTO OU VITEX (*Vitex agnus-castus*)

A baga do agnocasto é usada para estabilizar e equilibrar as flutuações hormonais, especialmente quanto à progesterona. O agnocasto, ou vitex, é útil também no tratamento da TPM e da menstruação irregular, reduzindo sintomas da menopausa e estabilizando a menstruação para mulheres que estão deixando o uso de pílula anticoncepcional. Também foi usado para ajudar a regular a ovulação de mulheres que estão tentando engravidar. O nome *vitex* é derivado das qualidades anafrodisíacas da planta, embora tenha efeitos aparentemente opostos para certas pessoas. Por exemplo, atua como um afrodisíaco e um anafrodisíaco, reforçando seu papel de regulador do equilíbrio hormonal. A baga pode ser ingerida como tintura, decocção, xarope ou elixir ou pode ser ingerida crua. Os melhores resultados vêm com o uso de longo prazo. O funcionamento exato do vitex não é bem conhecido, mas acredita-se que normalize os níveis de progesterona através do eixo pituitária-hipotálamo e não pelo estímulo à liberação de progesterona. Para fazer a infusão, adicione 1 colher de chá de frutas trituradas a 1 xícara de água recém-fervida e deixe em repouso, coberto, por 10 a 15 minutos. Beba 3 vezes ao dia ou tome em forma de tintura ou cápsula (1.000 mg) pela manhã.

AGRIÃO (*Nasturtium officinale*)

O agrião é uma superplanta devido a seu alto conteúdo nutritivo e mineral, com poderosas propriedades antioxidantes e anti-inflamatórias. Tem uma picada levemente apimentada que se mistura bem com a gordura para a saúde do fígado. Previne hematomas, melhora a aparência da pele e ajuda a reduzir a inflamação no eczema. O agrião pode ser espremido, adicionado a saladas ou feito em sopa para reduzir o muco respiratório.

AGRIMÔNIA, AGRIMÔNIA PILOSA OU PELUDA (*Agrimonia eupatoria*; *Agrimonia gryposepala*)

A agrimônia é uma erva herbácea de floração perene que faz parte da família *Rosaceae*. A agrimônia comum é nativa da Europa e a pilosa ou peluda, da América do Norte. Todas as partes da planta são usadas para fins medicinais, incluindo a cápsula espinhosa que contêm as sementes. Tem sido considerada uma poderosa erva mágica, usada para afastar mau-olhado, curar doenças e provocar sono profundo quando colocada debaixo do travesseiro. É uma erva adstringente, rica em taninos, que pode ser útil como tônico para o sistema digestório e para rins e fígado, além de relaxante muscular e diurético. Os galotaninos e o ácido gálico contribuem para as propriedades adstringentes, que a tornam útil como um estíptico, o que é um uso comum pelo povo Potawatomi. Os Cherokee usam uma infusão da cápsula das sementes como febrífugo, antidiarreico e emenagogo, e os iroqueses usam a planta para parar a diarreia e o vômito em crianças. Ela é conhecida por ter propriedades balsâmicas e para tratamento hipoglicêmico no diabetes tipo 2. Despeje 1 xícara de água fervida sobre 2 colheres de chá de uma mistura de folhas e flores da planta fresca ou seca. Deixe descansar por 15 minutos e coe. Beba de 1 a 2 xícaras por dia. Se estiver fazendo uso tópico como bálsamo, deixe esfriar e lave a ferida ou aplique uma compressa do chá.

AGRIPALMA (*Leonurus cardiaca*)

Também conhecida como cardíaca, planta-mãe ou bálsamo do coração, a agripalma é tradicionalmente usada como um tônico uterino, auxiliando em todos os processos relacionados ao sistema reprodutor feminino. É usada para facilitar o parto, induzir o trabalho de parto atrasado e reduzir as dores menstruais e os sintomas da menopausa. Também alivia a respiração ofegante, a tosse e a bronquite, melhora a função cardíaca e reduz o estresse e a ansiedade mediados por hormônios. É uma planta muito amarga; por isso aconselha-se ingerir na forma de tintura, 4 a 12 mL por dia (diluído a 1:5 a 45%).

ATENÇÃO: A agripalma é contraindicada para mulheres grávidas ou que têm endometriose ou miomas.

ALCACHOFRA (*Cynara scolymus*)

A alcachofra é uma flor comestível bem conhecida, da família do cardo. Como seu primo cardo-leiteiro, as folhas frescas da planta jovem são fortemente diuréticas e funcionam bem quando presentes em um tônico hepático. As alcachofras são um alimento medicinal rico em antioxidantes e na inulina prebiótica, tão benéfica para o intestino. A cinarina, um composto com sabor amargo presente nas folhas, melhora as funções do fígado e da vesícula biliar, estimula a secreção de sucos gástricos, reduz os sintomas de azia, o colesterol e melhora os sintomas da síndrome do intestino irritável (SII). Alcachofra é o principal sabor do licor Cynar, geralmente servido como aperitivo ou digestivo.

❦ Alcachofras para o Coração ❦

Alcachofras são um alimento divertido de compartilhar à mesa, e as folhas, junto com este molho, são um remédio para o coração. Têm um sabor delicado e são um bom prato para um ritual ou festa.

ALCACHOFRAS: Eu prefiro preparar alcachofras ao vapor a fervê-las. Pegue uma tesoura afiada e corte a ponta espinhosa das folhas. Em seguida, coloque a flor aparada em uma panela grande de cocção a vapor. Deixe a flor cozinhar no vapor até que possa puxar as folhas facilmente e elas estarem macias na base ao se passar os dentes para soltar a polpa (cerca de 45 minutos de vapor forte).

MOLHO: Há muitos molhos para alcachofras, mas este é simples e rápido, fácil de fazer e medicinal. Aqueça ½ xícara de *ghee,* manteiga clarificada, em uma panela. Adicione 10 dentes de alho e, se quiser, estragão ou pimenta-caiena, e deixe em fogo baixo até que o alho esteja cozido (10 a 15 minutos). Quando o alho estiver pronto, despeje em uma tigela, sirva com as alcachofras e comece a molhar as folhas no molho.

Quando chegar ao miolo fibroso (o centro não comestível), puxe-o, corte fora a parte peluda (espinhosa) e depois coloque o coração da alcachofra no *ghee* e no alho quentes. **NOTA:** Não tenha medo do *ghee*! É bom para as artérias, assim como o alho, por isso os três ingredientes principais são bons para controle do colesterol e para a saúde do coração.

ALCAÇUZ (*Glycyrrhiza glabra*)

O alcaçuz é uma das ervas mais importantes nas medicinas ayurvédica, chinesa e indígena americana. A raiz do alcaçuz é rica em minerais, incluindo sódio, potássio, ferro e manganês. Também contém glicirrizina, que aumenta a produção de cortisol e inibe sua degradação, tornando o alcaçuz eficaz no tratamento da fadiga das suprarrenais. Como a glicirrizina também é um antiviral, elimina o vírus do herpes interna e externamente. Pode-se aplicar um gel de alcaçuz na neuralgia pós-herpética (herpes).

O alcaçuz é especialmente útil no tratamento da infertilidade provocada pelo desequilíbrio hormonal, síndrome dos ovários policísticos (SOP) e sintomas da menopausa, bem como fibromialgia, síndrome da fadiga crônica e arteriosclerose. Por ser uma erva calmante das mucosas dos pulmões, é útil para pessoas que fumam ou estão em processo de parar de fumar. O alcaçuz é uma erva importante para o tratamento do refluxo gastroesofágico e úlceras gástricas. Também é usado na medicina chinesa para reduzir a toxicidade de certas ervas.

Uma dose típica recomendada é beber uma decocção da raiz 3 vezes ao dia. Faça a decocção colocando de 1 g a 5 g da erva em 1 ½ xícara de água e coloque para ferver num recipiente tampado, por 10 a 15 minutos. Coe e beba.

ATENÇÃO: Tradicionalmente usado em regiões desérticas por sua capacidade de ajudar as células a reter líquidos, o alcaçuz é contraindicado para pessoas com hipertensão ou edema. Doses mais altas, variando de 1 g a 14 g de glicirrizina, podem causar hipertensão e edema. Recomendo que esses indivíduos não bebam mais do que 3 xícaras de chá da infusão por semana ou podem usar um produto desglicirrizado para evitar o refluxo gastroesofágico.

ALCARÁVIA (*CARUM CARVI*). CONSULTE A PÁGINA 136.

ALECRIM (*ROSMARINUS OFFICINALIS*). CONSULTE A PÁGINA 137.

ALFAFA (*MEDICAGO SATIVA*)

A alfafa é uma leguminosa perene, nativa da Ásia Ocidental. Tem uma raiz principal muito profunda que pode penetrar 2 metros na terra. Ela é altamente eficaz como fixador de nitrogênio, o que significa que extrai nitrogênio da atmosfera para servir como fertilizante natural da terra. As saponinas na alfafa ajudam a prevenir doenças cardíacas, inibindo a ligação do colesterol nas paredes arteriais. Já as isoflavonas são especialmente úteis para o equilíbrio hormonal das mulheres e são usadas para prevenir a osteoporose e os efeitos vasomotores (ondas de calor) associados à menopausa. Rica em vitamina K, a alfafa ajuda a prevenir coágulos sanguíneos e desempenha um papel central na formação óssea, tornando-a essencial para mulheres na menopausa. A alfafa é rica em minerais, como cálcio, vitaminas C e B e antioxidantes e é frequentemente combinada com extrato de clorofila para produzir um tônico restaurador que ajuda na digestão e na recuperação da desnutrição. Também é rica em ferro; portanto, melhora a função da hemoglobina e é uma opção natural para combater a anemia. Os brotos de alfafa são fáceis de cultivar e são uma maneira divertida de ensinar as crianças sobre o crescimento das plantas. Meça 1 colher de chá de folhas secas de alfafa e despeje sobre elas 1 ½ xícara de água fervente. Deixe em infusão por 15 minutos, coe e beba. Faça 1 xícara desse chá diariamente por 1 semana e depois alterne com outras ervas antes de retornar à alfafa, 3 semanas depois.

❦ Chá da Menopausa ❦

Pode-se fazer um chá delicioso e enriquecedor para sintomas na menopausa e na perimenopausa com 28 g de alfafa, folha de urtiga, flores de trevo-vermelho (*Trifolium pratense*) e cavalinha. Misture os ingredientes secos e guarde em uma jarra de vidro âmbar. Para fazer o chá, meça 1 colher de sopa das ervas secas e despeje 1 ½ xícara de água fervente. Deixe em infusão por 15 minutos, coe e beba. Essa bebida pode alcalinizar o pH do corpo, por isso beba apenas 1 semana por mês.

ALHO (*ALLIUM SATIVUM*)

O alho é o cura-tudo essencial. Antes da identificação da penicilina, o alho era o principal antibiótico vegetal e também funcionava como um poderoso antifúngico; supositórios de alho são tratamentos eficazes para infecções fúngicas. O alho tem efeito de reforço imunológico e deve fazer parte de uma dieta regular para diminuir a ocorrência de resfriados, gripes e bronquite. Ele reduz a alta pressão arterial e o colesterol e é útil para debelar infecções por *E. coli* e salmonela. O alho é rico em enxofre que reforça a fase 2 da desintoxicação do fígado e também faz parte de um repertório geral para aliviar a depressão.

🧄 *Sopa Simples de Cebola com Alho* 🧄

Há muitas maneiras maravilhosas de se beneficiar do alho: comê-lo cru em molhos para salada, adicioná-lo a sopas e legumes, assar lentamente cabeças de alho inteiras. Tem até sorvete de alho! Eu amo fazer essa sopa de cebola com alho pelo menos a cada poucas semanas. É rica e aquece, aumenta a função imunológica e limpa o fígado e a corrente sanguínea. Preocupada com o hálito de alho? Basta mastigar um pouco de salsa fresca e servir sua sopa para todos ao seu redor.

RENDE 4 PORÇÕES

- 4 dentes de alho inteiros
- Azeite virgem de oliva prensado a frio
- 2 cebolas grandes em fatias finas
- 4 xícaras de caldo de galinha, de carne ou vegetal feito na hora
- ¼ de xícara de vinho branco
- Sal marinho
- Pimenta-do-reino recém-moída
- ¼ de xícara de salsinha fresca
- *Croutons* (opcional)
- Queijo *cheddar* de cabra duro (opcional)

Corte os topos das cabeças de alho apenas o suficiente para expor a parte superior dos dentes. Molhe as cabeças de alho com azeite de oliva, coloque-as em uma assadeira ou travessa esmaltada pequena e asse no forno por 1 hora a 150 °C. Enquanto o alho assa, coloque a cebola em uma frigideira grande com um pouco de azeite e leve ao fogo baixo. Deixe caramelizar, mexendo de vez em quando. Quando a cebola estiver caramelizada, desligue o fogo e acrescente o caldo. Quando o alho estiver cozido, esprema suavemente os dentes para fora da casca e adicione-os à sopa junto com o vinho branco. Cozinhe a sopa suavemente por 30 minutos para que os sabores se misturem. Adicione sal e pimenta a gosto e sirva, polvilhando um pouco de salsa fresca por cima. Como opção, também se pode colocar a sopa em tigelas preparadas com *croutons* e queijo *cheddar* de cabra duro.

ALQUEMILA (*ALCHEMILLA XANTHOCHLORA*)

Também chamada pé-de-leão, a alquemila é uma erva fundamental para a saúde da mulher, usada no tratamento de menstruação excessiva e da vaginite. É considerada uma planta mágica como sugere seu nome, *Alchemilla*, que significa "pequeno alquimista". Histórias datando da Idade Média contam que o orvalho que se acumula em suas folhas é a mais pura fonte de água e era usado em formulações de alquimistas. A alquemila é adstringente, tônica, diurética e anti-inflamatória. Pode-se aplicar um cataplasma de folhas recentemente maceradas em cortes e feridas. Rica em taninos, ela pode ser utilizada para tratar diarreias.

AMOR-DE-HORTELÃO, APARINE (*Galium aparine*)

O amor-de-hortelão é uma planta herbácea anual da família do café. O nome deriva da maneira como as mudas da planta se apegam a tudo o que tocam com minúsculas garras. O amor-de-hortelão, uma planta medicinal antiga, é usado para tudo o que tem a ver com o trato urinário: ITUs, pedras nos rins, inflamação e urina ácida. Os indígenas Ojíbua a usam como diurético. Os frutos podem ser secos, torrados e usados como substituto do café, e pode-se comer as pontas das plantas jovens cruas em saladas. O amor-de-hortelão pode ser usado como chá ou a planta pode ser espremida e preservada com glicerina vegetal e usada como um tônico de limpeza para o sistema linfático e para o fígado. Pese 10 g de folhas frescas, faça uma infusão delas em água quente, coe e beba 3 vezes ao dia por 7 dias se precisar de cuidados intensivos. O asperulosídeo no amor-de-hortelão funciona como um laxante suave, e os Cherokees usam uma infusão dele para essa finalidade. Os Ojíbuas usam uma infusão a frio topicamente para tratar da queimadura da hera venenosa. Também se usa amores-de-hortelão secos para encher colchões.

ANGÉLICA (*Angelica*; *Angelica archangelica*)

A angélica, também chamada de aipo-selvagem, é uma planta aromática que pertence à família da salsa. Embora todas as partes da planta possam ser usadas, é na raiz e no rizoma que se encontram a maioria dos componentes ativos, principalmente os derivados da cumarina para afinar o sangue. A angélica é usada como auxiliar digestivo para tratar azia, gases intestinais e perda de apetite, bem como como um emenagogo para aumentar a produção de urina e melhorar a libido. Também é excelente para o sistema respiratório, podendo ser usada como expectorante em resfriados, congestão e febres.

A angélica tem uma rica história no folclore do norte da Europa como cura para todos os males e protetora contrafeitiços, encantamentos e contágio. O povo Sámi na Escandinávia a considera uma erva xamânica, e na Alemanha é o principal ingrediente dos digestivos para tomar durante e após uma refeição pesada. Para fazer uma decocção, cozinhe 1,5 g da raiz em 1 xícara de água por 15 minutos, coe e beba 2 vezes ao dia, conforme necessário.

ATENÇÃO: Enquanto estiver usando angélica evite a exposição excessiva ao sol, pois a planta pode causar inflamação.

ANGÉLICA CHINESA, DONG QUAI (*Angelica sinensis*)

Também conhecida como *ginseng feminino* e chamada de Imperatriz das Ervas, a angélica chinesa é uma das ervas e especiarias mais importantes da medicina chinesa para a saúde feminina. É uma erva fundamental para regular o ciclo menstrual e reduzir os sintomas da menopausa, como ondas de calor. É considerada estrogênica devido a seu uso como erva tônica feminina, mas seu mecanismo de ação exato não é bem compreendido. A angélica chinesa tem uma longa história de uso para equilibrar e normalizar a produção de hormônios e reduzir a fadiga. Rosemary Gladstar sugere que ela fortalece e tonifica o útero. É uma nervina suave, relaxante e nutritiva para o sangue, e por isso é benéfica para menstruação retardada ou para mulheres com sintomas da menopausa. Também pode ser útil na prevenção da osteoporose e da artrite reumatoide. A angélica chinesa é também muito usada como tempero em sopas. A raiz pode ser preparada em forma de cápsula ou tintura, ou pode-se usar fatias secas da raiz em decocção. A dose recomendada varia de 2 g a 3 g de raiz por dia.

ATENÇÃO: Não se deve usar angélica chinesa durante a menstruação ou durante a gravidez.

ANIS-ESTRELADO, CHINÊS (*Illicium verum*). Consulte a página 138.

ARNICA (*Arnica*; *Arnica montana*)

A *Arnica montana*, uma flor silvestre perene alpina, é a espécie mais conhecida de arnica usada para fins medicinais. Costuma-se aplicar a arnica topicamente na forma de pomadas e unguentos para todos os tipos de dores. É um ingrediente popular usado em lesões de esporte, síndrome do túnel do carpo e artrite, bem como para má circulação. Pode ser associada a calêndula para tratar contusões. Nunca use arnica por ingestão, pois a helenalina, um composto encontrado nas flores e nos rizomas da arnica, que atua como anti-inflamatório e antisséptico, pode ser tóxico. Sugiro a arnica homeopática oral como um complemento seguro para uso interno.

ARRUDA (*Ruta graveolens*)

A arruda é uma planta ornamental de cheiro forte e sabor amargo. É nativa da Europa e encontrada em hortas em todas as regiões tropicais e zonas temperadas do Hemisfério Sul. A arruda é usada para aliviar a dor, especialmente dores de cabeça, e promover a menstruação. Na culinária, as folhas são utilizadas frescas ou secas para temperar peixes e saladas. Aromatiza licores e, devido ao seu toque amargo, contém as propriedades tônicas de um digestivo perfeito para beber após uma refeição pesada. A arruda é usada mundialmente na medicina tradicional para induzir o aborto e também como um emenagogo. Normalmente, a arruda é consumida na forma de um extrato ou chá. Pegue alguns ramos pequenos despeje sobre eles 1 xícara de água fervente e deixe descansar por 5 minutos. Beba 1 xícara por dia conforme necessário. A arruda também é um repelente de insetos eficaz.

ARTEMÍSIA (*Artemisia vulgaris*)

Uma planta mágica, a artemísia é encontrada em quase todos os sistemas de medicina tradicional do mundo inteiro. Um chá feito de suas folhas funciona como diurético, tônico digestivo, sedativo suave e tônico reprodutivo. É um poderoso estimulante uterino, que provoca a menstruação quando atrasada e a expulsão da placenta, e alivia os sintomas da menopausa. É também diaforético e febrífugo, sendo útil durante febres e resfriados. A artemísia é usada na moxabustão, que é o processo de queimar a planta em certos pontos de acupuntura ou logo acima deles no corpo. A moxabustão é particularmente útil como analgésico. Queimar artemísia como incenso em casa é calmante, e queimá-la fora de casa repele os mosquitos. Pode-se obtê-la em cones para incenso, galhos ou a planta solta. Também se pode fazer um chá forte de artemísia como enxágue final para o cabelo e a pele após o banho.

ATENÇÃO: Como a artemísia também é um abortivo, é contraindicada na gravidez.

ASHWAGANDHA (*Withania somnifera*)

A Ashwagandha é uma planta que gosto de ter sempre à mão. É um dos adaptógenos mais importantes, bem como um tratamento ayurvédico para estresse e fadiga crônicos. *Ashwagandha* significa "o cheiro e a força de um cavalo", o que sugere seu poder. Contém vitanolidos (um grupo de flavonoides), que têm efeitos de esteroides no organismo. Eu uso a Ashwagandha para me dar força quando estou estressada e irei usá-la sempre que tiver um período de trabalho árduo pela frente, para estar preparada e ter a resistência necessária. Tradicionalmente, usa-se tanto a raiz quanto as bagas, embora a raiz detenha a maioria das propriedades medicinais. Na medicina ayurvédica, a Ashwagandha é sempre usada em combinação com outras ervas como parte das fórmulas tônicas adaptogênicas e de uso geral. É um sedativo leve e um afrodisíaco sem efeitos colaterais relatados. Ela melhora a memória, estabiliza o humor e ajuda a abandonar o uso de substâncias viciantes. Também aumenta a libido, reduz a inflamação e ajuda a normalizar o sono. O pó da raiz moída de Ashwagandha pode ser aplicado topicamente em inchaços, furúnculos ou articulações artríticas e misturado em alimentos, como os meus bolinhos de energia de Ashwagandha (receita a seguir).

❧ Bolinhos de Energia de Ashwagandha ❧

Os bolinhos de energia são uma ótima maneira de tomar seu remédio, se estiver cansada de engolir cápsulas, preferir comer ervas ou precisar de uma maneira mais eficaz de fazer seus filhos ingirem algumas das ervas amargas que têm efeitos medicinais tão elevados.

Os bolinhos de energia são saborosos e saudáveis e você se sentirá bem ao ingerir suas plantas energizantes como sobremesa ou lanche. Pode-se congelá-los em saquinhos pequenos e ingerir apenas 1 a 2 por dia, conforme necessário. Os ingredientes usados nesses bolinhos são versáteis, portanto, sinta-se à vontade para experimentar. Nessa receita para 8 bolinhos, 1 colher de chá cheia de Ashwagandha em pó é uma dose apropriada para 4 dias, se você comer 2 bolinhos por dia.

RENDE 8 BOLINHOS

- ½ xícara de coco fresco ralado (não use coco pré-adoçado)
- 3 colheres de chá de manteiga de amêndoas
- 3 colheres de sopa de mel natural
- 3 colheres de chá de cacau em pó
- 1 colher de chá de pólen de abelha
- 3 colheres de chá de semente de chia
- ⅓ xícara de sementes de girassol cruas
- 1 colher de chá de Ashwagandha em pó

Comece torrando o coco em fogo baixo em uma frigideira de ferro fundido até dourar levemente, mexendo para não queimar. Reserve para esfriar. Coloque a manteiga de amêndoas em uma tigela grande, e em seguida adicione os outros ingredientes, um a um, mexendo e misturando. À medida que a mistura for engrossando, será necessário usar as mãos para amassar. Coloque-a em uma folha de papel de cera e amasse como massa de pão por cerca de 5 minutos. Dê à massa a forma de um rolinho de cerca de 6 milímetros de espessura e, começando em uma extremidade do papel de cera, vá enrolando várias vezes à medida que avança. Em seguida, desenrole o rolinho, soltando o papel. Corte o rolinho em 8 pedaços iguais e dê a cada pedaço a forma de um bolinho. Na sequência, role cada bolinho no coco torrado. Guarde em um prato na geladeira e estão prontos para saborear, de 1 a 2 por dia. Eles podem ser guardados na geladeira por meses, mas você vai comê-los antes disso!

ASTRÁGALO (ASTRAGALUS PROPINQUUS)

Astrágalo é o maior gênero de plantas florescentes. As raízes do *Astragalus membranaceus* são ricas em saponinas, flavonoides e polissacarídeos, que conferem à erva suas qualidades antioxidantes, anti-inflamatórias e estimulantes do sistema imunológico. Na medicina chinesa, a raiz seca do astrágalo é conhecida como *huang qi*, é usada para aumentar a vitalidade e, quando combinada com o *ginseng*, reduz a fadiga. Também facilita a adaptação a mudanças climáticas e ajuda a prevenir resfriados e doenças das vias respiratórias superiores.

Sopa de Reforço Imunológico

Esta sopa é um importante reforço ao sistema imunológico pois ajuda a evitar resfriados e reduzir o estresse que pode torná-la vulnerável a doenças. Visite uma mercearia de produtos asiáticos ou uma clínica de plantas chinesas e compre raízes de astrágalo frescas ou secas para adicionar à sopa. Lembre-se de remover as raízes antes de tomar a sopa.

SERVE 4 PORÇÕES

- 6 xícaras de caldo de galinha (ou vegetal) feito na hora
- ¼ de xícara de raiz de astrágalo
- 1 cenoura em cubos
- 1 batata-doce em cubos
- 1 abobrinha em cubos
- 2 talos de aipo fatiados
- 1 cebola em cubos
- 2 dentes de alho amassados
- 1 pedaço de gengibre fresco
- 1 punhado de cogumelos Reishi ou shiitake e 1 punhado de salsinha fresca

Adicione todos os ingredientes ao caldo, exceto os cogumelos e a salsinha, e cozinhe em fogo brando por 20 minutos. Adicione os cogumelos fatiados e cozinhe por mais 10 minutos. Retire o gengibre e o astrágalo. Sirva a sopa em uma tigela e salpique com salsinha.

AVEIA E PALHA DE AVEIA (*AVENA SATIVA*)

Os botões frescos da aveia contêm vagens leitosas, que respondem pelas qualidades medicinais mais potentes dessa gramínea. A aveia e o óleo das sementes de aveia são poderosas nervinas, e os brotos jovens nutrem e restauram o corpo e a mente sob estresse. Em uso tópico, os grãos de aveia ou a palha de aveia são um calmante de uso externo para irritação e inflamação da pele e podem ser adicionados a banhos de imersão. A aveia contém cálcio, ferro, magnésio e fibras altamente solúveis e é uma refeição relaxante à noite, em contraste com o café da manhã, quando é geralmente consumida. Aveia fresca leitosa é melhor na forma de tintura, 3 mL a 15 mL por dia, enquanto a palha de aveia é melhor como infusão fresca, totalizando 5 g a 15 g por dia.

Leite de Aveia Fresco

O leite de aveia é uma alternativa saudável ao leite de vaca, pois muita gente é sensível ou alérgica a laticínios. É uma bebida naturalmente relaxante e pode ser usada em vitaminas ou em cereais.

RENDE 4 XÍCARAS

Deixe 1 xícara de aveia em flocos de molho em água durante a noite. Coe a aveia (opção: guarde a água para um cataplasma calmante ou banho para pele contra coceira) e adicione 4 xícaras de água e misture. Em seguida, coe novamente em um saco de filtrar ou gaze, coloque numa garrafa e guarde na geladeira por até 4 dias.

BABOSA, *ALOE VERA* (*ALOE VERA*)

A babosa é uma planta floral suculenta comumente utilizada como remédio tópico e de uso interno. Ela é tão respeitada por atrair boa sorte e cura que é chamada de Varinha do Céu, e é encontrada muitas vezes na entrada de casas ou de lojas em todo o México. O gel de babosa é um anti-inflamatório e ajuda a curar queimaduras. Quer esteja dentro ou fora de casa, a babosa deve ser mantida perto da cozinha para o caso de alguém se queimar. Ela contém aloína, um laxante, e, embora alguns ingiram gel de babosa para essa finalidade, seu melhor uso é como agente tópico. Há melhores opções de laxantes em termos de ação a curto prazo, como o sene ou a cáscara-sagrada.

BARBA-DE-VELHO, USNEA (*USNEA*)

Usnea é um gênero de líquens: uma combinação de algas e fungos que crescem nas árvores. Pode ter uso externo e interno como antifúngico, antibacteriano e antimicrobiano. É usado na medicina chinesa, na medicina indígena americana e em todo o México e América do Sul. Embora a barba-de-velho tenha sido usada interna e externamente sem efeitos colaterais, seu constituinte ativo, o ácido úsnico, quando extraído e concentrado e usado para perda de peso em altas doses, foi implicado na insuficiência hepática, sugerindo que a barba-de-velho deva ser usada sob a orientação de um especialista em plantas medicinais. O líquen também é usado como corante e em curativos e na confecção de fraldas. A barba-de-velho pode ser transformada em unguento, tintura ou pastilha. A Comissão alemã E sugere que se pode usar as pastilhas com preparações equivalentes a 100 mg da planta 3 a 6 vezes ao dia. Seu uso deve ser limitado entre 7 e 10 dias.

BARDANA (*Arctium lappa*)

A bardana é uma planta desintoxicante que nutre o fígado e os rins. É um potente tônico para o sangue, limpa a pele e melhora a digestão, estimulando a produção de bílis. As raízes e folhas são ingredientes essenciais da culinária medicinal. A raiz de bardana é mais eficaz quando combinada com outras ervas estimulantes, como a raiz de dente-de-leão, para desintoxicação, e é útil no tratamento de infecções do trato urinário. A decocção da raiz ou da semente é um forte diurético e um purificador do sistema linfático e pode ser usado para reduzir os linfonodos inchados. A bardana integra a família das margaridas; portanto, se você é alérgica a margaridas ou ambrósia, deve evitar a bardana.

Caldo de Osso com Bardana

O caldo de osso é uma base perfeita para adicionar raiz de bardana e raiz de dente-de-leão à dieta. Essas ervas, como a maioria das raízes, são mais bem preparadas por decocção. A receita a seguir é útil para a recuperação de doenças crônicas e infecções virais agudas.

RENDE 12 PORÇÕES

- 28 g de raiz de dente-de-leão
- 28 g de raiz de bardana
- 10 cm de cúrcuma fresca
- 1,4 kg a 2,3 kg de osso com tutano *ou* ossos de galinha, incluindo mais pés de galinha para obter mais colágeno
- 4 dentes de alho
- 10 cm de gengibre fresco
- 4 ½ litros de água
- 3 colheres de chá de vinagre de maçã
- Alguns punhados de cogumelos shiitake fresco fatiados

Coloque a raiz de dente-de-leão, a raiz de bardana, o alho, o gengibre e a cúrcuma dentro de um pedaço quadrado de 10 cm por 10 cm de gaze crua dupla. Dobre todos os lados e amarre com um barbante de pano. Reserve.

Coloque os ossos em uma panela grande e despeje a água e o vinagre de maçã sobre eles. Deixe os ossos em repouso por 1 hora. Leve a mistura à fervura em fogo médio-alto, reduza para fogo baixo e deixe cozinhar de 8 a 12 horas. Quanto mais o caldo cozinhar, melhor fica. Adicione mais água, se necessário, para que os ossos estejam cobertos durante o processo de cozimento a fogo brando, até aproximadamente a última hora, quando se pode reduzir pela metade o volume de líquido. Adicione o pacote de gaze ou raízes e ervas à sua panela durante os últimos 25 minutos de decocção. Quando terminar, coe todos os sólidos do caldo usando uma peneira de malha fina. Adicione os cogumelos shiitake e deixe-os amolecer no caldo quente. Deixe a decocção esfriar e guarde na geladeira para consumir ao longo da semana. Dependendo do tempo de fervura durante a preparação, a receita rende cerca de 12 a 16 xícaras de caldo. Beba 1 xícara 3 vezes ao dia.

BETÔNICA (*Stachys officinalis*)

Uma erva suave e delicada, a betônica é um relaxante muscular e nervino. Ajuda a aliviar a tensão e o estresse e pode ser usada no início das enxaquecas. Ela estimula e relaxa – aumentando a energia vital do corpo enquanto aumenta a resiliência. É útil para acalmar o pensamento obsessivo, a ansiedade e o transtorno do estresse pós-traumático. A betônica também pode ajudar a diminuir o sangramento uterino anormal em mulheres com síndrome do ovário policístico.

BOLA-DE-NEVE, ROSA-DE-GUELDRES (*Viburnum opulus*)

Como o nome em inglês indica (*cramp bark*, casca da câimbra), a bola-de-neve é um antiespasmódico uterino eficaz, o que a torna muito útil para tratar cólicas menstruais e regular a menstruação. Pode-se fazer uma decocção ou tintura com casca, que pode ser usada para tratar problemas uterinos agudos ou como um tônico uterino de uso geral. Meça 2 colheres de chá da casca seca; cozinhe em 2 xícaras de água por 15 minutos e beba 1 a 2 xícaras por dia, conforme necessário. Como opção, tome uma tintura de 4 a 10 mL (1:5 a 45%), até 3 vezes ao dia. Os componentes ativos da bola-de-neve são hidroquinonas, arbutinas e cumarinas, juntamente com taninos adstringentes.

BOLSA-DE-PASTOR (*Capsella bursa-pastoris*)

A bolsa-de-pastor é um potente tônico uterino usado para tratar sangramento menstrual intenso. Topicamente, a erva tem sido usada para estancar sangramentos e curar feridas. É usada também como anti-inflamatório e antibacteriano, além de reforçar a fertilidade e diminuir a dor e a rigidez associadas à artrite reumatoide. Beba uma infusão de bolsa-de-pastor ou tome uma tintura todos os dias por 4 dias antes do início da menstruação para reduzir um fluxo menstrual intenso.

BORRAGEM (*Borago officinalis*)

Borragem é uma planta de florescência anual nativa da Europa e aclimatada nos Estados Unidos. O óleo das sementes tem alto teor (24%) de ácido gamalinolênico (GLA), o que o torna muito importante no tratamento de doenças da pele, doenças inflamatórias, como artrite, e doenças autoimunes. Ele também promove a saúde do cérebro e trata a depressão. Por ser um dos vários óleos de sementes de plantas ricos em GLA, devemos ingeri-lo diariamente para o bom humor, a saúde reprodutiva e cuidados com a pele. Um velho ditado inglês diz: "*Borage gives courage*" ["Borragem dá coragem"].

Pode-se adicionar pequenas doses de óleo de borragem à mamadeira para suprir a bebês prematuros os ácidos graxos essenciais que promovem o desenvolvimento. O óleo também pode ser usado para a fadiga das suprarrenais e para o aumento do fluxo de urina, prevenir inflamação pulmonar, promover sudorese, acalmar os nervos, aumentar a produção de leite materno, diminuir a pressão arterial e tratar bronquite e resfriados. As flores e folhas são usadas para tratar febre, tosse e depressão. As folhas frescas da borragem têm um aroma fresco de pepino e são complementos refrescantes para sopas e saladas.

BOSWELLIA, OLÍBANO (*Boswellia serrata*)

A Boswellia, também conhecida como olíbano indiano, é uma árvore nativa da Índia e usada na medicina ayurvédica. É uma potente erva anti-inflamatória e antiartrítica, frequentemente usada como componente de preparações contra dor à base de ervas. A resina é a parte medicinal da planta e é colhida fazendo-se incisões nas árvores e recolhendo a goma. Os dois compostos ativos na Boswellia são o boswellin e o ácido boswélico. A Boswellia também é benéfica no tratamento da bronquite asmática e da doença de Crohn, aliviando cólicas menstruais e estimulando o fluxo menstrual. É uma alternativa saudável e eficaz aos anti-inflamatórios não esteroides (AINEs).

A dose recomendada é de 300 mg a 600 mg, 2 a 3 vezes ao dia. Use produtos com 40% a 60% de ácidos boswélicos.

BUCHU (*Agathosma betulina*)

O arbusto buchu é nativo do oeste da África do Sul e faz parte da família do limão e da laranja. Costuma-se combinar as folhas da planta com cabelo de milho, zimbro e uva-ursina, ou buxilo, para tratar infecções do trato urinário. Um chá forte aplicado topicamente atua como repelente de insetos. Também é um diurético forte, portanto, use com cuidado. Faça um chá suave embebendo 1 g da planta seca em um copo de água por 15 minutos e beba 2 xícaras por dia, durante 2 dias, como diurético. Adicione 1 g de cabelo de milho, zimbro, uva-ursina e buchu a 1 litro de água, ferva suavemente por 15 minutos e coe. Beba ½ xícara 3 vezes ao dia para infecções do trato urinário.

BUPLEURUM, CHAI HU (*Bupleurum chinense*)

Chai Hu é membro da família da salsa e é nativo da Ásia Central. É conhecido pelo nome em inglês "Free and Easy Wanderer", ou seja, alguém que passeia livre e facilmente, porque ajuda a mover a energia chi por todo o corpo e auxilia o processo de "fluxo", de liberar e permitir mudanças. O Chai Hu protege o fígado contra o estresse e ajuda na fase 2 de desintoxicação do fígado e no alívio da TPM, depressão e vertigem. Pode também ser adicionado a um chá de raiz de gengibre, ginseng e raiz de alcaçuz para reforçar a função das glândulas suprarrenais na recuperação do estresse crônico e do trauma.

O *bupleurum chinense* faz parte de uma fórmula de sete ervas (raiz de Bupleurum, tubérculo de Pinellia, raiz de escutelária, fruto de jujuba, raiz de ginseng, raiz de alcaçuz e gengibre) usada na medicina chinesa sob o nome de Xiao Chai Hu Tang, para tratamento de danos ao fígado e de hepatite C. No entanto, também há relatos de que causa hepatotoxicidade em pessoas com doença hepática, sugerindo que, se você tiver doença hepática, só deve usar esta fórmula sob a orientação de um herbalista. A espécie americana *Bupleurum americanum* é conhecida como *thorowax* americana e possui propriedades semelhantes, mas é mais difícil de se encontrar. Tal como muitas outras ervas, deve ser usada para um propósito específico, a curto prazo, e depois alternada com outras ervas.

CABELO DE MILHO (*Zea mays*)

Associado à deusa mãe no México por mais de 6 mil anos e na América do Norte por cerca de mil anos, o milho oferece seus longos e sedosos cabelos para a nossa saúde. Esses cabelos são eficazes no tratamento de infecções urinárias e cálculos renais e são diuréticos poderosos, reduzindo o edema no diabetes. A fibra do cabelo de milho contém compostos de saponina e alantoína e é um forte antioxidante. Ao comprar milho, certifique-se de comprar variedades não geneticamente modificada (não OGM). Recolha o cabelo durante o verão, quando o milho estiver fresco, amarre as pontas e depois pendure-as em um local fresco e seco até secar. Guarde para usar mais tarde. Para fazer uma infusão, coloque um punhado de cabelo de milho seco ou fresco em um copo de água quente. Deixe em infusão por 20 minutos e beba 3 xícaras por dia. Como opção, faça uma tintura de 5 mL a 15 mL (1:5 a 25%), até 3 vezes ao dia. O cabelo de milho é muito seguro.

CAFÉ (*Coffea arabica*). CONSULTE A PÁGINA 171.

CALÊNDULA (*Calendula officinalis*)

A calêndula é a principal planta para pomadas e unguentos destinados à pele, usadas para eczema, hemorroidas, pele rachada, assaduras de fralda, pequenos cortes e queimaduras, pé-de-atleta, acne e varizes. Pode-se usar uma infusão da flor para tratar glândulas inchadas e inflamação de boca e garganta. A calêndula combinada com raiz de malva-branca, é ideal para tratar úlceras estomacais, com valeriana ou casca do viburno para tratar cãibras, com menta para tratar indigestão e com raiz de amora para tratar diarreia. Também é usada em fórmulas de gotas para tratar infecções de ouvido em crianças, incluindo na composição verbasco, milefólio e alho. Cultive a calêndula em um vaso exposto à luz solar ou em seu jardim e colha as flores conforme for precisando. Faça uma infusão de 4 flores em um copo de água fervente e beba como um anti-inflamatório natural ou para provocar a menstruação. Seque mais flores colocando-as em papel por 1 semana em local escuro e seco e guarde-as em uma jarra depois de totalmente secas. É fácil comprar o *spray* homeopático de calêndula para se ter em seu *kit* de primeiros socorros.

🌿 Salada de Pétalas de Flores 🌿

As cabeças das flores da calêndula são um tratamento eficaz para qualquer mal relacionado à pele, e há muitas outras flores que podem ser adicionadas ao seu prato. As pétalas acrescentam charme e um certo toque à salada. Ao usar pétalas de flores na comida, certifique-se de que não foram pulverizadas com inseticidas.

Pense em fazer, por exemplo, uma salada de alface e grão-de-bico como base e, em seguida, adicione azeite de oliva e um molho de limão. Coloque o molho no fundo da tigela e jogue primeiro as folhas de alface e depois adicione as flores; caso contrário elas ficariam encharcadas no molho e perderiam sua forma e sabor delicados.

MINHAS FLORES FAVORITAS PARA A MESA

- Borragem
- Calêndula
- Trevo
- Dentes-de-leão
- Capuchinha (*Tropaeolum majus*)
- Calêndula (*Calendula officinalis*)
- Amor-perfeito (*Viola tricolor*)
- Rosas (*Rosa*)
- Flores de abóbora (*Cucurbita pepo*)

CAMOMILA (*Matricaria chamomilla*; *Chamaemelum nobile*). Consulte a página 141.

***CANNABIS*, MACONHA (*Cannabis sativa*). Consulte a página 172.**

CAPOMO, MOJÚ, NOZ-DE-PÃO (*Brosimum alicastrum*)

Uma vez saí de manhã com meu amigo José Lorenzo Garcia para apanhar nozes de capomo. Caminhamos cerca de 30 minutos antes de chegarmos a uma área das terras de José, chamada Habita, no alto da floresta seca de Cabo Corrientes. Ali encontramos uma alta árvore de capomo ao pé de um barranco coberto por uma variedade de veios de plantas. Ao redor da base da árvore e mais além, recolhemos as nozes, ou sementes, de capomo caídas, que são do tamanho de uma uva – algumas possuem uma casca verde salpicada com minúsculos pontinhos e outras são de cor marrom suave. Enquanto estávamos catando as sementes, José explicou que de janeiro a março é o melhor momento para se coletar capomo. Algumas árvores dão frutos a cada ano; outras 2 vezes por ano. Nossos amigos quadrúpedes – porcos, vacas e cavalos – também gostam de capomo. As vacas alimentadas com folhas de capomo produzem de 1 a 2 litros a mais de leite por dia do que as vacas alimentadas só com pasto, e os porcos ficam maiores e mais saudáveis.

O capomo – também conhecido como ramón ou noz-de-pão – é um saboroso substituto do café. Essa noz tem sido um importante alimento e bebida tradicional, usado pelas populações dos litorais leste e oeste do México e nas selvas da Guatemala. Atualmente está sendo revitalizado como parte das estratégias de tratamento de saúde comunitária.

A qualidade especial do capomo é que ele tem importantes níveis de folatos e de todos os aminoácidos essenciais. O capomo é um galactagogo usado por mães que acabaram de parir, sejam humanas ou suínas. É especialmente rico em metionina, que ajuda o fígado a processar gorduras e toxinas, e triptofano, um aminoácido energizante e relaxante, pois melhora o humor. O capomo também é rico em fibras, cálcio, potássio, ferro, zinco, proteínas e vitaminas A, B, C e E. As sementes, quando torradas para fazer café ou cozidas para fazer pão, têm conteúdo proteico equivalente aos ovos. A farinha é rica em nutrientes e é ideal para pessoas com intolerância ao glúten. O capomo já está disponível nos Estados Unidos (consulte a seção "Recursos", no final do livro, para obter uma lista de fornecedores de ervas medicinais) e também está presente na bebida Teeccino.

Café de Capomo

Prepare 2 colheres de sopa de capomo moído por xícara de água em uma cafeteira ou em qualquer outro utensílio de fazer café. Opcionalmente, adicione uma pitada de canela, noz-moscada, baunilha ou chocolate para dar um toque aromático. Também é possível obter capomo em vários substitutos comerciais do café. Depois de preparar a bebida, guarde as sobras de moagem e as adicione a *muffins* de chocolate com capomo!

CARDAMOMO (*ELETTARIA CARDAMOMUM*). CONSULTE A PÁGINA 144.

CARDO-MARIANO, CARDO-LEITEIRO (*SILYBUM MARIANUM*)

Também conhecido como cardo-de-leite, o cardo-mariano é uma das ervas mais eficazes para manter a saúde do fígado e tratar doenças hepáticas. Os constituintes ativos são chamados silimarinas, que possuem forte ação antioxidante e melhoram a síntese proteica. O cardo-mariano também é usado para regular o açúcar no sangue, o diabetes, a neuropatia diabética, a cirrose, a hepatite e a esteatose hepática. É uma erva importante no tratamento do alcoolismo e de outras drogas e para pessoas que sofrem de múltiplas síndromes de sensibilidade a substâncias químicas. Os veterinários também prescrevem cardo-mariano para cães com doença hepática ou nível elevado de enzimas hepáticas. Frequentemente se combina o cardo-mariano com outras ervas de tratamento do fígado, como o dente-de-leão e a raiz da uva-do-oregon. Não use durante a gravidez ou lactação. Use o extrato, cápsulas ou sementes moídas em vitaminas (receita a seguir).

℘ *Vitamina para o Fígado Feliz* ℘

A Medicina Chinesa sugere que o fígado com funcionamento lento deixa a pessoa irritada; desse modo, se acelerarmos a função hepática, reduziremos a irritação e melhoraremos nosso humor! Essa vitamina combina todos os ingredientes necessários para melhorar a função hepática. A lecitina (fosfatidilcolina) ajuda a quebrar a gordura no fígado e melhora a função cerebral.

RENDE 1 PORÇÃO

- 1 xícara de leite de cânhamo ou amêndoas
- 1 colher de chá de grânulos de lecitina
- 1 a 2 colheres de chá de sementes de cardo-mariano em pó
- ¾ de xícara de frutas silvestres de sua escolha, congeladas ou frescas (mirtilo, amora, framboesa)
- Estévia ou mel (opcional)

Adicione os ingredientes ao liquidificador e bata até a mistura ficar homogênea. Beba 1 vez por dia durante 3 a 6 meses. Para melhor resultado, faça exames de sangue e ultrassons para avaliar a função hepática e os níveis de enzimas hepáticas.

CAVALINHA (*EQUISETUM*)

A cavalinha, chamada *cola de caballo* em espanhol, é uma planta antiga já presente na terra há mais de 300 milhões de anos. Os brotos frescos que crescem no início da primavera são comestíveis. A cavalinha é um excelente diurético, o que a torna útil na redução do edema e no auxílio ao fluxo urinário para reduzir as infecções bacterianas e a inflamação do trato urinário inferior. É rica em sílica e em outros minerais, o que a torna ideal para prevenir e tratar a osteoporose e aumentar o crescimento do cabelo e das unhas durante a menopausa. Quando aplicada topicamente, pode estancar o sangramento e curar feridas, úlceras e inflamações da pele. Para fazer um chá, pegue 1 punhado grande de cavalinha seca e cozinhe em 1 litro de água por 20 minutos. Coe e sirva 1 xícara, adicionando alguns raminhos de hortelã fresca para fazer uma bebida medicinal de sabor sutil. A cavalinha é divertida de se trabalhar porque é feita de hastes ocas e resistentes que se pode amarrar e usar para esfregar panelas e frigideiras em acampamento.

CELIDÔNIA-MENOR (*FICARIA VERNA*)

Também conhecida como ficária, a celidônia-menor pertence à família do ranúnculo e é usada topicamente para o tratamento de úlceras da pele e de hemorroidas. Pode-se aplicar um unguento no períneo após o parto e fazer supositórios para hemorroidas.

ATENÇÃO: Esta planta deve ser seca antes do uso para evitar dermatite de contato e não deve ser ingerida.

❦ Supositórios de Celidônia-Menor para Hemorroidas ❦

Para fazer um supositório retal, coloque ¼ de xícara de manteiga de cacau não refinada e ¼ de xícara de óleo de coco não refinado em banho-maria e deixe-os derreter juntos, mexendo suavemente. Adicione 2 colheres de sopa de celidônia-menor em pó, previamente seca, e misture bem. Coe, despeje em uma forma de supositório e congele. (Alguns herbalistas sugerem o uso de um molde caseiro de papel de alumínio para supositórios, mas é melhor evitar a presença de alumínio em sua mistura.) Os supositórios ficam no *freezer* por 3 meses, podendo também ser aplicados na pele como unguento; entretanto, teste primeiro, pois algumas pessoas podem ter dermatite de contato.

CENTELLA ASIÁTICA (*CENTELLA ASIATICA*)

Também conhecida como Gotu Kola ou umbigo-de-vênus, é uma das plantas mais importantes da medicina ayurvédica, onde é considerada um dos elixires da vida e chamado brahmi, a erva da iluminação. Observa-se que os elefantes comem suas folhas frescas. É eficaz na redução do estresse e da depressão e no fortalecimento das glândulas suprarrenais. É restauradora do cérebro e do corpo, regeneradora da pele e dos tecidos e uma nervina usada para aumentar a concentração mental e o relaxamento. Foi demonstrado o poder da centella para reduzir a resposta de susto em pessoas com transtorno de estresse pós-traumático (PTSD). Pode ser aplicada topicamente como óleo para curar feridas, embora algumas pessoas possam ser sensíveis a ela, e contém saponinas, que auxiliam na produção de colágeno. Tome um extrato ou uma infusão feita de 1 a 2 colheres de chá da folha seca em um copo de água 3 vezes ao dia.

CHÁ PRETO (*Camellia sinensis*)

O chá preto e o chá verde são a mesma planta. No entanto, o chá preto é fermentado e rico em antioxidante teaflavina. Como o chá verde, o chá preto pode melhorar o humor e a energia, além de ajudar na perda de peso ao quebrar as gorduras. Os chás variam em sabor dependendo de onde são cultivados, do tipo de solo e das condições de fermentação. Pode-se aplicar saquinhos de chá umedecidos nos olhos inchados para reduzir o inchaço. Earl Grey é um chá preto aromatizado com óleo essencial de bergamota, conhecida como planta curativa para o coração.

CHÁ VERDE (*Camellia sinensis*)

O chá verde foi estudado extensivamente por sua notável capacidade de reduzir os riscos de comprometimento cognitivo relacionado à idade. O chá verde contém tanto cafeína como L-teanina. A cafeína melhora a cognição, o humor e a memória, enquanto a L-teanina funciona sinergicamente com a cafeína para criar um estimulante mais suave com um nível de energia mantido por mais tempo. A L-teanina também aumenta a função do ácido gama-aminobutírico (GABA) no cérebro, causando um efeito ansiolítico, e a produção de ondas alfa no cérebro, que leva a um estado meditativo sem desacelerar o cérebro. Os antioxidantes do chá verde reduzem o risco de câncer e de doenças cardiovasculares. Os compostos de catequina do chá verde têm vários benefícios – desde proteger o cérebro de Alzheimer e Parkinson até reduzir o risco de certas infecções por vírus e doenças e melhorar a saúde dentária. O pó de chá verde pode ser adicionado à sua vitamina diária e há muitas variedades de chás de folhas soltas para se experimentar. Gosto especialmente de beber diferentes tipos de sencha de folhas soltas. Beba de 2 a 3 xícaras por dia.

CHIA (*Salvia hispanica*)

Esse superalimento, também conhecido como chian, chia sage, salba e mila, é um dos alimentos e medicamentos vegetais mais importantes nativos do México e era um dos quatro principais alimentos no período pré-colombiano, juntamente com o milho, o feijão e o amaranto. Chian é uma palavra da língua nahuatle que significa "pela água". O cultivo da minúscula semente de pintinhas pretas e brancas requer uma altitude entre 500 e 1.600 metros acima do nível do mar.

A chia é uma rica fonte de ácidos graxos essenciais, proteínas, antioxidantes e fibras alimentares. A semente de chia é composta por 63% de óleo e é a fonte vegetal mais rica em ácidos graxos ômega-3. O óleo contém uma proporção perfeita de 1:2 entre os ácidos graxos ômega-6 e ômega-3. Comer chia durante os estágios finais da gravidez e nos estágios iniciais da amamentação resulta em níveis mais altos de ácido docosahexaenoico (DHA) no leite materno. DHA é um ácido graxo essencial fundamental para o desenvolvimento do cérebro, dos rins e dos olhos. A chia ajuda no metabolismo do açúcar no sangue, contribui para o alívio da depressão e da ansiedade e reduz a inflamação, contribuindo para o controle da artrite e das doenças cardiovasculares. A semente de chia é rica em ferro e quercetina (um poderoso antioxidante e antialérgico).

A chia é também hidrofílica e retém 12 vezes o seu peso em água. Essa "água agarrada às sementes" resulta em reidratação do corpo a nível celular quando se consome em pequenas quantidades. Esses coloides hidrofílicos também têm ação calmante nas paredes intestinais, o que faz da chia um alimento útil na recuperação de disenteria ou outras doenças. É também um valioso complemento à dieta de alimentos líquidos para idosos ou pacientes com câncer que perderam o apetite. A chia promove a perda de peso, pois estimula o metabolismo e reduz o apetite. Ela também reduz o açúcar no sangue e ajuda na perda de gordura da barriga.

A chia é muito versátil; coloque 1 colher de sopa das sementes em um copo de 240 mL de água e deixe descansar durante a noite na geladeira; de manhã, esprema um pouco de suco de limão fresco e beba como bebida matinal. Pode-se substituir a água por leite ou creme de coco e adicionar mais algumas colheres de sopa das sementes para fazer um delicioso pudim de coco e chia coberto com uma banana fatiada. Uma colher de sopa ou duas de chia seca também é um bom complemento para panquecas ou *muffins*.

CIMICÍFUGA, COHOSH PRETO (*Actaea racemosa*)

A cimicífuga é membro da família da salsa e nativa da Ásia Central. Sua raiz é usada para ajudar no equilíbrio do sistema reprodutivo feminino em todas as fases da vida. Ajuda na menstruação dolorosa e atrasada e é usada para ajudar no parto, estimulando contrações intermitentes do útero. Também ajuda a abrandar sintomas vasomotores relacionados à menopausa, como ondas de calor. A raiz da cimicífuga é um nervino popular, benéfico no tratamento de dormência, neuralgia e insônia. Para insônia e ansiedade, faça um chá combinando raiz de cimicífuga, escutelária, betônica (*Stachys officinalis*), maracujá e raiz de valeriana.

A dose recomendada e a preparação consistem em uma decocção feita adicionando 1 colher de chá da raiz a 1 xícara de água e cozinhando em fogo brando, numa panela com a tampa fechada, por 10 a 15 minutos. Se desejado, pode-se adoçar com estévia e consumir até 3 vezes ao dia. Também há disponível um produto comercial chamado Remifemin. Tome 20 mg 3 vezes ao dia. As evidências atuais não sugerem que a cimicífuga esteja associada a um aumento do risco de câncer de mama.

COENTRO, CILANTRO (*CORIANDRUM SATIVUM*). CONSULTE A PÁGINA 145.

COHOSH AZUL (*CAULOPHYLLUM THALICTROIDES*)

Há muito tempo o Cohosh azul é utilizado para induzir o parto. Utilizado tradicionalmente por mulheres dos povos nativos norte-americanos para ajudar no trabalho de parto, o Cohosh azul tornou-se popular entre médicos alopáticos e parteiras nos Estados Unidos durante o século XIX e permaneceu parte de sua farmacopeia oficial até 1890. Apesar dessa história, a maioria dos herbalistas agora concordou em parar de usar o Cohosh azul durante todas as fases da gravidez devido a preocupações com sua segurança e eficácia. No entanto, ainda é usado por muitas parteiras. Seu uso histórico como abortivo, compatível com sua capacidade de induzir o parto, torna o Cohosh azul especialmente inadequado nos estágios iniciais da gravidez. Supõe-se que os mesmos constituintes da saponina responsáveis por seus efeitos como estimulantes uterinos também sejam provavelmente tóxicos para o coração. Estudos também sugerem que o Cohosh azul pode danificar a função mitocondrial. Todos esses estudos levaram a uma reavaliação do Cohosh azul e concluíram que ele não deve ser recomendado como seguro para uso durante a gravidez ou o parto.

COMINHO-PRETO, SEMENTES (*NIGELLA SATIVA*). CONSULTE A PÁGINA 148.

COPAÍBA (*COPAIFERA LANGSDORFFII*)

O bálsamo de copaíba é uma oleorresina natural derivada dos troncos de uma variedade de árvores do gênero *Copaifera*, encontrada na América do Sul. Os povos indígenas das Américas costumam usar o óleo para se tratar. É possível que tenham aprendido ao observar animais se esfregando nos troncos da copaíba para curar suas feridas. É um anti-inflamatório usado topicamente para dores, contusões e infecções por fungos. É aconselhável testá-lo, pingando uma ou duas gotas em uma pequena área da pele para determinar sua sensibilidade.

ATENÇÃO: A copaíba não deve ser ingerida.

CORYDALIS (*CORYDALIS YANHUSUO*; *CORYDALIS CAVA*)

Aparentada com a papoula, o Corydalis é muitas vezes usado como analgésico e alterativo. Na medicina chinesa, é considerado "revigorante" para o sangue e é usado tradicionalmente para cólicas menstruais e dores abdominais e para fortalecer a circulação. A espécie *Corydalis cava* tem sido usada para tratar a doença de Parkinson e outros distúrbios neurológicos. A raiz da planta é seca e transformada em decocção ou tintura. Ambas são plantas potentes e devem ser utilizadas sob a orientação de um profissional.

CÚRCUMA (*CURCUMA LONGA*)

Também conhecida como açafrão-da-terra (não confundir com o açafrão verdadeiro), a cúrcuma é um poderoso antioxidante e anti-inflamatório usado para tratar artrite reumatoide, cólicas menstruais, problemas digestivos, dores musculoesqueléticas e prevenção de demência. Também é usada para a saúde da vesícula biliar e para pancreatite. Combine diariamente 100 mg a 200 mg de cúrcuma com 5 g de glutamina para o tratamento da colite ulcerosa. A biodisponibilidade da curcumina, a substância ativa primária da cúrcuma, é potencializada pela gordura e pela piperina, um composto encontrado na pimenta-do-reino e na gordura; portanto, o uso da cúrcuma deve combinar as duas. A raiz fresca pode ser espremida e adicionada a vitaminas ou usada na culinária diária.

ꕤ *Leite Dourado* ꕤ

Esta bebida curativa é uma variação da receita tradicional ayurvédica. Costumo tomar quente no inverno e com gelo no verão.

RENDE 1 XÍCARA

- 1 colher de chá de óleo de coco
- ¾ de colher de chá de cúrcuma em pó
- ⅛ colher de chá de pimenta-do-reino moída na hora
- ¼ de colher de chá de Ashwagandha em pó
- 2 gotas de extrato de baunilha *ou* ⅛ colher de chá de baunilha em pó

Misture todos os ingredientes secos e aqueça o leite em uma panela com cabo em fogo baixo. Adicione a mistura ao leite morno e faça espumar para garantir uma boa mistura. Quando estiver quente, sirva e aprecie.

DAMIANA (*Turnera diffusa*; *Turnera*)

A damiana é um pequeno arbusto lenhoso com flores aromáticas que cresce em climas quentes e úmidos. É usada principalmente como afrodisíaco e no controle da ansiedade. Também é um antiespasmódico e ajuda a reduzir a dor menstrual e o nível de açúcar no sangue, em caso de diabetes. As folhas e os galhos secos podem ser usados como tintura ou chá e costumam ser combinados com ginseng ou maca-peruana. As folhas também podem ser fumadas. Consulte as páginas 248-49 para ver várias receitas de damiana, incluindo um licor.

DEDALEIRA CHINESA (*Rehmannia glutinosa*)

A raiz de Rehmannia, também conhecida como dedaleira chinesa, é um tônico eficaz para os rins e para as suprarrenais. Este adaptógeno da medicina chinesa é restaurador e nutritivo para as suprarrenais e rins sobrecarregados e é um excelente tônico para a fadiga crônica. Também é usada para as doenças de Alzheimer e Parkinson e para reduzir o açúcar no sangue em casos de diabetes tipo 2. O modo preferido de se ingerir é preparar a raiz seca como uma decocção. A dose recomendada varia de 5 g a 30 g de raiz por dia.

DENTE-DE-LEÃO (*Taraxacum campylodes*)

Se você tem a sorte de ter dentes-de-leão em seu quintal, arranque-os do solo quando estiverem frescos. As folhas, a raiz e as lindas flores amarelas têm vários usos medicinais, inclusive no vinho de dente-de-leão.

Há muitas formas de se aproveitar os benefícios do dente-de-leão. Embora possa se fazer com ele uma bebida alcoólica do tipo *bitter** e também um tônico, suas folhas frescas adicionadas à salada dão um toque especial a um prato comum. Também podem ser cozidas no vapor e cobertas com manteiga, pois a gordura na manteiga ajuda na absorção da vitamina A e também estimula o fígado. Ferver a raiz dá um ótimo chá para se beber após as refeições.

Embora se possa usar a planta inteira, as raízes têm maior potencial medicinal. As folhas possuem qualidades diuréticas e alto teor de minerais. A planta contém princípios amargos, o que a torna útil para estimular a secreção da bile e remover o excesso de líquido do corpo. O dente-de-leão pode ser ingerido de várias maneiras, fresco ou seco. Pode-se beber a raiz do dente-de-leão torrada como substituto do café, muitas vezes misturada com outras plantas torradas. O dente-de-leão é leve e seguro e uma planta importante para se ingerir como parte de uma dieta nutritiva e equilibrada.

ELEUTÉRIO (*Eleutherococcus senticosus*)

O eleutério, também conhecido como ginseng-siberiano, é um pequeno arbusto nativo da Ásia. As raízes da planta são adaptogênicas e estimulantes. São usadas para tratar fadiga, falta de concentração ou exaustão devido ao excesso de trabalho. Seus constituintes ativos incluem eleuterosídeos e polissacarídeos complexos, que são responsáveis por reforçar a função imunológica e aumentar a resistência. A planta também estimula a produção de células T, ajuda a manter uma boa saúde e melhora a capacidade para fazer exercício, aumentando a absorção de oxigênio. A dose padrão varia de 1.200 mg a 1.600 mg diários em cápsulas ou extrato. Não há efeitos colaterais graves relacionados ao uso de eleutério, embora o uso excessivo possa induzir a euforia e insônia.

EQUINÁCEA (*Echinacea*; *Echinacea purpurea*; *Echinacea angustifolia*)

Também conhecida como equinácea purpúrea, flor-purpúrea, flor-de-cone, a equinácea é uma das ervas mais populares para reforçar o sistema imunológico. É útil para qualquer doença respiratória, incluindo faringite estreptocócica, bronquite, asma, sinusite, tosse ou resfriados.

---

* Os *bitters* (um tipo de "*drink* terapêutico"), não são indicados para crianças nem pessoas com histórico de problemas com álcool, pois estes são semelhantes aos princípios da alcolatura (outro tipo de infusão, como a tintura – normalmente usadas para aromatizadores, bebidas digestivas etc.); possuem uma grande concentração de álcool na composição e não devem ser ingeridos de modo contínuo ou prolongado. (N. da P.)

Aplicada topicamente, ela reduz a inflamação da pele e as dores nas articulações e acalma as queimaduras solares. A dose recomendada depende da parte da planta usada e da duração do uso. O tratamento para uma infecção aguda (resfriados, herpes etc.) pode ser administrado em 0,9 mL, 5 a 6 vezes ao dia por até 1 semana. Para uso diário para prevenir infecções, tome 3 vezes ao dia por até 4 semanas.

ATENÇÃO: A equinácea estimula a fagocitose (um processo que desperta o sistema imunológico); há uma certa controvérsia sobre seu uso ser contraindicado para pessoas com doenças autoimunes.

ERVA-CIDREIRA (*Melissa officinalis*)

A erva-cidreira, também chamada melissa, reforça a saúde do coração e da pele, equilibra o humor, acalma a mente ansiosa e repele os insetos. É um eficaz agente antiflatulência e, quando aplicada topicamente, cura feridas e lesões associadas ao herpes simples. O óleo essencial da erva-cidreira produz uma sensação de calma em crianças ansiosas e reduz a agitação em pessoas com doença de Alzheimer. Use um aspersor para dispersar o óleo essencial em quartos, pátios ou cozinhe suavemente um punhado de folhas frescas ou secas em água para espalhar o aroma na cozinha. Para fazer um chá, pegue 2 colheres de chá de folhas frescas e faça uma infusão em 2 xícaras de água por 15 minutos, coe e beba diariamente ou como desejar.

ESCUTELÁRIA AMERICANA (*Scutellaria lateriflora*)

A escutelária americana é uma nervina e tem ação antiespasmódica. É usada no tratamento de exaustão, ansiedade, inquietação e tensão, e ajuda suavemente a combater o estresse e a insônia. Essa planta protege o fígado, é antioxidante, anticonvulsiva, antibacteriana e antiviral. Também relaxa e acalma o tecido uterino e ajuda a função pulmonar durante a pneumonia. Faça um chá de escutelária antes de dormir, adicionando 1 colher de chá de flores frescas ou secas a um copo de água, ou tome 1 cápsula de 500 mg a 800 mg.

ESCUTELÁRIA CHINESA (*Scutellaria baicalensis*)

Não confundir com a escutelária americana. As raízes secas da escutelária chinesa são chamadas de *huang qin* (que significa "planta dourada") e são um dos medicamentos fitoterápicos mais importantes da Ásia. Usa-se uma decocção ou tintura para tratar hipertensão, diarreia, infecções respiratórias, insônia, dor, inflamação crônica e proteção dos neurônios cerebrais.

As flavonas que conferem à planta algumas de suas fortes qualidades terapêuticas são o baicalein, baicalin e wogonoside. A erva protege o fígado e é usada para tratar a hepatite. Também é antibacteriana, antiviral e antioxidante. Combinada com catechu (*Acacia catechu*), diminui a dor e a inflamação. Tome 1 cápsula de 500 mg de 1 a 2 vezes ao dia.

ESPINHEIRO-ALVAR (*Crataegus*)

Existem cerca de sessenta espécies no gênero *Crataegus*, e suas folhas, flores e bagas são talvez os vegetais mais importantes para a saúde do coração. Qualquer pessoa que esteja preocupada com o funcionamento do coração deve incorporar o espinheiro-alvar em sua rotina diária de saúde. As frutas são ricas em bioflavonoides com efeitos antioxidantes e costumam ser transformadas em geleia ou vinho. As folhas podem ser consumidas em saladas. Um extrato de espinheiro-alvar é eficaz no tratamento de pressão alta ou baixa; ele fortalece o coração, normaliza o ritmo cardíaco, reduz o colesterol alto e reduz as placas de gordura nos vasos sanguíneos. O espinheiro-alvar também pode ser útil para atenuar o luto e a tristeza associados à perda de um ente querido: era conhecido na Europa antiga como a "Árvore do Amor".

Para problemas cardíacos, use um extrato padronizado e combine-o com cacto noturno e agripalma. Faça chás e xaropes dos frutos, flores e bagas, todos ricos em antioxidantes. O espinheiro-alvar também facilita a produção de óxido nítrico, e há uma mistura patenteada que inclui extrato de beterraba incorporada aos comprimidos sublinguais para restaurar a função do óxido nítrico para a dilatação arterial e um fluxo sanguíneo saudável. Tome cápsulas de 500 mg 3 vezes ao dia.

EUFRÁSIA (*Euphrasia rostkoviana*)

Como indica seu nome em inglês – *"Eyebright"* ou brilho dos olhos –, a eufrásia é um remédio tradicional indicado para qualquer doença que afete os olhos: conjuntivite, lacrimejar relacionado à alergia, terçol e visão deficiente. É útil no tratamento da secura nos olhos, que pode ocorrer com a idade. Os glicosídeos iridoides da eufrásia diminuem a inflamação e são antibacterianos e antifúngicos. A eufrásia também é usada para tratar doenças respiratórias e congestão nasal provocada por alergias. É também um excelente colírio, medicinal ou não, e pode ser usado em compressa para os olhos. Também pode-se tomar uma tintura de eufrásia para melhorar a visão.

> ### ❧ *Colírio de Eufrásia* ❧
>
> O segredo para fazer um colírio eficaz é garantir que todos os materiais sejam esterilizados e limpos e que nenhum fragmento de material vegetal entre no olho. Também há excelentes colírios comerciais. Leve 2 xícaras de água para ferver e despeje 4 saquinhos de chá de eufrásia ou 14 g da folha. Deixe em repouso por 20 minutos. Passe o líquido por um filtro de gaze muito fina 2 vezes, deixe esfriar e coloque em um frasco estéril com conta-gotas. Pode-se pingar com um conta-gotas 6 gotas no canto de cada olho ou usar um copo especial para lavagem dos olhos. Guarde na geladeira por até 1 semana. Antes de usar, deixe voltar à temperatura ambiente. Use 3 vezes ao dia durante 3 dias para tratar de inflamação ou irritação aguda, ou diariamente para melhorar a visão ou para tratar o olho seco ou irritado.

FENO-GREGO (*Trigonella foenum-graecum*)

O feno-grego é nativo da Ásia e do sul da Europa. As sementes são ricas em fibras solúveis, o que ajuda a reduzir o açúcar no sangue ao retardar a absorção de carboidratos. O feno-grego acalma a digestão, reduz os gases, alivia as alergias e libera o muco. As sementes têm uma pequena quantidade do aminoácido L-triptofano e contêm fitoestrógenos naturais, como a diosgenina, o que as tornam úteis para os sintomas da menopausa e dores de menstruação. Também são galactagogas, ou seja, aumentam a produção do leite materno. Além disso, o feno-grego reduz a dor, estimula o sistema imunológico, reduz os níveis de colesterol e alivia a constipação. Coloque as sementes para brotar ou pegue 1 colher de sopa com elas e cozinhe em 2 xícaras de água por 15 minutos, coe e beba.

FIGUEIRA, FRUTOS E FOLHAS (*Ficus carica*)

A figueira, um membro da família da amoreira, tem um lugar de destaque nas religiões do mundo. Os muçulmanos chamavam a figueira de Árvore do Céu; Adão e Eva na Bíblia judaico-cristã se cobriram com folhas de figueira; e Buda sentou-se sob a árvore Bodhi, a figueira-dos-pagodes ou figueira sagrada (*ficus religiosa*) até receber a iluminação.

    O fruto da figueira é rico em cálcio e ferro, sendo um alimento útil para tratar a anemia. Os figos também são antiespasmódicos, eficazes como laxantes suaves e úteis como emolientes para o intestino preguiçoso. Corte um figo fresco ao meio e leve à fervura para amolecer; em seguida reaqueça para escorrer a água de fervura. Figos frescos podem ser torrados e aplicados mornos na inflamação da gengiva, e as folhas de figo são hipoglicêmicas e podem ser cozidas e recheadas com alimentos.

FRAMBOESA (*Rubus idaeus*)

A planta da framboesa é usada há milênios como tônico para fertilidade, parto e gravidez. Ela fortalece o útero, mantém saudável a produção de óvulos, alivia a dor do parto e reduz as náuseas e os vômitos associados à gravidez. A folha da framboesa é rica em quercetina, um anti-histamínico natural e descongestionante para alergias. A quercetina também auxilia na saúde pulmonar e cardíaca, estabiliza a pressão arterial e mantém a inflamação sob controle. A folha de framboesa vermelha pode ser usada como infusão ou extrato.

FUNCHO, ERVA-DOCE (*Foeniculum vulgare*). CONSULTE A PÁGINA 151.

FUNGOS

Os fungos são organismos eucarióticos e incluem cogumelos e microrganismos como leveduras e bolores. Eles próprios não são vegetais, mas constituem uma parte importante de nosso repertório natural para a cura e são comumente usados com medicamentos fitoterápicos. Muitos cogumelos contêm propriedades extraordinárias para a saúde – são antioxidantes, anti-inflamatórios, antivirais, antimicrobianos, anti-hipertensivos e intensificadores do sistema imunológico. Os fungos medicinais têm carboidratos complexos chamados polissacarídeos, que são responsáveis por estimular e melhorar o sistema imunológico, e podem explicar as supostas propriedades anticancerígenas dos fungos.

Os cogumelos são fáceis de incluir na dieta, pois funcionam tanto como alimento como medicamento. Além de terem forte influência no sistema imunológico quando necessário, os fungos podem ser usados como medicina preventiva e como adaptógenos. Algumas preocupações comuns com a saúde em que os fungos ajudam são, entre outras, distúrbios do sono, alergias sazonais, resfriado comum, cabelo e pele fracos, baixo desempenho atlético, baixa libido, baixa energia, estresse e produção de cortisol elevados, congestão hepática, colesterol alto, açúcar elevado no sangue, problemas de peso, problemas digestivos, dores nas articulações, distúrbios de humor e falta de concentração. Veja no Capítulo 6 uma abordagem sobre algumas plantas psicoativas e cogumelos.

Os cogumelos que eu a convido a considerar em sua dieta incluem juba-de-leão (*Hericium erinaceus*), shiitake (*Lentinula edodes*), Cordyceps, Reishi, Maitake (*Grifola frondosa*), chaga (*Inonotus obliquus*), cogumelo-cauda-de-peru (*Trametes versicolor*) e meshimakobu ou cogumelo-casco-preto (*Phellinus linteus*). Pode-se encontrar cogumelos frescos em lojas de produtores locais ou mercearias. A dosagem de cogumelos medicinais depende da concentração do extrato e deve-se pesquisar os fornecedores confiáveis de extratos de cogumelos de grau medicinal (consulte a seção "Recursos").

GATÁRIA, ERVA-DE-GATO (*Nepeta cataria*)

Os gatos adoram a gatária, em parte devido à nepetalactona que ela contém. Esse composto causa euforia na maioria dos gatos e sedação leve em humanos. *Nepeta* deriva da palavra grega *nēpenthés*, que se refere à droga do esquecimento que foi dada a Helena de Troia na *Odisseia*. A gatária integra a família da menta e é rica em vitaminas C e E. Sua infusão produz um chá de ação como febrífugo e diaforético e é usado, juntamente com os mirtilos, para prevenir a catarata em humanos. Despeje uma xícara de água quente sobre 2 colheres de chá das flores e folhas secas, depois cubra e deixe em infusão por 10 minutos antes de coar e beber. A gatária estimula a menstruação e acalma os espasmos musculares, e o suco das folhas frescas pode ser usado para aliviar a dor das hemorroidas. Use algumas tigelas espalhadas pela casa (em uma prateleira alta se você tiver crianças e animais) ou perto de portas, atrás da geladeira ou perto de latas de lixo e coloque 28 g de gatária em cada uma para repelir mosquitos e baratas.

GINKGO BILOBA (*Ginkgo biloba*)

A árvore *Ginkgo biloba* é conhecida como árvore avenca. É o único parente vivo do gênero *Ginkgo*. Conhecida como uma das árvores mais antigas do mundo, ela foi encontrada em fósseis de 270 milhões de anos. É imune a insetos, fungos e doenças. A *ginkgo* está entre várias árvores chamadas de "árvores sobreviventes" porque sobreviveram à explosão atômica em Hiroshima. O ginkgo é usado na medicina chinesa há pelo menos 5 mil anos; o fruto, apesar de seu mau cheiro, é usado para tratar asma, alergias e bronquite. As folhas são usadas para melhorar a função cerebral, aumentando o fluxo sanguíneo e protegendo o cérebro de danos oxidativos. O extrato de folha ou cápsulas também são usados para tratar ansiedade, depressão, perda de memória, baixa concentração, vertigem, zumbido e degeneração macular. Seus constituintes ativos são glicosídeos de flavona de ginkgo e lactonas de terpeno. Um extrato concentrado de 24% do glicosídeo ginkgo flavona é a dose que deve ser tomada 3 vezes ao dia por pelo menos 3 meses para melhorias perceptíveis na função cerebral. Em minha experiência clínica, algumas pessoas apresentam dores de cabeça ao usar ginkgo. Isso pode ser devido ao efeito vasodilatador, mas, se persistir, o ginko deve ser substituído por outras ervas.

GINSENG AMERICANO (*Panax quinquefolius*)

Com muitas qualidades semelhantes às do ginseng coreano ou asiático (veja a seguir), o ginseng americano é chamado de "raiz de cinco dedos". Essa variedade de ginseng está em muitos estados na lista de espécies ameaçadas de extinção, devido à colheita excessiva. O ginseng americano é um membro da família da hera e melhora a função cognitiva e a memória. Três g por dia é uma dose segura para uso por pessoas com diabetes tipo 2 para prevenir picos de açúcar no sangue, após as refeições. É amplamente reverenciado pelos povos indígenas da América do Norte, que o usam para ajudar na recuperação após doenças e para apoiar o bem-estar reprodutivo. O ginseng americano é usado por mulheres da nação Meskwaki (Pessoas da Terra Vermelha) como um remédio do amor para atrair um parceiro. Para melhorar a memória e a atenção, tome um produto de ginseng contendo 5 mg a 50 mg de ginsenosídeos totais. Há um produto padronizado chamado Cereboost adicionado a muitos produtos fitoterápicos para apoiar a função cognitiva.

GINSENG, GINSENG COREANO OU ASIÁTICO (*Panax ginseng*)

O gênero *Panax* é derivado da palavra "panaceia", que significa "curar tudo". O ginseng original, também conhecido como ginseng coreano ou asiático, é usado como um adaptógeno e um imunomodulador e, portanto, é útil na recuperação de doenças crônicas e dos efeitos de trauma e abuso de substâncias entorpecentes. Reforça o sistema nervoso, dissipa a exaustão mental, estimula a libido, facilita a transição da menopausa, melhora a resistência geral e aumenta a resistência a doenças. O ginseng coreano (*Panax ginseng*), embora semelhante ao ginseng-siberiano, é de uma família totalmente diferente. A raiz (tanto na variedade americana como na asiática) contém um grupo de ginsenosídeos que contribuem para o aumento da energia, melhor desempenho físico e mental e regulação de uma resposta adequada ao estresse. Um extrato padronizado que contém 4% a 7% de ginsenosídeos (100 mg a 200 mg) pode ser tomado diariamente durante 3 semanas. Em seguida, faça uma pausa de 1 semana com esta raiz antes de começar novamente. Também pode-se fazer um chá com a raiz bem seca.

GYMNEMA (Gymnema sylvestre)

A Gymnema, também conhecida como Periploca, é uma planta importante na prevenção e controle do diabetes tipo 2 e também para perda de peso. As folhas eliminam o desejo por açúcar. As moléculas de ácido gimnêmico imitam a estrutura das moléculas de glicose, o que induz o corpo a diminuir o desejo por açúcar, reduzindo, portanto, o açúcar no sangue. Usada tradicionalmente no Ayurveda e amplamente utilizada no México, mastigar ou tomar infusão de folhas de Gymnema reduz a glicose no sangue e diminui o consumo de açúcar. As folhas também são antimicrobianas e hepatoprotetoras. A Gymnema é um eficaz diurético, laxante e calmante da tosse. As cápsulas devem ter pelo menos 25% de ácido gimnêmico e ser tomadas 5 a 10 minutos antes das refeições.

HAMAMÉLIS (Hamamelis; Hamamelis virginiana)

As folhas e a casca da árvore de hamamélis costumam ser usadas em preparações refrigerantes e adstringentes. Os indígenas norte-americanos usam hamamélis para tratar doenças inflamatórias da pele e em lesões cutâneas. Pode ser usada para tratar feridas, contusões, psoríase, picadas de insetos, queimaduras na pele, veias varicosas, hemorroidas e eczema. É indicada para mulheres puérperas para acalmar e reduzir o inchaço ao redor da região vaginal. Faça seu próprio extrato ou compre um extrato de hamamélis orgânico com menos de 20% de álcool.

HIBISCO (Hibiscus sabdariffa)

Chama-se rosela a flor medicinal de hibisco, enquanto a folha, com propriedades medicinais, é chamada de vinagreira. Chamada de Jamaica em todo o México, acredita-se que tenha sido introduzida no hemisfério ocidental no século XVIII por escravos africanos e trazido para a Jamaica – daí o nome. A vinagreira faz uma deliciosa bebida de cor vermelha vívida que é uma fonte muito acessível e barata de vitamina C, cálcio e antioxidantes poderosos. Seus compostos polifenóis são semelhantes aos encontrados no mirtilo, na framboesa, na cereja e na amora-preta.

Nos Estados Unidos, é encontrada com mais frequência nos mercados mexicanos e de produtos da América Central. Os cálices do hibisco são usados tradicionalmente como refresco, chamados no México de "água de Jamaica". Também é usada tradicionalmente no México como medicamento antitérmico nos casos de resfriados e nutriente em estados adoentados. Também reduz o colesterol e a glicose no sangue, reduz o risco de doenças cardíacas, tem atividade hipotensiva (baixa a pressão arterial) e antibacteriana, além de proteger os rins e o fígado. Além disso, o hibisco tem altos níveis de antocianinas, poderosos antioxidantes que eliminam as células inflamatórias do corpo. Para ter ação medicinal, beba de 1 a 2 copos por dia (receita a seguir).

Chá de Rosela / Água de Jamaica

RENDE 4 XÍCARAS

Ferva 1 litro de água e adicione um punhado de cálices do hibisco. Ferva suavemente por 10 minutos até a solução adquirir a cor vermelha. Coe e adicione um pouco de mel ou estévia a gosto. Nota: não adicione açúcar, pois este neutraliza os efeitos dos antioxidantes naturais. O chá de hibisco é uma bebida maravilhosa, quente ou fria. Quando o líquido esfriar, adicione 1 colher de sopa de colágeno em pó para fazer uma refeição rápida.

HIDRASTE (*HYDRASTIS CANADENSIS*)

A raiz do hidraste contém altos níveis de hidrastina e berberina, o que a torna uma erva poderosa para tratar infecções bacterianas e fúngicas, especialmente cândida e superpopulação de bactérias no intestino delgado. É também um eficaz estimulante da digestão, um adstringente e anti-inflamatório. Consumir hidraste estimula a secreção de bile e nutre as membranas mucosas. É uma erva amarga e adstringente. Ingerir a planta inteira é mais eficaz do que consumir o alcaloide berberina, isolada, embora a berberina sozinha tenha se mostrado muito eficaz na redução do açúcar no sangue no diabetes tipo 2. Devido à colheita excessiva e à destruição do habitat, o hidraste é considerada uma espécie em extinção. Use apenas hidraste cultivado a fim de proteger sua ocorrência na natureza. O hidraste pode ser consumido com moderação quando necessário, mas não como uma planta de uso diário. A raiz da uva-do-oregon, também rica em berberina, é um substituto eficaz ao hidraste. Uma cápsula de 50 mg a 150 mg 2 vezes ao dia é uma dose adequada para o tratamento de curto prazo. O hidraste interage com a enzima P450 no fígado, portanto, certifique-se de estudar as potenciais interações com outros medicamentos que esteja tomando.

HISSOPO (Hyssopus officinalis)

O hissopo é um expectorante eficaz para a tosse e ajuda na digestão. É usado em crianças e adultos para tratar resfriados comuns, bronquite, asma e ansiedade, e funciona como vasodilatador periférico, diaforético e anti-inflamatório. A inalação de vapores de hissopo é uma opção de tratamento eficaz para problemas das vias respiratórias superiores e zumbido no ouvido. Embora seja um tipo de menta, ele pode ser acompanhado de um pouco de mel ou ser usado em um extrato. O hissopo pode ser tomado como uma tintura, um chá ou até mesmo como um oximel. Como o hissopo costuma ser feito para tratar a tosse ou doença mais duradoura, faça o suficiente para alguns dias adicionando 1 xícara de hissopo a uma jarra de água fervida. Cubra a jarra e deixe descansar durante a noite, coando no dia seguinte e adicionando um pouco de mel.

ATENÇÃO: O hissopo é um emenagogo e não deve ser usado durante a gravidez.

INHAME (Dioscorea villosa)

O inhame selvagem é uma planta relaxante usada no tratamento de dores musculares e abdominais e na má circulação. Também é usado como antiespasmódico e tônico uterino, o que ajuda na menstruação dolorosa e nos sintomas da menopausa, e pode estimular a função hepática e pancreática. Embora o inhame selvagem seja uma planta medicinal para as mulheres, não tem atividade de progesterona ou estrogênio. Embora os constituintes extraídos do inhame selvagem já tenham sido usados para criar progesterona farmacêutica em laboratório, o corpo humano é incapaz de converter esses constituintes vegetais em precursores dos hormônios sexuais; logo, cremes de inhame selvagem não são uma boa fonte de progesterona. Em vez disso, considere usar a progesterona micronizada por via oral ou creme de progesterona bioidêntico sob prescrição.

ÍNULA, ERVA-CAMPEIRA (Inula helenium)

As raízes da ínula podem ser sua primeira opção para tratar a congestão brônquica, a asma e a tosse crônica e para auxiliar o fluxo menstrual. Contém inulina, que atua como expectorante, tonificando e desobstruindo as membranas pulmonares. Como probiótico, a inulina ajuda a alimentar bactérias intestinais saudáveis e alivia dores de estômago. A raiz de ínula já era sagrada para os povos celtas. É amarga e pouco palatável, mas pode-se adicionar limão e mel em uma decocção ou usar um extrato ou glicerito feito da raiz fresca. As lactonas sesquiterpênicas da planta tem ação antibacteriana.

❦ *Pastilhas de Ínula Cristalizadas* ❦

Pode-se fazer uma pastilha cristalizada de ínula para garganta, eficaz para tosse e excesso de muco. A ínula também é boa para aumentar a energia durante a recuperação após uma longa doença. Para fazer as pastilhas para garganta, pode-se usar vários açúcares (mel cru, açúcar de coco), mas eu gosto de usar xarope de agave escuro que é rico em minerais e combina bem com o amargor dessa raiz curativa.

Pegue 100 g de raiz limpa e fresca e 100 g de xarope de agave escuro. As raízes devem ser cortadas em pedaços pequenos que você vai chupar e mastigar. Coloque o xarope em uma panela pequena e aqueça em fogo baixo. À medida que ele for aquecendo e se tornando mais fluido, acrescente as raízes. Se o xarope de agave for muito grosso, pode-se acrescentar algumas colheres de sopa de água. Certifique-se de que as raízes estejam totalmente cobertas pela calda. Leve a mistura à fervura e cozinhe até que comecem a se formar grumos. Despeje sobre papel manteiga ou papel manteiga não alvejado, separe os pedaços de raiz e deixe-os secar. Em um clima úmido, pode ser necessário congelá-los brevemente. Guarde em um frasco grande de vidro âmbar, seco.

KUDZU (*PUERARIA LOBATA*)

Muitas vezes considerada uma planta invasora, a Kudzu é um membro da família da ervilha, nativa da China, onde é usada na medicina tradicional como relaxante muscular e no tratamento de hipertensão e angina. As flores e raízes do Kudzu suprimem os desejos de álcool e aumentam a glutationa, um potente antioxidante que ajuda na desintoxicação do fígado. Para diminuir o desejo por álcool pode-se usar diariamente até 2 g a 3 g de extrato de raiz de Kudzu.

LABAÇA-CRESPA (*RUMEX CRISPUS*)

A labaça-crespa é um laxante suave e, quando combinado com dente-de-leão, bardana, urtiga e cutelo, torna-se uma fórmula desintoxicante eficaz. A labaça pode servir como um *bitter* digestivo e pode-se aplicar uma forte decocção da raiz topicamente para tratar feridas de pele e hemorroidas. A labaça é particularmente rica em ferro e pode, portanto, ajudar em casos de menstruação intensa, gravidez e anemia. Como o uso de suplementos à base de ferro pode ser problemático, a labaça é uma boa opção. Ela pode ser tomada em decocção, usando 2 g a 4 g de raiz seca até 3 vezes ao dia, ou como extrato, usando de 1 mL a 2 mL (1:5 a 45%), até 3 vezes ao dia.

LAVANDA (Lavandula angustifolia)

A lavanda é um dos sedativos fitoterápicos mais importantes para uso interno e externo. O óleo inalado usado como aromaterapia é eficaz no tratamento de ansiedade, depressão e dor. Internamente, a lavanda é usada para tratar insônia, síndrome do intestino irritável, flatulência e dor de estômago. Ela reduz a hiperexcitação autônoma, sugerindo seu papel no tratamento de traumas. A Lavela WS 1265 é uma fórmula patenteada de óleo essencial de lavanda que foi bem estudada para uso interno no tratamento de ansiedade, inquietação e insônia. A dose recomendada para adultos é de 80 mg a 160 mg, 2 a 3 vezes ao dia. (Consulte a Regra de Clark na página 244 para ajustar a dose apropriada para o peso de uma criança.)

LINHAÇA (Linum usitatissimum)

A semente de linhaça é rica em proteínas, lignanas e ácidos graxos ômega-3. Consumir sementes de linhaça todos os dias diminui os calores durante a menopausa. A linhaça também ajuda a reduzir a perda óssea, estabilizando o açúcar no sangue, reduzindo o colesterol, promovendo a perda de peso e aumentando a imunidade. Pessoas com doenças autoimunes e inflamatórias podem se beneficiar do consumo regular de linhaça. O óleo de linhaça pode ser adicionado ao molho de saladas, e a semente moída é uma excelente base para um cataplasma de plantas.

LOBÉLIA (Lobelia inflate; Campanulaceae)

Conhecida como tabaco indiano ou erva daninha, a lobélia é nativa da América do Norte e é usada na forma de tintura ou chá para tratar asma, tosse e bronquite. Também é misturada com *kinnikinnick*, para se inalar a fumaça. *Kinnikinnick* é o nome usado por muitas comunidades indígenas americanas e povos das Primeiras Nações autóctones canadenses para se referir a uma "mistura para fumar" e é mais frequentemente associado à planta uva-ursina (*Arctostaphylos uva-ursi*). A lobélia é um poderoso antiespasmódico e emético, que em dosagens excessivas pode ser tóxico. É um sedativo e estimulante, com propriedades psicoativas. Também contém lobelina, um alcaloide que atua como antagonista dos receptores nicotínicos no cérebro, o que o torna útil para eliminar o vício da nicotina. Assim, é combinada muitas vezes com outros compostos à base de ervas usados para combater a dependência à nicotina. (Consulte o "Protocolo para Cessar o Uso de Nicotina" na página 179.) A lobélia é eficaz para combater a dependência à nicotina quando usada como uma tintura padronizada, use 20 gotas 4 vezes ao dia.

LÚPULO (*Humulus lupulus*)

A flor de lúpulo é usada na fabricação de cerveja para adicionar sabores amargos e picantes às qualidades medicinais e sedativas da bebida. O lúpulo é benéfico no tratamento da ansiedade, falta de apetite e insônia. Possui potente atividade estrogênica quando fresco (o que pode ser responsável pela barriga que ostentam os homens que bebem cerveja). Os estróbilos (as partes da planta em forma de cone) são constituídos por brácteas sobrepostas e são úteis para ajudar a atrasar a menstruação. Eles são naturalmente muito amargos, tornando a planta valiosa no tratamento de problemas digestivos, bem como para melhorar a digestão aumentando a produção do suco gástrico. Eu combino lúpulo com valeriana e passiflora para sinergizar seus efeitos; essa combinação também pode ser encontrada em forma de pílula. A dose recomendada apenas para o lúpulo é de 300 mg a 500 mg antes de dormir, conforme necessário para relaxamento e sono.

MACA-PERUANA (*Lepidium meyenii*)

A maca-peruana, também chamada de ginseng peruano, é rica em proteínas, açúcares naturais, cálcio, fibras, ferro, potássio e iodo. A raiz é também chamada de superalimento que aumenta a libido e a fertilidade. Também aumenta a resistência e a energia, ajuda a aliviar os sintomas da menopausa, regula a menstruação intensa e irregular, melhora a pele e o humor. A maca-peruana fresca pode ser assada, fervida e macerada; no entanto, geralmente está disponível em pó e pode ser adicionado à sua batida de frutas. Tome cerca de 2.000 mg ao dia.

MADRESSILVA (*Lonicera periclymenum*)

A madressilva é uma das ervas mais importantes utilizadas na medicina chinesa. Esta planta cresce como uma trepadeira, agarrando-se, e por isso é chamada de planta que une o amor e aumenta a fidelidade nos relacionamentos. As flores de madressilva ajudam a reduzir os calores e febres, combatem as gripes e outros vírus e reduzem os processos inflamatórios no corpo.

É usada com crisântemo para reduzir a pressão arterial. Acredita-se que as flores esmagadas esfregadas no terceiro olho (a área localizada na testa entre as sobrancelhas) aumentam a visão psíquica. Faça um chá de flores frescas ou obtenha um óleo essencial, de aroma suave e adocicado, e use-o com um borrifador para aromaterapia, ou no chuveiro, ou adicione ao banho de vapor para induzir o relaxamento.

MAGNÓLIA-CHINESA / SCHISANDRA (*Schisandra chinensis*)

A magnólia-chinesa, ou magnólia chinesa também é chamada de cereja dos cinco sabores (do chinês wŭ wei zi), porque o fruto tem gosto doce, azedo, salgado, amargo e quente, tudo ao mesmo tempo. Parte da família da videira magnólia, os frutos e as folhas dessa videira lenhosa podem ser consumidos como alimento ou como medicamento. A baga é um dos medicamentos mais importantes na Medicina Tradicional Asiática e é usada como um adaptógeno ou tônico para prevenir ou tratar a fadiga. A magnólia-chinesa deve ser usada como parte de qualquer programa de recuperação da fadiga das suprarrenais e para melhorar a função mental. Está listada na farmacopeia oficial russa, pois foi amplamente pesquisada e usada para a saúde geral. Semelhante ao ginseng, a magnólia-chinesa é usada para longevidade e para resistência física. Os lignanos na planta ajudam a regenerar o tecido do fígado danificado pelo abuso de álcool e também são neuroprotetores e, portanto, devem ser uma erva fundamental na prevenção e no tratamento do declínio cognitivo.

Eu amo o vermelho-vivo dessas frutas e muitas vezes as misturo com algumas pétalas de rosela para turbinar minha energia e concentração mental ou para me dar um reforço imunológico se eu tiver tosse ou resfriado. Use-a como um chá, cápsula, tintura ou extrato líquido, faça um xarope ou licor de magnólia-chinesa (segue a receita), ou coma os frutos frescos. Tome 500 mg em cápsulas, 2 vezes ao dia.

ATENÇÃO: Não deve ser usada por pessoas com úlceras ou epilepsia.

❦ *Licor de Magnólia-Chinesa* ❦

RENDE 3 XÍCARAS

- 1 xícara de bagas de magnólia-chinesa secas
- 1 litro de água
- ¼ de xícara de mel
- ½ xícara de conhaque

Cozinhe as bagas na água em uma panela grande, em fogo baixo, até que o líquido se reduza a cerca de ½ litro. Pode levar várias horas. Coe, coloque a mistura de volta na panela em fogo bem baixo e acrescente o mel, mexendo até ficar bem homogêneo. Cuidado para não ferver a mistura, pois tira os benefícios do mel. Deixe esfriar, adicione o conhaque e engarrafe. Mantenha na geladeira por até 3 meses e tome 1 colher de sopa no meio da tarde como revigorante.

MALVA (*Malva moschata*)

Alimento básico da culinária chinesa, as flores, sementes e folhas de malva são todas comestíveis. É uma planta muito suave, sem efeitos colaterais, e muito bonita para cultivar em sua horta ou jardim. Na medicina, as sementes em pó são usadas para tratar dor de dente, indigestão, saúde do coração e infecções respiratórias e urinárias. As propriedades demulcentes da planta reduzem a inflamação interna e externamente. Pode-se usar uma infusão como colírio e pode-se aplicar cataplasmas das folhas e flores em hematomas, cortes e picadas de insetos. A malva também pode ser usada como laxante suave para crianças pequenas. Gosto de fazer uma infusão forte e mantê-la na geladeira para fazer uso interno e tópico, conforme necessário. Tome 1 colher de sopa das flores e folhas secas (2 colheres de sopa se usá-las frescas). Despeje 2 xícaras de água quente e deixe descansar por 15 minutos. Em seguida, coe, deixe esfriar e guarde por 1 semana na geladeira. Se você vai usá-la como um colírio, certifique-se de coá-la 2 vezes em uma gaze muito fina ou em um saco coador de musselina crua.

MANJERICÃO, BASÍLICO (*Ocimum basilicum*). Ver página 152.

MANJERICÃO-SANTO (Tulsi) (*Ocimum tenuiflorum*)

O manjericão-santo, também conhecido como manjericão-sagrado, alfavaca da Índia, tulsi, é uma planta sagrada entre os hindus e, na medicina ayurvédica, é conhecida como a Medicina-Mãe da Natureza, reverenciada por suas qualidades espirituais e medicinais. Chamada de Tulsi, em homenagem à deusa da boa fortuna, ela traz saúde por suas qualidades adaptogênicas e trata uma ampla variedade de problemas de saúde, incluindo a síndrome metabólica (pré-diabetes). Na medicina tradicional, é uma erva antifertilidade e abortiva (possivelmente devido à sua ação de aumento da testosterona). Além de melhorar a qualidade da pele e proteger contra toxinas ambientais, reduz a ansiedade, a depressão e o estresse e é um potente anti-inflamatório, antioxidante e imunomodulador, além de sua ação protetora do fígado e do coração. Combina bem com o cardo-leiteiro quando usado para melhorar a saúde do fígado e, quando usado topicamente, tem propriedades de repelente de mosquitos.

Tradicionalmente, a tulsi em pó é adicionada ao *ghee* e pode ser tomada durante a refeição. Faça 1 xícara de chá diariamente, adicionando 1 a 2 colheres de sopa a 1 xícara de água quente para reduzir o estresse e aumentar o bem-estar; guarde um pouco para usar como um refrescante bactericida para enxaguar a boca. Tome 500 mg de 2 a 3 vezes ao dia com o estômago vazio, todos os dias durante 1 a 3 meses.

ATENÇÃO: As propriedades antifertilidade e abortivas dessa planta sugerem que não deve ser usada se estiver tentando engravidar ou durante a gravidez.

MANJERONA (*Origanum majorana*). CONSULTE A PÁGINA 154.

MARACUJÁ (*Passiflora; Passiflora edulis; Passiflora incarnata*). CONSULTE A PÁGINA 177.

MATRICÁRIA, TANACETO (*Tanacetum parthenium*)

Essas flores se parecem com a flor da camomila. A matricária é minha planta favorita para o tratamento de dores de cabeça, especialmente enxaquecas. Foi considerada a "aspirina" do século XVII. É também um eficaz antitérmico, como o próprio nome sugere. É analgésica, anti-inflamatória e antiespasmódica. Também inibe a ligação da serotonina, que é um fator central das enxaquecas, e diminui a intensidade dos sintomas associados a elas, incluindo náuseas, auras visuais, vômitos e sensibilidade à luz e aos odores. Ele também tem efeitos de estimulante uterino, o que se alia a seu uso na medicina tradicional como abortivo e emenagogo. O chá também é usado como ansiolítico e antidepressivo.

Para tratar enxaqueca ou febre, coloque 3 folhas frescas em infusão e beba como chá 2 vezes ao dia ou tome 400 mg a 1.200 mg ao longo do dia, em 4 doses divididas padronizadas para conter 0,2% a 0,4% de partenolídeos.

ATENÇÃO: As folhas frescas de matricária podem causar dermatite de contato em algumas pessoas.

MENTAS (Lamiaceae)

A menta e a hortelã-pimenta são as mentas terapêuticas mais comumente usadas. O mentol, o principal óleo volátil encontrado na família da menta, dá à planta seu aroma único e suas propriedades medicinais. As mentas dão um apoio suave ao processo da digestão, ajudando a digerir os alimentos, aliviando a flatulência e as náuseas e acalmando o trato digestório. O chá de menta reduz as náuseas e os vômitos durante a gravidez. O óleo de menta pode ser aplicado externamente nas articulações e músculos doloridos após o exercício ou para a artrite. Algumas gotas de óleo de hortelã-pimenta aplicado nas têmporas reduz as dores de cabeça causadas por tensão e o aroma da hortelã-pimenta melhora o humor. O mentol é um descongestionante poderoso e a inalação de vapores de mentas reduz a congestão durante resfriados e infecções respiratórias. A menta é também um tônico de nervina. Beba 1 xícara de chá de menta após a refeição para relaxar e melhorar a digestão.

MILEFÓLIO (Achillea millefolium)

Uma planta milenar, o milefólio, ou mil-folhas, tem um longo histórico de cura de feridas internas e externas, e pode-se aplicar uma infusão nas feridas para estancar o sangramento e ativar a cura. O chá de milefólio é anti-inflamatório, analgésico e acalma a digestão. Também reduz suavemente a febre, ajuda na perda de apetite e reduz espasmos leves do trato gastrointestinal. Pode-se adicionar uma infusão forte a um banho de assento para diminuir as cólicas pélvicas.

MIRABOLANO, HARITAKI (Terminalia chebula; Phyllanthus emblica; Terminalia bellirica)

Também chamada de Triphala, é uma fórmula ayurvédica tradicional que contém três frutas nativas da Índia que atuam sinergicamente para reforçar a saúde respiratória, urinária, cardiovascular e dos sistemas reprodutivo e urinário. Por facilitar a digestão e a eliminação adequadas, a Triphala também é usada como um laxante suave e faz parte de um protocolo de perda de peso. O sabor da Triphala é uma parte importante do seu poder curativo, e beber e saborear seu chá é especialmente útil para perder peso. A melhor hora para tomar Triphala é com o estômago vazio, ao acordar e antes de dormir. Pode ser usada como chá, extrato líquido ou cápsula de 1.500 mg a 2.000 mg diários em 2 doses divididas.

MIRTILO AMERICANO, BLUEBERRY (Vaccinium corymbosum; Vaccinium angustifolium)

Comemos os frutos desta planta medicinal – cujo gênero também inclui oxicocos, mirtilos europeus (*bilberries*), as framboesas e os *huckleberries* – como um delicioso antioxidante, mas muitas vezes esquecemos de usar a folha. No entanto, ½ xícara de infusão de folhas de mirtilo ajuda a amenizar os efeitos das injeções de insulina no tratamento do diabetes e pode neutralizar os efeitos de "ferrugem" da alta glicemia na saúde arterial. Para preparar uma infusão, junte 28 g de folhas secas de mirtilo (ou 84 g do fruto fresco) em 2 xícaras de água fervida por 10 minutos. Coe e beba.

MIRTILO EUROPEU, BILBERRY (Vaccinium myrtillus)

Tanto as folhas quanto as bagas do mirtilo são medicinais. Os frutos são ricos em antocianina, o pigmento azul-púrpura, um dos antioxidantes mais poderosos da natureza. O fruto do mirtilo é adstringente e um remédio eficaz para a diarreia. Ele também é usado para constipação e vômito. O uso diário do fruto é um vasodilatador eficaz, e usar a planta inteira ajuda na cegueira noturna e na retinopatia. O fruto também é usado para infecções do trato urinário (ITU) e como antisséptico e anti-inflamatório tópico.

As mulheres têm índices mais altos de catarata do que os homens, e há muitas opções para prevenir ou controlar a catarata, que ocorre em grande parte como resultado de um processo de estresse oxidativo e glicação. Já a glicação ocorre em resposta a altos níveis de glicose no sangue, quando há danos em proteínas e tecidos. O olho é especialmente vulnerável à glicação. Os fatores de risco incluem altos níveis de açúcar, diabetes, exposição à luz ultravioleta (UV) do sol e histórico de tabagismo ou consumo excessivo de álcool.

Os mirtilos europeus e seus irmãos ricos em antocianinas – os mirtilos americanos (*blueberries*), as framboesas e os *huckleberries* – são antioxidantes potentes e remédios para os olhos. Há muitas formas de ingeri-los. Pode-se comer as próprias frutas, frescas ou congeladas, ou em forma de licores e geleias. Esses licores e geleias em geral são importados da Europa, mas é preciso ter cuidado com o açúcar que se costuma adicionar, pois esse é o principal culpado no desenvolvimento da catarata. Para retardar ou prevenir a catarata e melhorar a saúde geral dos olhos, combine uma dose diária de 100 mg a 200 mg de extrato de mirtilo europeu (*bilberry*), (titulado para 36% de antocianinas totais) com adição dos carotenoides luteína e zeaxantina. Faça uma dieta rica em alimentos contendo luteína, tais como ovos, espinafre cozido, kiwi, espirulina rica em zeaxantina e verduras de folhas escuras.

MITCHELLA (*Mitchella repens*)

As bagas da Mitchella são amigas da mulher. Podem ser usadas como emenagogo, parturiente e adstringente. Usa-se chá para cólicas menstruais dolorosas, infertilidade, infecções do trato urinário e cistite intersticial. Observe que o chá pode ser tomado poucas semanas antes do parto, mas não durante as primeiras semanas de gravidez. As qualidades adstringentes e diuréticas das bagas de Mitchella as tornam úteis para tratar diarreia, e pode-se usar topicamente um creme ou unguento feito com a planta inteira para tratar de seios doloridos ou rachados pela amamentação.

MORINGA (*Moringa oleifera*)

Todas as partes da planta moringa são utilizadas medicinalmente. Ela é rica em vitaminas e minerais, bem como em ferro e quercetina, o que a torna valiosa no tratamento de alergias. As folhas secas são ricas em proteínas e podem ser secas, moídas para se obter um pó e em seguida polvilhadas nos cereais ou na salada.

A moringa tem sido tradicionalmente usada como estimulante da circulação, antibacteriana, antipirética, anti-inflamatória, diurética, anti-hipertensiva e antifúngica. É adicionada aos cremes dermatológicos para melhorar a aparência da pele. A moringa é facilmente encontrada em pó ou em cápsulas e pode ser adicionada a seu *smoothie* diário em até 4 g por dia.

MORUGEM, ERVA-ESTRELA (*Stellaria media*)

Embora a morugem, nativa da Europa, seja frequentemente considerada uma planta invasora na América do Norte, é maravilhosa para compor uma salada de folhas frescas. A morugem tem qualidades anti-inflamatórias e nutritivas. Também é usada externamente como emoliente para erupções cutâneas, eczema, picadas e assaduras. As folhas cozidas de morugem têm gosto de espinafre. As partes aéreas frescas da planta podem ser preservadas em álcool na forma de tintura, que pode ser usada para cistite intersticial e cistos ovarianos. Para fazer uma tintura bem simples, em um pote com tampa, preencha ¾ do volume com morugem fresca e cubra com vodca. Feche bem a tampa e deixe o pote em uma prateleira escura por 4 semanas, agitando diariamente. Tome 15 gotas 3 vezes ao dia. A morugem é uma das sete ervas usadas em um prato tradicional japonês servido durante o Nanakusano sekku, o "Festival das Sete Ervas", que celebra a longevidade.

MOSTARDA, SEMENTE (*Brassica juncea; Brassica nigra; Sinapis alba*). CONSULTE A PÁGINA 155.

OLMO-VERMELHO (ULMUS RUBRA)

Imprescindível de se ter sempre à mão devido a seu extenso campo de aplicação, a casca interna do olmo-vermelho contém uma fibra mucilaginosa que alivia qualquer inflamação externa ou interna. É um ingrediente comum em várias pastilhas para a garganta. O chá é indicado para tratar irritação da garganta e é um excelente remédio para tratar problemas digestivos, incluindo gastrite, colite, úlceras, inflamação do trato intestinal, dores de estômago e diarreia. Além de acalmar a inflamação nas vias respiratória e urinária, o olmo-vermelho é muito nutritivo e pode ser consumido como mingau; no entanto, devido a seu crescente *status* de espécie ameaçada, não é comumente usado como alimento. Encontra-se a casca do olmo na forma de pó, que pode ser transformado em pasta e aplicado topicamente em irritações da pele ou usado como chá (receita a seguir).

❦ Chá de Casca de Olmo-Vermelho ❧

RENDE 2 ½ XÍCARAS

Cozinhe em fogo brando 2 colheres de sopa cheias da casca ou pó de olmo-vermelho em 3 xícaras de água por 20 minutos. Deixe assentar, reaqueça e então coe. Beba o chá até 3 vezes ao dia e guarde o material retido pela peneira para uso tópico como cataplasma.

OXICOCO, CRANBERRY (VACCINIUM OXYCOCCOS; VACCINIUM MACROCARPON)

Também conhecido como airela e arando-vermelho, o oxicoco é o fruto azedo de um arbusto anão perene. Os frutos são transformados com frequência em suco ou molho e são ricos em arbutina, um composto que combate infecções e impede a adesão de bactérias, incluindo *E. coli*, à bexiga. Os povos indígenas da América do Norte usam generosamente o oxicoco em suas dietas. O suco de oxicoco é um diurético e também ajuda a aliviar os sintomas de infecções do trato urinário (ITUs). Pode-se tomá-lo em forma de cápsula, de 400 a 1.000 mg diários para uma ITU, ou em extratos padronizados a 25% de proantocianidinas, 3 a 4 vezes ao dia.

PIMENTA-CAIENA (*CAPSICUM ANNUUM*). CONSULTE A PÁGINA 158.

PLANTAS MARINHAS, VEGETAIS MARINHOS, ALGAS MARINHAS

As plantas marinhas, frequentemente chamadas de algas marinhas, são grandes algas que crescem em quase todas as massas de água. São classificadas como verdes, marrons ou vermelhas, têm mais nutrientes e vitaminas do que qualquer vegetal terrestre e são ricas em antioxidantes e em fibras solúveis. São as plantas mais eficazes para a função da tireoide devido a seu alto teor de iodo. Kombu (*Saccharina*), Wakame (*Undaria pinnatifida*), dulce (*Palmaria palmata*), Kelp (ordem *Laminariales*) e Nori (*Pyropia*) são as espécies mais populares de algas marinhas, geralmente disponíveis em supermercados.

A maneira mais fácil de consumir algas marinhas é incluí-las em sua dieta diária. Podem ser encontradas para venda várias combinações de algas marinhasem forma de tempero, bem como embaladas. Observe que geralmente vêm desidratadas e você deve molhar as folhas antes de cozinhar. Também se vendem comprimidos de algas marinhas ou cápsulas com alginato de sódio, que são usados para eliminar metais pesados do corpo. Por fim, as algas marinhas são excelentes tratamentos faciais e de pele e podem ser adicionadas a um banho de imersão para relaxamento e alívio da dor.

❧ *Desintoxicação por Algas Marinhas* ❧

As alginas presentes em algas marrons removem metais pesados do corpo. A maior parte da toxicidade de metais pesados é absorvida pelo corpo por alimentos expostos ao ar, poluição do ar ou produtos químicos industriais, fertilizantes e pesticidas, bem como por piscinas e *spas* tratados com cloro e halogenetos. Uma análise dos minerais do cabelo pode mostrar quais metais pesados estão sendo excretados pelo cabelo.

Depois de molhar as algas para as minhas receitas, guardo o líquido e adiciono à sopa ou coloco 1 colher de chá na comida do meu cachorro. Se quiser uma opção adicional para desintoxicante com algas marinhas, fui apresentada a esse protocolo pelo dr. Nicholas Gonzalez, o estimado imunologista, como parte de seus protocolos de desintoxicação para pacientes com câncer.

Tome 1 cápsula de alginato de sódio 3 vezes ao dia entre as refeições, durante 5 dias, a cada 3 meses.

PRÍMULA (*Oenothera*; *Oenothera biennis*)

Também conhecida como erva-dos-burros, estrela-da-tarde, ou onográcea, originária da América do Norte, o óleo das sementes da prímula é rico em GLA (ácido gamalinoleico), o que o torna essencial no tratamento da saúde da pele, principalmente do eczema atópico e da acne. O óleo também é usado para tratar a TPM, os sintomas da menopausa e a artrite reumatoide. A dose padrão é de 1.000 mg a 2.000 mg de óleo diariamente.

PRUNELA (*Prunella vulgaris*)

A prunela, ou cura-tudo, também chamada de Coração da Terra é considerada pela medicina chinesa como uma planta que pode mudar o curso de uma doença. Também dá folhas e caules comestíveis quando jovem. Tem uma ação eficaz na purificação do sistema linfático, é um antiviral (particularmente contra o vírus *Herpes simplex*) e usada para tratar feridas. É capaz de estancar o sangramento de feridas, queimaduras e úlceras, reforça a saúde do trato gastrointestinal e ajuda a diminuir a inflamação na doença de Crohn. A cura-tudo contém polissacarídeos imunomoduladores, que reforçam um sistema imunológico saudável. Essas ações, combinadas com a limpeza do sistema linfático, fazem dela um excelente tratamento para alergias. A cura-tudo também é usada para tratar febres, disfunção tireoidiana, hepatite, icterícia, hipertensão e edema. Faça um chá suave embebendo 1 g da planta seca em um copo de água por 20 minutos e beba 2 xícaras por dia durante 1 semana para curar uma doença em estado agudo. Este protocolo também pode ser usado diariamente por vários meses para tratar condições inflamatórias crônicas.

RAIZ DE OSHA, RAIZ DE URSO (*Ligusticum*; *Ligusticum porteri*)

A raiz de osha, também chamada de raiz de urso, amor de Porter, raiz de alcaçuz de Porter, lovage, lovage selvagem é um *bitter* amargo aromático da família da cenoura, usada para combater infecções das vias aéreas superiores e como expectorante. Ao acordar da hibernação, os ursos procuram a raiz e a esfregam no corpo para estimular o apetite, daí o nome "raiz de urso". De uso popular entre os povos indígenas nos Estados Unidos, a raiz de osha estimula a menstruação, aumenta a circulação e promove a transpiração. A raiz é consumida como um digestivo suave, pois o amargor ajuda a combater a indigestão e a flatulência. Por ser de difícil cultivo, quase toda a raiz de osha disponível no mercado é colhida na natureza. Entre o povo Zuni, tanto o curandeiro quanto o paciente mastigam a raiz durante as cerimônias de cura.

Use uma tintura de raiz fresca (1:2), 20 a 40 gotas até 5 vezes ao dia ou faça uma decocção adicionando um grande punhado de raiz a 3 xícaras de água fervente no fogão e cozinhe por 6 horas. Isso rende cerca de 2 xícaras de infusão de osha; pode-se beber de 1 a 2 xícaras por dia ou adicionar ½ xícara a um *smoothie* durante vários dias.

RAIZ-DA-RAINHA (*Stillingia sylvatica*)

Chamada raiz-da-rainha, a raiz fresca da planta stillingia, embora raramente usada hoje em dia, é uma das ervas de limpeza e desintoxicação mais eficazes. A raiz é uma alternativa poderosa que reforça a desintoxicação natural das membranas mucosas, do fígado e do tecido linfático e remove as toxinas do corpo. É também um expectorante eficaz e usado para tratar febres e constipação. Grandes quantidades podem causar vômitos. A maneira mais eficaz de ingerir a planta é cozinhar a raiz fresca em 1 xícara de chá ou como tintura da raiz. O chá de raiz-da-rainha pode ser feito com ½ colher de chá de raiz seca adicionada a 1 xícara de água fervida. Beba de 1 a 2 xícaras por dia por até 2 semanas. Combine com a escovação externa da pele quando for necessária uma limpeza do sistema linfático.

RAIZ-DE-CULVER, RAIZ-PRETA (*Veronicastrum virginicum*)

Também conhecida como raiz de Bowman e raiz-preta, a raiz-de-culver é uma herbácea perene, nativa da América do Norte, amplamente utilizada entre os povos indígenas como desintoxicante do sangue e purgante para estimular o fígado e o fluxo da bile. A raiz também é usada como diaforético e desinfetante e para aliviar dores nas costas. Uma infusão de raízes secas faz um laxante forte. As raízes secas são mais suaves e ficam melhores se forem deixadas para secar por pelo menos um ano em um local escuro e fresco antes de usar. Tome 1 mL de extrato (1:3 a 65%) até 2 vezes ao dia.

RODIOLA (*Sedum roseum*)

Também conhecida como raiz-de-ouro, a rodiola é um importante adaptógeno, usada para melhorar o humor, reduzir a ansiedade e a depressão e melhorar o desempenho físico e mental. Aumenta a resistência física ao elevar a contagem de glóbulos vermelhos e diminuir o dano oxidativo; também encurta o tempo de recuperação após longos exercícios. Ela aumenta a clareza mental, a concentração e a função sexual e estimula um sono reparador. É usada como substituto do café. A rodiola aumenta os níveis de serotonina, dopamina e peptídeos opioides e beneficia a capacidade cognitiva. O rosavin, o principal composto ativo da rodiola, ajuda a normalizar os níveis de cortisol e queimar gordura.

A rodiola é uma planta medicinal muito suave, mas potente, tornando-a especialmente útil para quem pode usar apenas um fitoterápico ou para quem é sensível a vários fármacos. Também é um fitoterápico ideal para o tratamento de estresse traumático.

Para fadiga associada ao estresse, comece com 10 gotas do extrato 4 vezes ao dia e aumente gradualmente para 30 gotas, de 3 a 4 vezes ao dia. Para melhorar a memória, a concentração e a cognição, tome de 100 mg a 400 mg por dia usando um composto padronizado contendo pelo menos 3% de extrato de rosavina ou faça um chá da raiz. Nenhum efeito colateral grave foi relatado, mas a rodiola pode ser estimulante, por isso deve ser usada no início do dia. Pessoas que desenvolvem comportamento maníaco em resposta a antidepressivos podem responder de forma semelhante a altas doses de rodiola. Os indivíduos com tendências à ansiedade podem sentir-se nervosos ou agitados. Se isso ocorrer, pode ser necessário começar com uma dose menor e ir aumentando muito gradualmente.

SABOEIRO (*Sapindus*)

Também chamados de "sabão de soldado", amoras-sabão, ou nozes-sabão, são frutos de um pequeno gênero de arbustos. São usados por povos nativos nos Estados Unidos e Canadá para fazer "sorvete indígena", que é uma sobremesa espumosa misturada com frutas vermelhas. Também se usam as amoras-sabão para tratar a hipertensão, eliminar a acne e induzir o parto. Uma decocção da casca interna do arbusto é um laxante eficaz e pode ser usada como um tônico digestivo. Aplicado topicamente, pode-se usar uma lavagem ou enxágue como colírio para tratar conjuntivite ou tersol e para ajudar a curar cortes, inflamações, feridas e úlceras. Também se pode moer as amoras-sabão para obter um pó e adicioná-lo a soluções de limpeza como xampu, sabão em pó e sabonete líquido.

SABUGUEIRO (*Sambucus*; *Sambucus nigra*)

O sabugueiro também conhecido como sabugueirinho ou sabugueiro preto, é um grande arbusto, sendo que todas as espécies são medicinais. A casca é um forte purgante; um unguento feito de folhas atua como emoliente e é útil para hematomas; uma infusão de flores ocasiona forte sudorese devido a seus ricos compostos flavonoides e fenólicos, e as bagas têm poderosos poderes antivirais e propriedades de reforço imunológico. Em sua forma natural, a planta e os frutos do sabugueiro são venenosos e, por isso, precisam ser aquecidos e processados para remover os glicosídeos cianogênicos tóxicos (semelhantes aos das sementes de maçã). Tradicionalmente se usam as flores e os frutos para o preparo de xaropes ou extratos usados no tratamento de gripes, resfriados, dores de garganta e bronquite. Um cataplasma feito das flores reduz o inchaço.

SALGUEIRO-BRANCO (*Salix alba*)

A casca do salgueiro-branco contém o glicosídeo salicina, composto que levou à descoberta da aspirina. Quando ingerida, a salicina se converte em ácido salicílico, que é um anti-inflamatório e analgésico refrescante. Embora tenha ação mais lenta do que a aspirina, tende a funcionar por um período mais longo e com menos efeitos colaterais. Pode-se fazer um chá ou extrato da casca interna, e uma dose de extrato padronizado pode fornecer até 120 mg a 240 mg de salicina por dia em 4 a 6 doses.

SALSAPARRILHA (*Smilax*)

Também conhecida como japecanga, ou cipó japecanga, várias espécies do gênero *Smilax* têm sido usadas de várias maneiras. A *Smilax ornata*, também chamada de salsaparrilha jamaicana, comumente encontrada no México e na América Central, é a base de uma cerveja de raiz chamada salsaparrilha. Quando foi introduzida no Novo Mundo, essa espécie era o principal tratamento para a sífilis. A espécie *Smilax aristolochiifolia,* nativa do México e da América Central, é usada como afrodisíaco e por suas qualidades progestogênicas. Usa-se o chá de raiz para melhorar a digestão, o apetite e aumentar a massa corporal magra, e pode-se usar os caules para tratar dores de dente. Também é usada na forma de extrato ou cápsula como um anti-inflamatório.

SÁLVIA (*Salvia*; *Salvia apiana*; *Salvia officinalis*)

A sálvia-branca (*Salvia apiana*) é uma planta sagrada, nativa da América do Norte. A sálvia-branca tem um cheiro adocicado e muitas vezes se faz feixes queimados em cerimonias para limpar e purificar pessoas e lugares. Tradicionalmente, se faz um chá para dar energia à parturiente após o parto. Seu uso excessivo e exploração descontrolada por povos não nativos tem levado a preocupações sobre a apropriação cultural de cerimônias nativas tradicionais, levando à rarefação de sua ocorrência.

A sálvia comum (*Salvia officinalis*), da Europa, é usada como tempero, como chá para melhorar o humor e como óleo essencial de propriedades calmantes. O chá de sálvia acalma o mal-estar gastrointestinal, reduz a sudorese noturna durante a menopausa e é um emenagogo eficaz. Um chá forte de sálvia pode ser usado como enxágue bucal para curar a gengivite.

SEGURELHA (*SATUREJA HORTENSIS*). CONSULTE A PÁGINA 165.

SENE, CÁSSIA (*SENNA ALEXANDRINA*; *SENNA ALATA*)

Popular na medicina ayurvédica, o sene é um laxante poderoso usado para a constipação. Causa contrações no trato intestinal, resultando na eliminação de resíduos dos intestinos. As contrações são resultado da ação de antraquinonas nas folhas da planta. Um extrato líquido ou um comprimido de sene é a forma mais popular de se consumir a planta, embora esteja disponível também em forma de chá. Senokot e Ex-Lax são laxantes comerciais que contêm sene e podem ser encontrados nas farmácias. O sene só deve ser usado ocasionalmente, pois a causa da constipação deve ser tratada.

SHATAVARI (*ASPARAGUS RACEMOSUS*)

Shatavari significa "mulher que tem cem maridos", o que provavelmente se refere à capacidade da planta de fortalecer o sistema reprodutor feminino. A Shatavari é um tipo de aspargo encontrado em todo o território do Nepal, do Sri Lanka e da Índia. É uma planta excelente para a infertilidade feminina, usada na medicina ayurvédica e também encontrada na farmacopeia britânica. É tomada para prevenir o aborto e os sintomas da menopausa, para a SOP, síndrome dos ovários policísticos, e para aumentar o leite materno e a libido. Também trata úlceras, hiperacidez no estômago e infecções brônquicas e reforça a função geral do sistema imunológico. Normalmente se processa a raiz, que é depois seca e pode ser ingerida como uma decocção ou pó ou adicionado ao *ghee*. Em uso externo, a raiz pode ser aplicada para tratar articulações rígidas. A proporção do mênstruo da planta é de 1:5. Adicione 20 gotas a 28 mL ou 56 mL de água até 4 vezes ao dia ou tome 1 cápsula de 500 mg 2 vezes ao dia.

SOJA (*GLYCINE MAX*)

A soja está entre uma das ervas mais controversas quando se trata de discussões sobre seus efeitos positivos ou negativos na saúde da mulher. Ela é rica em isoflavonas, um tipo de fitoestrogênio que, ao interagir com os receptores de estrogênio no corpo humano, pode resultar em atividade estrogênica ou antiestrogênica. Os fatores que afetam a atividade da soja no corpo incluem os níveis e desequilíbrios hormonais existentes, se a mulher está na pré-menopausa ou na pós-menopausa, os tipos de produtos de soja consumidos e se são fermentados ou altamente processados. Ela também é um inibidor da tripsina, que deprime a função tireoidiana e que alguns pesquisadores acreditam ter um efeito cancerígeno.

Quando estou tomando decisões sobre pesquisas controversas para mim e para meus pacientes, pergunto como a planta é usada em dietas tradicionais, autênticas, a fim de obter informações sobre os sistemas de conhecimento dos indígenas. Se estudarmos como a soja é usada na Ásia, descobriremos que seu uso mais comum é na forma fermentada. A fermentação "pré-digere" a soja, quebrando os inibidores enzimáticos que causam efeitos colaterais. Não vemos hambúrgueres de soja ou aditivos isolados de proteína de soja utilizados na culinária asiática tradicional. Conclusão? Pequenas quantidades de produtos fermentados de soja como shoyu, miso e natto geralmente são adequados para a maioria das mulheres; no entanto, as mulheres com câncer ou com alto risco de câncer de base hormonal, assim como de problemas digestivos, pancreatite e hipotireoidismo, devem evitar a soja.

TABOA, CAPIM-DE-ESTEIRA (*Typha latifolia*)

A taboa ou bucha é um gênero de espécies de zonas úmidas que têm uma ampla variedade de usos etnobotânicos, de alimentos a abrigos, móveis e roupas. O povo Snohomish do noroeste dos Estados Unidos chama a taboa de "corda feita de folha", já que as folhas fibrosas produzem material para tecer tapetes, cortinas, roupas e até redes de pesca.

O rizoma amiláceo é comestível e, juntamente com o pólen, é triturado e usado como substituto da farinha ou adicionado aos alimentos como espessante. As folhas e o pólen são diuréticos. O pólen seco também possui qualidades anticoagulantes e é usado com a raiz no tratamento de cálculos renais, menstruação dolorosa, sangramento uterino anormal e cistite. Aplicam-se emplastros da raiz macerada a cortes, feridas, queimaduras e picadas. As flores de taboa são usadas para tratar diarreia e indigestão, e as cinzas das folhas queimadas são antissépticas e estípticas.

> ### ❦ *Coleta de Taboa e Fabricação da Farinha* ❦
>
> Pode-se apanhar taboa durante uma caminhada primaveril num alagado para obter seus caules comestíveis e novamente no verão para ter as flores e o pólen. A farinha de taboa é feita a partir do caule. Deve ser cortado logo acima da raiz e pouco antes da parte verde da haste. Asse os talos em um forno a 90°C por cerca de 4 horas. Depois de secos, moa até obter uma farinha. A farinha ainda terá fibras, ou partes fibrosas, que não se quebram quando se mói o talo. Esse material fibroso deve ser removido antes do uso. Pode-se adicionar farinha de taboa a outras farinhas sem glúten e fazer guloseimas como panquecas cobertas com molho de mirtilo.

TAMARINDO (*TAMARINDUS INDICA*). CONSULTE A PÁGINA 165.

TANCHAGEM, PLANTAGO (*PLANTAGO*; *PLANTAGO MAJOR*)

O gênero *Plantago* tem 250 espécies, mas o mais comumente referido é a tanchagem comum ou *Plantago major*. A planta é eficaz em uso tópico no tratamento de feridas e em uso interno como adstringente e anti-inflamatório. Entre os compostos ativos da planta estão os iridoides, como aucubina e catalpol, os flavonoides apigenina e luteolina, taninos e ácidos oleanólicos. Um chá das folhas combate a tosse e é um expectorante suave que acalma as mucosas. A tanchagem também ajuda na diarreia, na síndrome do intestino irritado, nas hemorroidas e nas úlceras, pois é adstringente e refrescante. As sementes são laxantes, contendo 30% de mucilagem que incha no intestino, facilitando a passagem de resíduos. Externamente, a planta é adstringente e acalma a pele irritada e inflamada. Também pode ser aplicada nas têmporas como analgésico para dores de cabeça. Pode ser tomada como chá ou tintura, ou aplicada topicamente em unguento, cataplasma ou pomada.

TIMBÓ, PISCÍDIA, CORNISO-JAMAICANO (*PISCIDIA PISCIPULA*)

Nativa do hemisfério ocidental, a casca da raiz do timbó (a casca externa da raiz) é um antiespasmódico e analgésico, útil para aliviar as cólicas menstruais. Também é útil como sedativo e, como tal, é uma das várias plantas que os povos indígenas tradicionalmente espalham em áreas de pesca para sedar peixes, facilitando sua captura. Ao usar o timbó, é melhor comprar a tintura feita por um profissional para garantir a qualidade padronizada. Tome 10 gotas, 2 a 4 vezes ao dia entre as refeições.

ATENÇÃO: Algumas questões de segurança sugerem que essa planta só deve ser usada sob a orientação de um profissional. Não deve ser usada em crianças ou durante a gravidez.

TOMILHO (*Thymus vulgaris*). Consulte a página 166.

TREVO-VERMELHO (*Trifolium pratense*)

O trevo-vermelho é rico em isoflavonas e reduz os sintomas vasomotores da menopausa, como ondas de calor, atrofia e secura vaginal. Também é usado para osteoporose. Tradicionalmente, seus principais usos têm sido no tratamento tópico de doenças da pele, incluindo psoríase e eczema. As doses variam de 40 mg a 80 mg por dia de extrato de isoflavona do trevo-vermelho; observou-se que a dose mais alta é capaz de atenuar os sintomas da menopausa.

UNHA-DO-DIABO (*Harpagophytum procumbens*)

O nome "unha-do-diabo" significa "planta gancho" em grego e é um poderoso analgésico e anti-inflamatório. Tome uma tintura 3 vezes ao dia entre as refeições por 2 a 3 meses.

URTIGA (*Urtica*; *Urtica dioica*)

Também conhecida como urtiga-dioica, esta herbácea perene aparece no início da primavera, crescendo em grandes extensões de áreas úmidas e sombreadas. Tanto as folhas quanto o caule são cobertos por agulhas semelhantes a cabelos, que picam ao contato.

Entre o povo Chehalis, a urtiga é chamada de *qwunqwu'n*, que significa "ela pica você". A folha é rica em clorofila, nutrientes e minerais. Os fitoquímicos encontrados na urtiga são os seguintes: histamina, acetilcolina, serotonina, flavonóis glicosídeos, beta-sitosterol, lectina, cumarinas, hidroxisitosterol, escopoletina, taninos e lignanas. A urtiga é estimulante para a bexiga e para os rins, atuando como diurético e anti-inflamatório. Também ajuda a remover o excesso de ácido úrico do corpo, o que a torna útil no tratamento da gota.

As folhas de urtiga e as pontas das plantas devem ser colhidas com luvas e tesouras quando tiverem cerca de 20 centímetros de altura e antes de florescerem na primavera. As folhas também podem ser colhidas no final da primavera e no verão e usadas para fazer chá.

Novas urtigas também surgem no outono e podem ser colhidas antes da primeira geada. As urtigas são um excelente tônico de primavera, e seus óleos e unguentos são úteis no tratamento de problemas de pele e dores artríticas ou reumáticas. Pessoas com artrite às vezes escolhem urtigas sem luvas porque a experiência da "picada" reduz a dor. A urtiga atua como um contra-irritante e rubificante devido ao ácido fórmico e à histamina contidos nela, que causam a sensação de ardência e, em seguida, o alívio da dor. Quando se desejar os mesmos resultados, mas sem a dor aguda, use um extrato do anti-inflamatório Hox Alfa, extraído da urtiga e atualmente disponível na Alemanha.

Beba uma infusão ou chá de urtiga diariamente. Para fazer o chá fresco, basta mergulhar as folhas inteiras – frescas ou secas – em água recém-fervida por 10 a 20 minutos, coar e saborear. Não é necessário adoçante. Também pode-se tratar as folhas com vapor e, em seguida, adicionar um pouco de óleo ou fazer uma tintura.

UVA-DO-OREGON (*Berberis aquifolium*)

A raiz da uva-do-oregon é um medicamento indispensável para a saúde da pele e do aparelho digestório. Intimamente relacionada à bérberis e rica em berberina, ela reduz a glicose no sangue dos diabéticos. É também um estimulante do fígado que ativa a produção de bile e solta e expele resíduos do trato digestório. A raiz de uva-do-oregon é usada topicamente para tratar psoríase e dermatite atópica e muito usada como um substituto para o hidraste selvagem, que está ameaçado de extinção. Para fazer uma infusão, pegue 1 colher de chá da raiz seca e ferva suavemente em 1 xícara de água por 20 minutos. Coe e beba 1 xícara por dia. Use o chá ou o extrato apenas por curto prazo (2 a 4 semanas), conforme necessário.

UVA-URSINA, BEARBERRY (*Arctostaphylos uva-ursi*)

A uva-ursina, ou buxilo, trata a inflamação do trato urinário causada por bactérias. Foi demonstrado que as folhas do buxilo podem destruir várias cepas de bactérias e fungos. A arbutina da planta se transforma, no trato urinário, em hidroquinona, que atua como um antibiótico natural. A uva-ursina é indicada para mulheres que apresentam episódios recorrentes de ITUs ou cistite crônica. É também conhecida como um componente do kinnikinnick, uma mistura usada por povos nativos nos Estados Unidos e Canadá, em cerimônias, para fumar.

VALERIANA (*VALERIANA OFFICINALIS*). CONSULTE A PÁGINA 179.

VERBASCO (*VERBASCUM THAPSUS*)

O verbasco é uma planta, cujas folhas apresentam uma pequena penugem, em geral preparada como infusão para tratar infecções pulmonares e congestão. Ela age como expectorante e demulcente, sendo um medicamento essencial para tratar tosse, bronquite, doença pulmonar obstrutiva crônica e asma. Gotas de verbasco (e alho) são remédios eficazes para infecções de ouvido. O óleo das sementes e flores, que contém saponinas e mucopolissacarídeos, é usado para aplicações tópicas e o conteúdo da mucilagem do verbasco o torna apropriado para uso externo nas inflamações da pele. Faça uma infusão com 1 colher de chá de flores e folhas em 1 xícara de água fervida e beba 2 xícaras por dia para tratar a tosse.

VERBENA (*VERBENA OFFICINALIS*)

As folhas e raízes da verbena têm diversas aplicações, incluindo uso como antidiarreico, analgésico, anti-helmíntico, adstringente, diaforético, emenagogo, expectante, vermífugo e vulnerário. É uma nervina relaxante com afinidade com o fígado e com a vesícula biliar. A verbena é útil para combater a irritabilidade, as alterações de humor, a depressão e a ansiedade e pode melhorar os sonhos e agir como afrodisíaco. Mas pode também atuar como abortivo, portanto deve ser evitada durante a gravidez. É usada como gargarejo bucal ou lavagem para dores de garganta e sangramento nas gengivas. Pode-se fazer um chá de verbena com folhas frescas ou secas, colocando ¼ de xícara (de folhas secas) ou ½ xícara (frescas) em água fervida.

VIBURNO (*VIBURNUM PRUNIFOLIUM*)

O viburno é um arbusto decíduo nativo da América do Norte. Há muito tempo é utilizado por mulheres dos povos nativos da América do Norte para reduzir as cólicas uterinas e prevenir o aborto. Historicamente, as escravas eram forçadas a ingeri-lo para anular o efeito de ervas abortivas e evitar abortos espontâneos. A casca do viburno contém escopoletina, uma cumarina que relaxa o útero e salicina, um anti-inflamatório e analgésico. Usa-se um chá da casca para aliviar o enjoo matinal e acelerar a recuperação após o parto. Sua função antiespasmódica também a torna útil para cólicas do ducto biliar, na dor da vesícula biliar e é frequentemente misturado com casca da variedade *Viburnum opulus* para esse fim. Tome 400 mg de raiz da casca seca em cápsulas 3 vezes ao dia.

ATENÇÃO: O viburno também é usado para reduzir a pressão arterial e, portanto, pode ser contraindicado em mulheres com baixa pressão arterial.

ZIMBRO (*Juniperus*; *Juniperus communis*)

As bagas de zimbro são utilizadas medicinalmente no tratamento de problemas urinários devido às suaves qualidades diuréticas e adstringentes. O óleo volátil das bagas, terpinen-4-ol, aumenta a taxa de filtração renal, causando um aumento no fluxo de urina e removendo resíduos e toxinas ácidas do corpo. As qualidades desintoxicantes tornam as bagas úteis no tratamento de doenças inflamatórias como gota, artrite reumatoide e infecções bacterianas e fúngicas. A Comissão E aprova o uso de bagas de zimbro para indigestão, e elas são frequentemente encontradas em fórmulas de limpeza dos rins. As bagas de zimbro também são usadas para limpar a congestão brônquica e são antimicrobianas, antifúngicas e antissépticas. O óleo de bagas de zimbro aplicado topicamente promove uma sensação de calor e é estimulante. Os povos indígenas do Noroeste Pacífico na América do Norte esmagam as bagas para temperar a carne de veado. Faça um chá suave macerando 1 colher de sopa das bagas e deixando-a em infusão em 1 xícara de água quente. Mantenha as bagas longe do alcance de crianças e cães, pois podem causar vômitos se comidas em grandes quantidades.

CONCLUSÃO

A natureza nos fornece uma abundância de ervas e plantas, com suas flores, folhas, sementes, raízes e cascas para fabricar nossos remédios. Podemos fazer medicamentos da maneira tradicional, estimando medidas e experimentando combinações, ou então seguir as instruções com base em fórmulas científicas estabelecidas. Existem inúmeros remédios comerciais de ervas de alta qualidade disponíveis em cápsulas, extratos e em formas secas, ou podemos ir para a naturaza ou nosso próprio quintal para colhê-las.

Neste capítulo, explorei diversas opções que cada mulher pode escolher para atender às suas necessidades. Quaisquer que sejam as ervas que decida usar, seu conhecimento se transformará em sabedoria prática à medida que você prestar atenção nas inúmeras maneiras como seu corpo e sua mente respondem a esses dons da terra.

Capítulo 5
A Medicina dos Temperos

Os temperos são remédios! São alimento para os nossos sentidos. Eles contêm óleos voláteis que transformam a consciência que temos das coisas e nos trazem alegria e satisfação, pois elevam o humor e nos ajudam a relaxar. Uma maneira fácil e eficaz de integrar a fitoterapia na rotina diária é usar especiarias na culinária. Você pode incorporá-las às refeições para se prevenir contra doenças e usar como remédio, como um poderoso reforço na alimentação e para a cura integral quando se está doente.

Adoro fazer minhas próprias misturas de temperos com sementes inteiras, folhas e raízes, seja para as refeições que estou preparando seja com antecedência, para usá-las como remédio quando estiver doente. Também engarrafo temperos e misturas, junto com receitas favoritas, como presentes para meus amigos e família em ocasiões especiais.

Preparar misturas de temperos como uma atividade em grupo com amigos e familiares oferece "aulas de cozinha" (chamo essas aulas de "pedagogia culinária" – para os pomposos ou para quem desejar incorporar esse conhecimento em escolas e universidades), à medida que comentamos a história, geografia, saúde, medicina, conhecimento indígena e histórias de mulheres em torno de um tempero ou planta específica. Afinal, a história da exploração global (e da colonização e extração de recursos) pode ser contada seguindo as rotas do comércio das especiarias e as trocas de alimentos através das fronteiras e mares. Você sabia que não haveria berinjela apimentada de Sichuan sem as pimentas do México, ou que os italianos não tinham um molho vermelho antes de 1492, quando os tomates foram trazidos do México? Todos os inúmeros povos do mundo, com suas muitas culturas diferentes, usam temperos. Neste capítulo, exploraremos algumas misturas e temperos já conhecidos e, espero, alguns novos que irão enriquecer suas aventuras culinárias e de cura.

ESPECIARIAS, TEMPEROS

Muitos desses temperos e especiarias terão uma ou mais receitas e alguns contém uma breve "aula" para compartilhar com sua família e amigos.

AÇAFRÃO (CROCUS SATIVUS)

Os pistilos da planta *Crocus sativus* dão o tempero exótico que chamamos de açafrão verdadeiro (não confundir com o açafrão-da-terra, ou cúrcuma). Os pistilos contêm óleos essenciais e compostos responsáveis por imbuir a erva de propriedades antioxidantes, antidepressivas e anticâncer. O safranal e a crocina são compostos que conferem ao açafrão sua cor e sabor distintos, suas qualidades medicinais e seu alto teor de minerais e vitaminas. O açafrão é bem conhecido como um antidepressivo. Na medicina tradicional, é usado como carminativo, antiespasmódico e diaforético. Uma maneira fácil de incluir açafrão em sua dieta é adicioná-lo ao arroz e a vegetais ou fazer um chá acrescentando vários pistilos a um chá de gengibre e mel.

AIPO, SALSÃO (APIUM GRAVEOLENS)

O aipo, frequentemente ignorado, oferece cada parte de sua planta como alimento e remédio. A raiz e o caule podem ser usados como um eficaz diurético, e as sementes são colhidas para fazer tempero condimentado ou óleo essencial. Também podem ser usadas inteiras ou moídas e misturadas com sal marinho para fazer sal de aipo. O uso de sementes de aipo data de 4 mil a.C., quando os antigos gregos as usavam para aliviar a dor e os romanos, como afrodisíaco. Na medicina ayurvédica, as sementes de aipo são usadas para tratar a gota e a artrite. A semente aromática é também um *bitter* digestivo e estimulante hepático e, tomada como chá ou como vitamina à noite, pode ser profundamente relaxante e facilitar o sono.

ALCARAVIA, CARIZ, COMINHO-ARMÊNIO (CARUM CARVI)

Cresci comendo pão de centeio com sementes de alcaravia e, sempre que como essa semente que gruda no dente, sou transportada de volta para aquela lanchonete, onde comia uma carne enlatada no pão de centeio com meu avô Charlie. Hoje em dia, raramente vou a lanchonetes, mas adoro adicionar alcaravia a biscoitos, salada de repolho e repolho cozido no vapor. A alcaravia é um remédio rápido para tratar flatulência, azia e refluxo ácido; então, da próxima vez que você sentir indigestão ou gases, mastigue algumas sementes de alcaravia cruas. Eu mantenho uma pequena tigela de sementes de alcaravia e erva-doce na mesa de jantar para me lembrar de que essas sementes, tal como como o endro e a hortelã, são ricas no óleo volátil carvone, que lhes dá suas propriedades carminativas. Pode-se usar uma infusão das sementes para tratar bronquite, resfriados, tosse e dor de garganta, bem como um óleo essencial feito com as sementes em remédios para tosse, especialmente para crianças. A semente também contém um anti-histamínico suave e tem propriedades antimicrobianas, e o óleo de cominho é usado como um emenagogo para aliviar as cólicas menstruais. Em uso tópico, pode-se usar a alcaravia em bochechos e fricções para a pele para melhorar o fluxo sanguíneo. Quando uma criança estiver com tosse ou resfriado, triture a semente de alcaravia até virar pó, adicione o pó a um pouco de óleo de lavanda e esfregue no peito e nas têmporas da criança para ajudá-la a adormecer.

ALECRIM (*Rosmarinus officinalis*)

O alecrim tem sido usado historicamente para tratar uma variedade de doenças, incluindo problemas respiratórios e circulatórios, congestão hepática, distúrbios digestivos e ansiedade. Pode ser tomado para tratar indigestão, prevenir trombose e aumentar a produção menstrual e o fluxo de urina e, em uso externo, para tratar artrite reumatoide e problemas circulatórios. Em uso tópico, o alecrim é usado para ativar o crescimento do cabelo e tratar caspa ou couro cabeludo oleoso, eczema e psoríase. O óleo essencial de alecrim ajuda a concentração e a memória. Vou falar mais sobre o alecrim no Capítulo 8.

AMCHUR (*Mangifera*; *Mangifera indica*)

O Amchur é um tempero em pó feito de mangas verdes secas e usado como tempero cítrico para conferir à refeição um sabor ácido e picante de fruta sem acrescentar nada de úmido. O Amchur é rico em ferro e vitaminas A, C e E e é usado para melhorar a digestão e reduzir a acidez do estômago e o refluxo gastroesofágico (DRGE).

Batatas com Amchur e Cúrcuma

RENDE 2 PORÇÕES

- 1 colher de chá de Amchur em pó
- 1 colher de sopa de cúrcuma em pó
- ¼ de colher de chá de pimenta-caiena em pó (opcional)
- ¼ de colher de chá de cominho em pó
- ½ colher de chá de sal marinho
- 2 colheres de sopa de óleo de coco *ou* azeite de oliva virgem prensado a frio
- 2 xícaras de batatas cortadas em cubos de 2 cm
- ½ xícara de folhas de coentro
- ½ xícara de iogurte grego

Misture todas as especiarias e o óleo em uma tigela e, em seguida, acrescente as batatas e misture bem. (Se você não come batatas, pode usar mandioca.) Em seguida pode-se fritar ou assar as batatas. Se for fritar, coloque um pouco mais de óleo na frigideira e cozinhe em fogo médio até dourar. Caso contrário, coloque em uma assadeira untada com óleo e asse a 200 °C por 45 minutos. Finalize com folhas de coentro fresco picadas e um pouco de iogurte grego.

ANIS-ESTRELADO, CHINÊS (*ILLICIUM VERUM*)

O anis-estrelado, não relacionado à planta do anis, ou da erva-doce, contém um composto químico chamado ácido chiquímico que foi sintetizado em uma droga anti-influenza (Tamiflu), o que faz o anis-estrelado um bom remédio para tratar tosse e gripe. Normalmente, ele é transformado em chá e tomado após a refeição para ajudar na digestão e aliviar a sensação de barriga estufada ou a constipação. Seu alto teor de óleos aromáticos pode ser usado para aliviar cólicas e náuseas.

ATENÇÃO: O anis-estrelado é tradicionalmente usado para cólicas em bebês; entretanto, deve-se ter certeza de obter o anis-estrelado verdadeiro, o chinês, e não o anis-estrelado japonês (*Illicium anissatum*), que tem sido relacionado a casos de toxicidade em bebês.

❧ Pó das Cinco Especiarias ❧

O anis-estrelado é a estrela da mistura em pó das cinco especiarias, a base de muitas culinárias de países asiáticos. Essa mistura representa os cinco elementos da medicina chinesa que refletem os sabores doce, azedo, salgado, amargo e picante.

RENDE CERCA DE ¾ DE XÍCARA

- 28 g de anis-estrelado
- 28 g de cravos-da-índia inteiros
- 28 g de sementes de funcho
- 28 g de pimenta Szechuan ou grãos de pimenta-do-reino
- 28 g de canela em pó

Coloque todas as especiarias em uma panela de ferro seca e asse levemente em fogo baixo por 1 a 2 minutos. Moa as sementes torradas para obter um pó e guarde-o em uma jarra de vidro âmbar. Use para esfregar levemente em frango ou na carne de porco ou como uma variação da mistura de especiarias para torta de abóbora.

BAUNILHA (*Vanilla*; *Vanilla planifolia*; *Vanilla pompona*)

Nativa da América Central e do Sul, a baunilha foi cultivada pelos olmecas, totonacas, astecas e, mais tarde, pelos europeus, quando colonizaram as Américas.

"Baunilha" mais comumente se refere à solução extraída de vagens do gênero de orquídea *Vanilla*, mas principalmente da espécie *Vanilla planifolia*. A vanilina é o principal componente aromatizante do extrato, embora existam centenas de outros compostos conhecidos que contribuem para o sabor complexo da baunilha. É a terceira especiaria mais cara do mundo, depois do açafrão. Primeiro fermentado e curado por 6 meses, o extrato é então preparado em uma solução de etanol e água. O extrato é usado principalmente para aromatizar doces e sobremesas. Há muito extrato de baunilha adulterado e sintético no mercado, então a opção mais confiável para uso culinário e medicinal é comprar as vagens de baunilha e fazer seu próprio extrato. O óleo essencial de baunilha é usado por seus aromas relaxantes e reconfortantes e é conhecido por aumentar a libido e a função cognitiva.

BERBERE

A palavra *berbere* significa "pimenta" no idioma amárico, falado na Etiópia. O berbere é uma antiga mistura de especiarias etíopes que inclui pimenta, alho, manjericão, *korarima*, arruda, *ajwain* ou *radhuni,* cominho-preto e feno-grego. Uma receita simples de berbere com ingre-

dientes fáceis de encontrar é feita com gengibre em pó, pimenta-vermelha em pó, cravo-da-
-índia em pó e canela em pó. Não existe uma receita universal para o berbere, mas a pimenta-malagueta e o feno-grego estão sempre presentes. O berbere é usado em um molho etíope
chamado awaze, usado para assar carnes na brasa. Também é usado como base para pratos
tradicionais da Etiópia como *doro wot* (ensopado de frango) e *misir wot* (guisado de lentilha).
A mistura de especiarias é rica em vitaminas, minerais e fibras solúveis.

❦ *Misir Wot* ❦

Adaptei esta receita da versão oferecida pela Oaktown Spice Shop em Oakland.

RENDE DE 2 A 4 PORÇÕES

- 4 colheres de sopa de *ghee* ou manteiga sem sal
- 1 cebola média bem picada
- 4 dentes de alho picados
- 1 xícara de lentilhas vermelhas pequenas, lavadas e escorridas
- 1 tomate grande, picado
- 2 colheres de sopa de berbere
- 4 xícaras de água ou caldo de galinha recém-preparado
- sal marinho

Aqueça o *ghee* em uma panela em fogo médio. Adicione a cebola picada e cozinhe até a massa ficar macia, por cerca de 10 minutos. Adicione o alho e cozinhe por 1 minuto. Acrescente na panela as lentilhas, o tomate, 1 colher de sopa de berbere e a água ou o caldo de galinha. Deixe ferver, reduza o fogo para médio-baixo e cozinhe, mexendo ocasionalmente, até que as lentilhas estejam macias, cerca de 45 minutos. Misture a outra colher de sopa do berbere e tempere generosamente com sal marinho.

BÉRBERIS (*BERBERIS VULGARIS*)

A baga seca da bérberis é um componente comum dos temperos nas cozinhas afegã, persa e indiana. Os frutos silvestres têm um sabor forte e ácido, conferindo um equilíbrio aos pratos picantes. São usados na comida de festas de casamento no Irã porque seu azedume representa a ideia de que o casamento nem sempre é doce e róseo. As bérberis são adicionadas a pilafs de arroz, *curries* e *chutneys* e são usadas como especiarias para pratos de aves. Também se faz compotas, conservas e geleias.

A bérberis contém berberina, um anti-inflamatório natural que equilibra o sistema imunológico e é bactericida. Suplementos de berberina são amplamente usados para reduzir os níveis de glicose no sangue em pessoas com diabetes ou pré-diabetes e como remédio para intoxicações alimentares e diarreia. As bagas são ricas em vitamina C.

CAMOMILA (*Matricaria chamomilla*; *Chamaemelum nobile*)

A camomila alemã e a camomila romana são espécies de aparência semelhante e, embora ambas sejam usadas na medicina, a camomila alemã é considerada a mais potente do ponto de vista médico. A camomila é comumente usada como um sedativo calmante e como um auxiliar gastrointestinal. É carminativa, antiespasmódica, anti-inflamatória, bactericida, fungicida e antisséptica e é usada para tratar indigestão, distensão abdominal, azia, flatulência e diarreia. Um flavonoide presente nas flores, chamado apigenina, liga-se aos receptores de benzodiazepina, tornando a planta um moderado, mas eficaz, depressor do sistema nervoso. Um óleo volátil na planta chamado azuleno, que fica azul quando destilado, é um forte anti-inflamatório, combate a febre e alivia a tensão estomacal. A planta também é muito eficaz em uso externo para uma variedade de problemas de pele, como eczema ou psoríase, e a pomada de camomila é igual ou superior à hidrocortisona como agente anti-inflamatório. Uma infusão forte da cabeça da flor é eficaz por suas qualidades medicinais; uma infusão fraca funciona como um tônico geral. A camomila é muito suave e pode ser dada a crianças com dores de estômago ou que estejam ansiosas.

❦ Smoothie *Noturno* ❦

O chá de camomila e as cerejas nesta receita ajudam a induzir o sono, enquanto as mangas, as sementes e o coco mantêm o açúcar no sangue durante a noite permitindo que você durma tranquila. Mirtilos ou bananas congeladas são bons substitutos para as mangas. Beba esse *smoothie* uma hora antes de dormir.

RENDE 3 PORÇÕES

- 1 xícara de leite de amêndoas ou de coco
- ½ xícara de chá de camomila forte, frio
- 1 xícara de cerejas congeladas (ou frescas)
- 1 xícara de manga ou mirtilo congelados
- 1 colher de semente de linhaça (ou óleo de linhaça ou óleo de peixe com sabor de limão)
- ½ colher de chá de sementes de chia
- 1 colher de sopa de creme de coco ou óleo de coco
- 3 a 7 gotas de estévia líquida
- 1 gota de extrato de baunilha (opcional)

Misture todos os ingredientes no liquidificador e bata até ficar homogêneo. Guarde 1 litro de chá de camomila forte na geladeira ou faça cubos de gelo com o chá para adicionar aos *smoothies* noturnos. Beba esse *smoothie* quantas vezes quiser.

CANELA (*Cinnamomum verum*)

A canela que se encontra nos supermercados é a casca seca dos galhos jovens e os brotos da caneleira, uma pequena árvore perene. Existem duas variedades: a canela-do-ceilão e a cássia, ou canela-chinesa. A canela cássia é nativa do sul da China e a mais comumente encontrada em supermercados. A canela-do-ceilão ou "canela-verdadeira" é nativa do sul da Índia e do Sri Lanka. Os fitoterapeutas chineses tradicionais prescrevem canela para fazer circular a energia vital pelo abdômen e tratar de calafrios, gripe e parasitas. Quando acrescentada ao arroz bem cozido, a canela é um excelente remédio para diarreia.

A canela também é amplamente utilizada para tratar vários distúrbios digestivos. Pode estimular o apetite, reduzir a acidez estomacal e fortalecer a parede intestinal. Também é usada no tratamento de resfriados, gripes e tosses e é conhecida por aumentar o fluxo sanguíneo para as mãos e os pés.

O metilhidroxichalcona, um polifenol presente na canela cássia, reduz os triglicerídeos e o açúcar no sangue; portanto, a canela pode ser útil para pessoas com diabetes. As qualidades antibacterianas e fungicidas da canela tornam-na útil no tratamento de *Candida albicans* e *Helicobacter pylori*, a causa de úlceras estomacais.

A canela pode ser ingerida como infusão, decocção, tintura, óleo essencial ou apenas moída e colocada na comida como tempero. O óleo de canela é um pesticida natural que também repele os mosquitos.

ATENÇÃO: A canela é um estimulante uterino e deve-se evitar ingerir grandes quantidades durante a gravidez.

Chá de Canela

RENDE 1 PORÇÃO

Adoro o cheiro da canela, pois é profundamente relaxante para o sistema nervoso. Há muitas maneiras de usar a canela em alimentos, chás e assados. O chá de canela é usado há muito tempo no desjejum no México, onde a canela também é adicionada ao café.

Cozinhe ½ pau de canela em 1 ½ xícara de água fervente por 10 minutos, até que a água fique marrom. Coe e beba.

Café com Manteiga, Cúrcuma e Canela

RENDE 1 XÍCARA

- 1 xícara de café forte
- ½ colher de chá de canela em pó
- ½ colher de chá de cúrcuma em pó
- Um toque de pimenta-do-reino moída na hora
- 1 colher de chá de manteiga crua ou *ghee*
- Creme ou leite de coco ou de cânhamo a gosto

Junte todos os ingredientes à xícara de café e aqueça, mas não ferva. Misture com espuma de leite e saboreie como bebida matinal.

CAPIM-LIMÃO (*CYMBOPOGON*; *CYMBOPOGON CITRATUS*)

O capim-limão é uma erva refrescante recomendada para tratar indigestão, barriga estufada ou constipação. É rico em minerais como potássio, zinco, ferro e magnésio e é uma boa fonte de vitaminas B e C. O citral do capim-limão é um forte antimicrobiano, antifúngico e anti-inflamatório e também atua contra a artrite. Comer ou beber capim-limão em forma de chá ou mesmo inalar seu aroma reduz o estresse, as dores de cabeça e a ansiedade. Plantar capim-limão em seu jardim espanta os mosquitos. A raiz pode ser comprada fresca ou para fazer a bebida Lemongrass Ginger Ale picante, (receita a seguir), que ajuda a aliviar os sintomas de laringite, dor de garganta e bronquite.

ATENÇÃO: Evite utilizar capim-limão durante a gravidez. Dois de seus constituintes, citral e mirceno, mostraram ter efeitos adversos na gravidez em pesquisas com animais. Em altas doses, o mirceno pode causar anomalias no desenvolvimento esquelético de um feto, ou aborto espontâneo.

Lemongrass Ginger Ale Picante

RENDE 8 PORÇÕES

- 500 g de gengibre fresco, descascado e picado
- 3 raízes de capim-limão, cada uma com cerca de 10 cm de comprimento, picadas
- ½ pimenta serrana pequena, sem as sementes (opcional)
- ¼ de xícara de mel cru
- 4 xícaras de água filtrada
- Suco de ½ limão
- Água mineral com gás

Coloque no liquidificador o gengibre, o capim-limão e a pimenta, se for usar, e bata até formar um purê. Despeje-o em uma panela com cabo e adicione o mel e a água. Leve à fervura e cozinhe por 10 minutos. Deixe esfriar e coe em uma jarra de vidro. Coloque para resfriar na geladeira. Quando estiver pronto para usar, adicione ½ xícara do xarope e do suco de limão a 1 copo cheio de gelo e água mineral com gás e sirva.

CARDAMOMO (*Elettaria cardamomum*)

Nativo do subcontinente indiano, o cardamomo é um tempero popular para cozinhar e assar. É uma semente aromática, resinosa, rica em óleos essenciais. É a terceira especiaria mais cara do mundo. Como aromático, é um antiespasmódico e carminativo perfeito. É um tempero útil de se ter na cozinha para tratar cólicas estomacais, indigestão e síndrome do intestino irritável, e é usado para aliviar náuseas e congestão causada por resfriados, gripes e alergias. Também é levemente sedativo, pois contém o fitoquímico cineol, responsável por acalmar os nervos, clarear a cabeça e eliminar as bactérias que causam o mau hálito.

❦ Café com Cardamomo e Açafrão ❦

RENDE 1 PORÇÃO

Esta é uma adaptação de uma receita popular no Oriente Médio. É rica em ingredientes que melhoram o humor. Adicione 3 vagens de cardamomo-verdadeiro e 2 ou 4 estigmas de açafrão aos seus grãos de café ao moê-los. Em seguida, prepare o café em coador ou em cafeteira. Aqueça suavemente o creme de leite ou o leite de amêndoas em uma panela e adicione ao leite alguns estigmas de açafrão. Faça espumar e sirva o café e o leite juntos.

COENTRO, CILANTRO (*CORIANDRUM SATIVUM*)

O coentro é uma planta anual e saudável, semelhante à salsa, às vezes chamada de "salsa chinesa". Todas as partes da planta são comestíveis; entretanto, as folhas e sementes são mais populares na culinária. As folhas são especialmente ricas em vitaminas A, C e K. A molécula de aldeído na planta dá ao coentro seu aroma e sabor particularmente fortes. Ou você o ama ou odeia. Isso ocorre porque algumas pessoas têm uma variação genética que faz com que percebam os aldeídos do coentro como tendo gosto de sabonete, daí a forte aversão. O coentro é amplamente considerado uma planta que ajuda a eliminar metais pesados do corpo; assim, as folhas são em geral consumidas frescas, como guarnição ou tempero.

Costuma-se secar a semente da planta do coentro, por ser mais potente do que as folhas. Uma infusão das sementes é um excelente remédio para dores no abdômen superior, flatulência e cólicas leves relacionadas a distúrbios gastrointestinais. Também é um carminativo eficaz. O óleo essencial, linalol, é o mesmo encontrado nas flores de lavanda, bergamota, frutas cítricas e laranja. Os óleos das sementes têm fortes propriedades antimicrobianas e antibacterianas.

❦ Pesto de Coentro ❦

Este é um pesto saudável e delicioso que pode ser usado em massas, arroz, tofu ou como molho para vegetais. Faça a receita em dobro e congele em recipientes pequenos, para que possam ser retirados para uma refeição rápida e saudável.

RENDE 5 XÍCARAS (O BASTANTE PARA 6 A 8 REFEIÇÕES, SERVINDO 4 PESSOAS)

- 3 xícaras de folhas e caules de coentro bem comprimidos
- 1 xícara manjericão e de salsa, folhas e caule, bem comprimidos
- ½ xícara de *pinoli* picados (ou nozes cruas)
- ¼ de colher de chá de sal marinho
- 2 dentes de alho
- ½ a ¾ de xícara de azeite de oliva virgem prensado a frio

Usando um processador de alimentos, coloque ¼ de cada um dos ingredientes na tigela e adicione lentamente o azeite de oliva enquanto mistura. Continue adicionando os ingredientes até obter uma pasta homogênea.

Chá para Barriga Estufada

RENDE ½ XÍCARA, CERCA DE 8 PORÇÕES

Misture 28 g, cada, das sementes de coentro, erva-doce, alcarávia e funcho e guarde em uma jarra de vidro âmbar em um lugar escuro. Quando precisar de ajuda para digerir uma refeição pesada ou uma refeição que tenha causado gases, ferva 1 colher de sopa cheia da mistura de sementes em 2 xícaras de água por 15 minutos e beba. Para as crianças, adicione um toque de mel cru.

COMINHO (*Cuminum cyminum*)

A semente seca de cominho, um membro da família da salsa, é terrosa, cálida e aromática e usada em muitas receitas culinárias. É adicionado a *curries*, pimentas em pó, misturas de *achiote, garam masala, adobos,* refogados, *bahaarat*, picles, pastéis, guisados, sopas e queijos. As receitas culinárias mais antigas do mundo incluem o cominho – as antigas tábuas de argila da Mesopotâmia mostram que o cominho era usado com alho e cebola. O principal óleo essencial do cominho é o cuminaldeído, que tem efeitos analgésicos, antidiabéticos, anti-inflamatórios, antibacterianos e estrogênicos. O cominho é um estimulante, carminativo e adstringente. No Ayurveda, é amplamente usado porque equilibra os três *doshas*, ou energias vitais, de *vata, pitta e kapha*. Muitas vezes, é torrado e adicionado ao iogurte ou pode ser refogado em *ghee* e adicionado às lentilhas para ajudar a relaxar os músculos e o sistema nervoso. O cominho, chamado *comino* em espanhol, é um alimento básico da comida mexicana, usado em geral para temperar feijão e recheios de taco.

Garam Masala

Esta receita celebra o cominho como uma das nossas especiarias medicinais mais deliciosas. *Garam masala* é a mistura de especiarias indianas que une remédio com sabor em uma mistura sempre atraente. A medicina ayurvédica usa essa mistura para aquecer o corpo e acelerar o metabolismo e a energia. Há muitas maneiras de fazer uma mistura de *garam masala*, mas adoro começar do zero com sementes inteiras – é fácil e vale o esforço.

RENDE CERCA DE ½ XÍCARA

- 3 colheres de sopa de sementes de coentro
- 2 folhas de louro
- 2 colheres de sopa de sementes de cominho
- 2 colheres de sopa de grãos de pimenta-do-reino
- 1 colher de chá de cravo-da-índia inteiro
- 1 colher de chá de noz-moscada ralada na hora
- 1 colher de chá de sementes de funcho
- 1 pau de canela inteiro
- ½ colher de chá de pimenta-caiena em pó
- 2 colheres de sopa de vagens de cardamomo

Coloque em uma frigideira grande todos os ingredientes, exceto as vagens de cardamomo, e deixe torrar, mexendo em fogo baixo por cerca de 10 minutos, até que as sementes estejam levemente douradas. Deixe esfriar e depois coloque, junto com as vagens de cardamomo, no liquidificador de especiarias. Misture até obter uma moagem média-fina e guarde em uma jarra de vidro âmbar em um armário escuro. Pode-se usar essa mistura com uma variedade de pratos, adicionando-a no início do cozimento de *curries*, vegetais ou ensopados de carneiro, frango ou peixe ou polvilhe no pão ou em *muffins*.

COMINHO-PRETO, SEMENTES (*Nigella sativa*)

A planta *Nigella sativa*, também conhecida como cominho-preto, é uma espécie diferente do cominho comum (*Cuminum cyminum*). Sementes de cominho-preto eram usadas no antigo Egito e são usadas em todo o mundo como alimento e medicamento. O óleo de semente de cominho-preto é considerado na medicina islâmica como dotado de poderes curativos para mais de cem doenças. O profeta Maomé disse que a semente de cominho-preto é a cura para todas as doenças, exceto a morte. Os principais constituintes da semente de cominho-preto, responsáveis por suas propriedades medicinais, são a timoquinona e a alfa-hederina. As sementes foram bem estudadas por seus benefícios para o coração como anti-inflamatórias e são usadas como parte do tratamento do câncer de pâncreas. Também foi demonstrado que tem efeitos antidepressivos, ansiolíticos e de melhora da memória. Pesquisas sugerem que o óleo de semente de cominho-preto auxilia na perda de peso e na redução da doença esteatose hepática na mulher.

Molho de Salada com Óleo de Semente de Cominho-preto

O óleo de semente de cominho-preto é uma forma eficaz de incorporar essa semente em sua dieta.

RENDE 3 XÍCARAS

- 1 xícara de azeite de oliva virgem prensado a frio
- 1 colher de chá de óleo de semente de cominho-preto
- 2 xícaras de vinagre de maçã
- 1 dente de alho esmagado
- Sal marinho

Misture todos os ingredientes e use algumas colheres de sopa sobre alface fria e verduras amargas, cobertas com queijo feta. Guarde na geladeira em uma garrafa de vidro por até 2 semanas.

CRAVO-DA-ÍNDIA (*Syzygium aromaticum*)

Cravos-da-índia são botões de uma árvore perene, colhidos e colocados para secar antes de florescer. São altamente aromáticos, estimulantes da sensação de calor, o que os torna excelentes auxiliares da digestão. Também são fortes germicidas e antissépticos, úteis na proteção contra parasitas intestinais. Eugenol, o composto ativo do cravo-da-índia, mata bactérias e fungos. O óleo de cravo-da-índia é rico em eugenol puro, e encontrado em muitos antissépticos bucais e fórmulas de pasta de dente. É usado para aliviar a dor de dente e destruir bactérias na boca e pode ser aplicado topicamente para tratar dores de cabeça, resfriados, artrite e dores musculares. Um chá dos botões é apropriado para combater parasitas internos, dores de estômago, calafrios, vômitos e náuseas. Chupar alguns cravos-da-índia é um econômico refrescante de hálito.

ENDRO, ANETO (*ANETHUM GRAVEOLENS*)

Usam-se as sementes e folhas de endro como remédios e alimentos em muitas culturas diferentes. A semente contém dilanosídeo, cumarinas, óleos essenciais, flavonoides e ácidos fenólicos. Remédio para flatulência e indigestão, o endro também é um adaptógeno e uma nervina. A água de endro ou "água de gripe" é um remédio antigo usado para tratar as cólicas dos bebês.

Use endro em salada, iogurte, salada de repolho, batata, picles, feijão e fritadas. Sementes e folhas de endro vão bem em quase tudo.

❦ *Maionese Caseira de Endro* ❦

Depois de provar sua própria maionese caseira, você nunca mais voltará às variedades comerciais. A maioria das maioneses compradas em lojas usam óleos de soja ou canola, que não são os melhores óleos para a saúde. Use óleo de abacate devido a seu sabor suave ou azeite de oliva, que dará o sabor mais forte de azeitonas a essa delicada receita. Nota: Verifique a origem dos ovos que vai utilizar para saber se são de boa qualidade.

RENDE 1 XÍCARA

- 1 gema de ovo caipira grande
- 1 ½ colher de chá de suco de limão fresco
- 1 colheres de chá de vinagre de vinho branco
- ¼ de colher de chá de mostarda (opcional)
- ½ colher de chá de sal marinho
- 1 xícara de óleo de abacate ou de azeite de oliva virgem prensado a frio
- 1 colher de chá de folha de endro

Todos os ingredientes devem estar à temperatura ambiente. Bata tudo, exceto o óleo e o endro, até obter uma massa homogênea. Coloque no liquidificador e em velocidade média. Acrescente o óleo aos poucos, batendo uniformemente até engrossar. Isso pode levar de 5 a 10 minutos. Em seguida, adicione a folha de endro e mexa com a mão. Essa maionese pode ser guardada na geladeira em uma garrafa de vidro por até 2 semanas.

ERVA-DOCE, ANIS (*Pimpinella anisum*)

A erva-doce, anis-verde ou anis verdadeiro, é uma planta anual delicada e aromática (não confundir com o anis-estrelado) de uma árvore florida, que tem gosto e cheiro de alcaçuz. A semente de erva-doce é um carminativo forte, um remédio para flatulência, mas também pode ser usada para melhorar a digestão em geral. É antimicrobiana e fungicida, o que a torna útil no tratamento de infecções por cândida.

Uma simples infusão das sementes pulverizadas e peneiradas funcionará bem para tratar dores de gases. Ela tem mantido merecidamente a reputação de ser um expectorante e antiespasmódica eficaz, o que faz dela também uma erva recomendada para as vias respiratórias. Fazer uma massagem no peito com as sementes ou inalar o óleo essencial acalma as vias brônquicas e a congestão pulmonar relacionada a esse estado.

As sementes de erva-doce contêm estragol, fenilpropeno e compostos de anetol que causam a sensação de formigamento na boca quando se come um punhado de sementes. Observou-se que o anetol exibe efeitos estrogênicos, provavelmente a razão de o anis ser usado como estimulante da libido. O que também pode explicar por que uma fórmula iraniana de 500 mg de sementes de erva-doce, açafrão e aipo ingerida 3 vezes ao dia ajuda a melhorar as dores de menstruação. Para estimular o fluxo de leite na amamentação ou para seios doloridos e inchados, aplique uma forte decocção das sementes nos seios.

❦ *Erva-doce para Gases* ❦

Para aliviar as dores de gases ou reduzir os espasmos, moa 1 colher de sopa das sementes, cozinhe em 1 copo de água quente por 5 minutos, coe e beba.

❧ Pasta de Anis para os Brônquios ❧

Triture 3 colheres de sopa de sementes até obter um pó fino e adicione quantidades iguais de semente de linhaça moída. Faça uma pasta e aplique-a morna no peito ao se recuperar de uma tosse crônica ou bronquite. Usar a pasta ou inalar o óleo essencial acalma as vias brônquicas e a congestão pulmonar.

❧ Licor de Anis ❧

A sra. Maud Grieve, uma herbalista britânica do início do século XX, sugeriu tomar um licor de anis em água quente como um paliativo imediato para brônquios congestionados, asma espasmódica e bronquite.

Em caso de dúvida, compre uma garrafa de ouzo grego ou arak ou anisette francesa, adicione 1 colher de sopa de um desses licores a 1 xícara de água quente e tome 3 vezes ao dia para ajudar a aliviar um resfriado.

FUNCHO, ERVA-DOCE (*FOENICULUM VULGARE*)

O funcho é uma fonte de minerais rica em potássio, fibras e ferro, o que o torna útil no tratamento da anemia, no controle do colesterol e para manter a pressão arterial saudável. As sementes de funcho têm sido tradicionalmente usadas como tônicos digestivos, agindo como carminativas, laxantes e estimulantes digestivos e aliviando problemas digestivos relacionados à ansiedade. Também ajudam a regular a menstruação, reduzir a TPM e aliviar os sintomas da menopausa. O aroma do óleo essencial do funcho ajuda a melhorar o humor. A planta do funcho pode ser cozida no vapor e a semente, incorporada a um chá, ou apenas mastigada após uma refeição.

❧ Tomate, Queijo Panela e Pólen de Funcho ❧

SERVE DE 2 A 4 PORÇÕES

O pólen do funcho é colhido das flores e dá um poderoso toque de despertar para as suas papilas gustativas. Ele acompanha muitos alimentos, mas gosto de mantê-lo simples e apreciá-lo com os sabores simples e bem definidos de tomate e queijo.

O queijo Panela é um queijo branco feito no México que se pode comprar nos Estados Unidos. Sua textura é semelhante à do queijo *kasseri* grego e ao *paneer* indiano, sendo que ambos são bons substitutos. Também se pode usar um queijo de cabra simples.

Coloque 120 g de queijo em uma assadeira pequena, cubra com uma fatia de tomate, regue com azeite de oliva virgem prensado a frio e polvilhe com uma pitada de pólen de funcho. Asse por 5 a 7 minutos a 175 °C ou até que esteja macio e quente.

GENGIBRE (*ZINGIBER OFFICINALE*)

O gengibre é uma panaceia versátil e a raiz fresca, o pó e os doces são todos ingredientes essenciais para ter em seu armário de remédios fitoterápicos. O gengibre reduz náuseas, vômitos, inflamação e a frequência de resfriados, bem como o colesterol e melhora o metabolismo. Deve-se ter sempre um pouco da raiz fresca na cozinha. Adicionar gengibre fresco ralado ao suco de laranja o transforma em uma bebida curativa para o fígado, é um anti-inflamatório fácil de tomar e um ingrediente picante para qualquer prato. O gengibre dá "calor" à comida sem queimar como uma pimenta, e é um ingrediente importante do *curry* bengali, o qual sempre vale a pena passar uma tarde fazendo.

Gengibre, Manga e Mirtilo Cristalizados

Existem tantas maneiras maravilhosas de usar gengibre fresco e em pó. Este é um refresco favorito para uma festa de verão, com gengibre cristalizado.

RENDE 8 PORÇÕES

- 4 mangas, cortadas em cubos
- 4 xícaras de mirtilos frescos
- 1 xícara de gengibre cristalizado, finamente fatiado
- Suco de 4 limões

Misture a manga, os mirtilos, o gengibre e adicione o suco de limão fresco.

MANJERICÃO, BASÍLICO (*OCIMUM BASILICUM*)

Manjericão, o "rei das ervas", é uma erva aromática potente que desperta o sabor em qualquer alimento que toca. É anti-histamínico, bactericida, anti-inflamatório e rico em betacaroteno (um antioxidante bom para os pulmões e olhos) e vitamina K. Fácil de cultivar durante o calor do verão, pode ser generosamente adicionado a saladas e combina bem com tomate e queijo feta. Aqui estão três opções diferentes para usar o manjericão como alimento e como medicamento.

❦ Suco de Maçã com Manjericão para Congestão Nasal ❦

Uma de minhas primeiras mentoras foi a dra. Mary Raugust, pediatra, psicóloga, mãe de seis filhos e fitoterapeuta, a primeira reitora da Harvard Medical School. Era uma feminista que tinha por princípio cuidar de si mesma e dos filhos com o mínimo possível de intervenção de médicos. Lutou contra as cotas de mulheres nas escolas de medicina e foi uma das primeiras defensoras da fitoterapia para mulheres e suas famílias. Certo dia, eu estava com muita congestão nasal e dor de ouvido e, como tinha que viajar, ela fez uma receita de manjericão muito simples, mas eficaz, para eu poder entrar no avião.

RENDE 1 PORÇÃO
- 2 a 3 maçãs orgânicas grandes
- ½ xícara de folhas de manjericão frescas

Extraia o suco das maçãs para obter cerca de 240 mL de líquido. Despeje o suco no liquidificador junto com as folhas de manjericão e bata bem. Beba 240 mL. 2 vezes ao dia para aliviar a congestão dos seios da face. Para um melhor resultado, o suco deve ser feito sempre fresco antes de usar a receita.

❦ Pesto de Manjericão ❦

O pesto de manjericão é um alimento medicinal saboroso que gosto de preparar em grandes quantidades algumas vezes por ano. É uma das melhores formas de ter o manjericão sempre à mão, como alimento e medicamento. A primavera e o verão são as melhores épocas para colher manjericão fresco e reunir amigos e familiares na cozinha para fazer um pesto que pode durar vários meses no *freezer*. O manjericão e o alho são bactericidas e antioxidantes, e o azeite de oliva e os pinhões europeus, ou *pinoli*, nutrem o cérebro e as articulações. Costuma-se adicionar queijo, mas é possível fazer pesto sem o queijo romano ou parmesão, e o pesto congela melhor sem queijo.

RENDE 7 XÍCARAS (O BASTANTE PARA 4 REFEIÇÕES, SERVINDO 4 PESSOAS)

- 4 xícaras de folhas frescas de manjericão bem apertadas
- 1 xícara de pinhões europeus ou *pinoli*
- 6 dentes de alho picados
- 1 xícara de azeite virgem de oliva prensado a frio
- Sal marinho
- Pimenta-do-reino moída na hora
- 1 xícara de queijo Parmigiano ou Reggiano ralado na hora (opcional)

Coloque as folhas frescas de manjericão e os pinhões em um processador de alimentos e pulse várias vezes. Adicione o alho e pulse, adicionando lentamente o azeite em um fluxo constante para que emulsione. Adicione sal e pimenta a gosto. Se for usar queijo ralado, misture no final.

Divida as porções de manjericão em pequenos recipientes de cerca de 115 g cada, adequados para congelador, e congele até precisar do pesto para uma refeição rápida. Esse molho acompanha bem massas, vegetais, camarão, tofu ou carne bovina, ou pode ser adicionado a uma omelete.

❦ Pomada de Manjericão Anti-inflamatória para Artrite ❦

Um dos herbalistas com quem trabalhei no México demonstrou uma receita anti-inflamatória simples para articulações inchadas ou artríticas.

Moa o manjericão fresco em um almofariz ou pique no liquidificador, acrescente um pouco de banha fresca (se você não tiver banha, substitua por óleo de coco) e faça uma pasta. Aplique na articulação dolorida e envolva-a em um pano por várias horas ou durante a noite. De manhã, lave com sal marinho, seque e aplique *mota* (consulte "Linimento de Ervas" na página 41) para uso durante um dia de atividades. Faça isso por 3 dias ou pelo tempo que for necessário.

MANJERONA (*ORIGANUM MAJORANA*)

A manjerona é usada para cozinhar e também como remédio. É parecida com seu primo o manjericão, mas tem um sabor mais doce. A manjerona relaxa o sistema nervoso sem causar sonolência e alivia o estresse e a ansiedade. Rica em óleos essenciais, é um tônico para os pulmões e expectorante.

Bem conhecida como erva de tempero, a manjerona e o óleo de manjerona podem ser usados para tratar a falta de apetite, má digestão, gastrite e úlceras, e como chá é útil para intoxicações alimentares. A inalação do vapor do óleo essencial acalma e reduz a pressão arterial. A manjerona equilibra o ciclo menstrual e é também um emenagogo e galactagogo. A planta fresca tem um sabor sutil, porém profundo, de mentol e é um acréscimo maravilhoso a uma sopa de frango ou ervilha.

MASTRUZ, ERVA-DE-SANTA-MARIA (*DISPHANIA AMBROSIOIDES*)

Seu nome espanhol *epazote* vem das palavras da língua nahuatle para gambá (*epatl*) e suor (*tzotl*) por causa de seu mau cheiro, embora tenha um gosto delicioso. Pode ser encontrada na maioria das hortas caseiras no México, bem como em mercados de fazendeiros e lojas mexicanas nos Estados Unidos. É uma erva básica da culinária mexicana que tempera feijão preto, *quesadillas, tamales, chilaquiles* e *enchiladas*. O mastruz faz parte da família de plantas chamadas no México de "pata de ganso", que também compreende a quinoa (*Chenopodium quinoa*), quelitas (*Amaranthus polygonoides*) e huauzontle (*Chenopodium nuttalliae*), com seus característicos botões comestíveis verdes fechadinhos. O mastruz contém óleo de quenopódio e ascaridol, ambos anti-helmínticos eficazes; daí seu outro nome, "semente de vermes". Beba um chá feito com mastruz seco por 10 dias para expulsar os vermes intestinais.

❧ *Queijo Grelhado e Mastruz* ❧

Mastruz e queijo são uma combinação perfeita; o sabor pungente do mastruz é balanceado pelo sabor rico, cremoso e sutil de um queijo grelhado. Uma receita simples é fazer um sanduíche de queijo grelhado com seu queijo preferido e algumas folhas de mastruz e tomates fatiados. Se não quiser usar pão, pode-se colocar um queijo grelhado como um queijo branco (no México "*queso panela*"), queijo indiano *paneer* ou um queijo grego como *saganaki* em uma frigideira pequena, colocar por cima tomates em fatias finas e folhas de mastruz e tampar enquanto tudo derrete.

MOSTARDA, SEMENTE (*BRASSICA JUNCEA*; *BRASSICA NIGRA*; *SINAPIS ALBA*)

As sementes de mostarda em geral são moídas e misturadas com água e vinagre para criar uma especiaria. Quando torradas, são amplamente utilizadas na culinária indiana. Ricas em selênio e magnésio, são anti-inflamatórias. Os cataplasmas de sementes de mostarda podem ser aplicados no tratamento de nevralgia, ciática, gota e pneumonia. Suas qualidades pungentes e aquecedoras também a tornam eficaz para infecções de pele. As sementes de mostarda são usadas na recuperação de câncer, diabetes, doenças cardiovasculares e dores neuropáticas.

ORÉGANO (*Origanum vulgare*)

O orégano grego regula e alivia a menstruação irregular e dolorosa e reduz os sintomas vasomotores na menopausa, tornando-o útil para mulheres de todas as idades. Quando concentrado como óleo, é um potente antibacteriano, antifúngico e reforça o sistema imunológico. O óleo de orégano ajuda a reduzir os sintomas de resfriados e crescimento excessivo de bactérias no intestino delgado. A planta fresca pode ser usada diariamente, mas o óleo em cápsulas deve ser usado no máximo 10 dias por mês, seguido por alimentos ricos em probióticos.

ORÉGANO-MEXICANO (*Lippia graveolens*)

O orégano-mexicano é um membro da família da verbena e é usado para dar um toque cítrico aos alimentos. Tem sabor semelhante ao do orégano, e é rico em timol, o que lhe confere qualidades antissépticas.

PÁPRICA (*Capsicum annuum*)

A páprica é o tempero moído de diferentes variedades da espécie *Capsicum annuum*, em geral chamados de pimentão comum ou o pimentão-tomate. A páprica pode variar de leve a picante: a páprica doce é feita a partir do pimentão esmagado com metade das sementes removidas, e a páprica picante é pimentão esmagado com todas as partes da pimenta usadas. Ela é usada na culinária para dar sabor e colorir o arroz, guisados, sopas e carnes. É um tempero popular usado na culinária húngara, mexicana, portuguesa e crioula. É também um antioxidante e reduz os níveis de glicose no sangue.

🌿 Shakshouka 🌿

É uma receita fácil e rápida para qualquer refeição do dia, mas ainda assim oferece sabores complexos dignos de desjejuns festivos. Baseado na páprica defumada, o *shakshouka* se originou na Tunísia e agora é apreciado em todo o mundo. Eu o adaptei um pouco para adicionar especiarias medicinais. É semelhante ao prato mexicano *chilaquiles*, embora em vez de um molho vermelho de orégano, ele reforça um perfil com sabor de páprica e cominho.

RENDE DE 4 A 6 PORÇÕES

- 4 xícaras de azeite de oliva virgem prensado a frio
- 1 cebola pequena bem picada
- 1 dente de alho bem picado
- 2 colheres de chá de páprica defumada em pó
- 2 colheres de chá de sementes de coentro em pó
- ½ colher de chá de cardamomo em pó
- ½ colher de chá de sementes de cominho
- ½ colher de chá de sal marinho
- ½ colher de chá de pimenta-do-reino moída na hora
- 1 pimentão vermelho
- Duas latas de 400 g de tomate picado
- 4 tomates romanos, picados
- 1 pitada de pimenta-caiena em pó (opcional)
- 4 a 6 ovos caipiras
- Queijo feta (opcional)
- Coentro fresco ou salsa, picados

Em uma frigideira funda em fogo médio, coloque o azeite e refogue a cebola, o alho e o pimentão. Quando as cebolas estiverem translúcidas, adicione todos os tomates, mexa e, em seguida, adicione todos os temperos e deixe cozinhar em fogo baixo por 30 minutos. Faça pequenos buracos no molho, um para cada ovo e, em seguida, despeje delicadamente um ovo em cada um. Polvilhe com queijo feta, se for usar, tampe e cozinhe por 5 minutos em fogo baixo ou até que os ovos estejam totalmente cozidos. Quando estiver pronto para servir, adicione 1 ou 2 ovos a cada prato com bastante molho e cubra com coentro ou salsa frescos.

PIMENTA-CAIENA (*Capsicum annuum*)

A pimenta-caiena ou pimenta-de-caiena é um tempero popular na culinária, principalmente nas Américas. É um poderoso rubefaciente e vasodilatador. É considerado um dos estimulantes mais potentes no mundo das plantas; portanto, se estiver precisando de um estímulo para um estado de bem-estar, pense na pimenta-caiena. A capsaicina da pimenta-caiena ajuda a livre circulação do sangue pelo corpo, o que dá a essa planta suas qualidades de aquecimento. É excelente para pessoas que tendem a ficar resfriadas com facilidade. A capsaicina também é capaz de diluir o muco, o que é especialmente útil para congestão nasal e do peito. A pimenta-caiena estimula o hipotálamo (um centro de resposta cerebral ao estresse) e, assim, pode resfriar o corpo. Topicamente, ela é usada para tratar as dores de espasmos musculares, entorses e pleurisia.

A capsaicina pode ser comprada em forma de creme sem receita ou, em doses mais altas, em cremes controlados preparados em farmácias de manipulação, para quem sofre de dor intensa de fibromialgia ou neuropatia.

❦ *Chocolate Quente com Pimenta-caiena* ❦

RENDE DE 1 A 2 PORÇÕES

Quem poderia ignorar uma bebida deliciosa que aquece e depois volta a aquecer? Pimenta-caiena e chocolate são primos-irmãos. Ambos originários do México, eles se complementam de maneiras surpreendentes. Esta receita é boa para o coração, para o cérebro e para o espírito.

Adicione 1 colher de sopa de mel cru ou 10 gotas de estévia a 2 xícaras de leite ou leite de coco ou de cânhamo, ou qualquer mistura de sua preferência. Aqueça o leite em uma panela e misture 2 colheres de sopa cheias de cacau em pó sem açúcar com um batedor de arame. Retire do fogo e acrescente 1 pitada de pimenta-caiena moída para aquecer seu coração.

❦ *Alegria de Chocolate, Pimenta-caiena e Coco* ❦

Meu marido, Rudolph, criou este doce de chocolate com coco e pimenta-caiena. Preparar esta receita leva algum tempo, portanto reúna crianças e idosos em um fim de semana e faça uma pilha de doces saudáveis para todos levarem para casa. Essa receita rende uma boa quantidade de doces que podem ser congelados.

RENDE 24 DOCES

- ½ xícara de agave escuro, mel cru ou xarope de bordo; ou 20 a 25 gotas de estévia líquida
- 2 colheres de sopa de manteiga
- 2 xícaras de coco ralado sem açúcar, levemente embalado
- ¼ a ¾ colher de chá de pimenta-caiena moída, dependendo do seu gosto
- 500 g de chocolate amargo (sem adição de açúcar), picado ou partido em pequenos pedaços
- 30 a 35 amêndoas levemente torradas e sem sal

Em uma panela com cabo, leve o agave à fervura moderada, em fogo médio. Adicione a manteiga e deixe derreter, mexendo ocasionalmente. Depois de os ingredientes estarem totalmente misturados, retire do fogo e deixe descansar por 2 a 3 minutos. Adicione o coco aos poucos, mexendo até que esteja totalmente revestido pela massa. Em seguida, adicione a pimenta-caiena. **Nota:** Ao fazer o doce pensando nas crianças, separe um pouco da mistura antes de adicionar a pimenta-caiena, caso as crianças não gostem do "sabor picante".

Coloque uma folha de papel manteiga em uma tábua de corte limpa. Despeje a mistura de agave e coco sobre o papel manteiga, espalhando-a com uma espátula ou com uma faca cega, para obter uma camada com cerca de 12 mm de espessura. Forme um retângulo de 23 x 10 cm e cubra com outro pedaço de papel manteiga. Role levemente a mistura com um rolo de macarrão ou uma garrafa, pressionando para fora até que ela chegue a cerca de 6 mm de espessura. Deixe a mistura esfriar um pouco, remova o papel manteiga de cima e corte a mistura em tiras de cerca de 2,5 cm de largura. Trabalhando transversalmente, corte as tiras novamente em retângulos de 5 cm. (Dica: Espalhe manteiga na faca para evitar que a mistura grude.) Deslize os quadrados de coco, ainda no papel, para uma forma de meia folha, deixando-os na geladeira enquanto prepara o chocolate.

Em seguida, faça um banho-maria para o chocolate. Adicione o chocolate em uma tigela que suporte calor e coloque sobre uma panela com água fervente, mas não deixe que a tigela toque na água. Derreta o chocolate, mexendo sempre, com uma espátula de silicone, até ficar homogêneo e retire do fogo.

Coloque outro pedaço de papel manteiga na tábua de corte. Trabalhando rápido enquanto o chocolate ainda está quente, espalhe uma fina camada em um retângulo mais ou menos do tamanho de uma folha dos quadrados de coco, usando apenas metade do chocolate derretido. Quando terminar, coloque na geladeira para esfriar por 15 minutos ou até ficar firme. Retire os quadrados de coco e o chocolate da geladeira e vire imediatamente os quadrados por cima do chocolate. Pressione com firmeza usando as mãos. Remova o papel manteiga do coco. Com uma faca, separe os quadrados e o chocolate seguindo os cortes feitos anteriormente.

Coloque uma amêndoa torrada em cada quadrado. Usando uma colher, despeje o resto do chocolate derretido nos quadrados, criando uma camada uniforme. Leve à geladeira por 20 a 30 minutos para que o chocolate endureça. Recorte os quadrados e leve à geladeira até a hora de servir.

PIMENTA-DA-JAMAICA (*Pimenta dioica*)

Os frutos secos e verdes dessa árvore tropical são conhecidos como pimenta-da-jamaica, pimenta jamaicana ou murta-pimenta. Foi descoberta pelos ingleses no século XVII, que a chamaram de *allspice* – "todas as especiarias" – porque continha toques de canela, noz-moscada, zimbro, pimentão e cravo. A pimenta-da-jamaica é a base da culinária caribenha. É usada para dar sabor à mistura de temperos jamaicana, *curry* em pó, misturas de picles, molhos, salsichas, frios e especiarias. A pimenta-da-jamaica contém eugenol, um potente bactericida e antisséptico, o que pode ser a razão de ela ser usada também para curar e conservar carnes. Na Costa Rica, é usada para tratar indigestão e diabetes. Na Guatemala, as bagas são esmagadas para tratar hematomas, dores nas articulações e músculos. Na medicina ayurvédica, é usada no tratamento de dores de dente e congestão das vias respiratórias. Também é um ingrediente central na maioria dos molhos mexicanos e misturas de temperos jamaicanos. Lembre-se de que os óleos essenciais da pimenta-da-jamaica evaporam facilmente; então compre em pequenas quantidades e guarde em uma jarra de vidro âmbar com tampa bem apertada. As lições e receitas listadas aqui irão ajudá-la a conhecer melhor este tempero culinário de propriedades curativas.

❦ Aula de Especiarias ❦

Durante o período colonial americano, os piratas caribenhos popularizaram um prato chamado *boucan* ou *buccan*, que consistia em carne marinada com pimenta-da-jamaica. Entre o povo Taíno do Caribe, os piratas eram chamados de *boucaniers*, ou bucaneiros. *Buccan* também está relacionado ao que os espanhóis chamavam de *barbacoa*, mais tarde denominado *barbecue* em inglês, para nós "churrasco".

❦ Chá de Pimenta-da-jamaica ❦

RENDE 1 PORÇÃO

Na Jamaica, um chá feito de bagas de pimenta-da-jamaica é usado para tratar resfriados, cólicas menstruais e dores de estômago. Macere levemente 1 colher de sopa das bagas, cozinhe por 15 minutos em 1 xícara de água fervente e coe. Beba de 1 a 2 xícaras por dia, por até 1 semana, conforme necessário.

❦ Molho Mexicano de Chocolate ❦

Nesta receita, você trabalhará com pimenta-da-jamaica, pimenta-malagueta e muitos outros componentes para obter uma combinação divina de chocolate quente picante, que despertará o sabor em tudo o que tocar, especialmente frango, peru ou até mesmo tofu.

O segredo para trabalhar com pimenta-malagueta é entender que a água só espalha a sensação de queimado, seja na boca ou nas mãos; então se você comer algo muito picante, coloque 1 pedaço de pão ou 1 colher de arroz na boca. Minha comadre Alicia me ensinou esse truque simples para evitar os efeitos pungentes dos óleos voláteis da pimenta: Depois de mexer com pimenta, esfregue as mãos no cabelo (não esfregue os olhos!). Para que os óleos sejam absorvidos pelo cabelo. Aí você estará pronta para lavar as mãos com água e sabão.

Mole significa "molho" no México. Sua consistência e uso refletem o amálgama do uso de especiarias e técnicas alimentares europeias e mexicanas. Conheci o *mole negro* na minha primeira viagem a Oaxaca e ele tem sido uma das bases da minha culinária desde então. Embora não se encontre *moles* no oeste do México onde moro, nos últimos anos, muitos *Oaxaqueños* viajaram para o norte com seus *moles* espetaculares para compartilhar em festivais ao ar livre. Os *moles* duram bastante, então faça uma boa porção para usar logo e congele o resto. O calor da pimenta-da-jamaica e da pimenta-malagueta vão aquecê-la e nutri-la em um dia frio, ou ajudá-la a suar em um dia quente. O *mole* mexicano costuma ser servido com pão ou *tortilla*, mas deixei esses ingredientes de fora em consideração a nossos amigos que necessitam de alimentos sem glúten. Você ficará contente por usar a pimenta-da-jamaica para esse prato especial e para outros ingredientes como pimenta, banana-da-terra, orégano-mexicano (*Lippia graveolens*) e canela mexicana. Para obter esses ingredientes, vá até uma loja de comida mexicana ou compre *on-line*.

Minha receita é uma combinação das várias que encontrei ao longo dos anos, começando com a da conceituada *chef* Diana Kennedy. O *mole* mexicano é muito flexível, então certamente se pode experimentar um pouco.

RENDE 8 XÍCARAS (O SUFICIENTE PARA 2 kg DE FRANGO, PORCO OU TOFU)

- 10 pimentas-malagueta *guajillo* secas
- 7 pimentas *mulato negro* secas
- 7 pimentas *pasilla* (ou *pasilla chile* ou *chile negro*) secas
- 4 pimentas cascavel secas
- 4 colheres de sopa de óleo de abacate
- 8 dentes de alho separados
- 1 cebola branca pequena, descascada e cortada em quartos
- 2 cravos-da-índia inteiros
- 4 bagas de pimenta-da-jamaica inteiras
- ¼ de xícara de sementes de gergelim, torradas até dourar
- 1 colher de chá de anis
- 1 colher de chá de canela mexicana em pó
- 1 colher de chá do orégano-mexicano
- 6 grãos de pimenta-do-reino
- 1 folha de erva-santa e
- 2 bananas-da-terra grandes
- 2 damascos secos
- 500 g de chocolate amargo derretido
- ¼ de xícara de amêndoas cruas
- ½ xícara de passas

Torre todas as pimentas em uma frigideira grossa de ferro fundido até que as peles comecem a formar bolhas. Enquanto estiver torrando, abra todas as janelas e tome cuidado para não inalar a fumaça. Corte fora os caules, sementes e os veios das pimentas e, em seguida, mergulhe-as em 3 xícaras de água bem quente até ficarem macias. Guarde as pimentas e a água para mais tarde. Aqueça 2 colheres de sopa do óleo, acrescente o alho e a cebola e cozinhe por 3 a 5 minutos, até ficarem macios. Adicione o cravo, as bagas de pimenta-da-jamaica, o anis, a canela, o orégano e a pimenta em grãos em um moedor de especiarias e moa até o pó ficar bem fino. Em seguida, em pequenas quantidades, misture no processador de alimentos o alho e a cebola, as pimentas-malagueta, a erva-santa, as bananas-da-terra, os damascos, o chocolate, as amêndoas, as sementes de gergelim e as passas, junto com os temperos moídos. Enquanto vai batendo, vá adicionando pequenas quantidades da água em que se marinou as pimentas, até obter uma pasta bem lisa.

Coloque o resto do óleo de abacate em uma frigideira e acrescente a pasta, fritando delicadamente por todos os lados até que ela esteja seca e macia, o que vai levar cerca de 15 a 20 minutos. Quando esfriar, leve à geladeira (ou congele) até quando for usar. Essa preparação também pode ser diluída com 2 xícaras de caldo de frango, ao misturá-la com frango, porco (ou até mesmo tofu).

❦ *Marinada de Mistura de Especiarias* ❦

Esta receita destaca a pimenta-da-jamaica, potencializada por outras especiarias que realçam seu sabor e sua ação. Use esta receita para temperar frango, camarão, carne de porco ou verduras.

O nome em inglês *jerk* – mistura – refere-se à prática culinária de especiarias que evoluiu a partir do contato transcultural. Ele foi desenvolvido quando os africanos levados como escravos para o Caribe entraram em contato com os povos indígenas Arawak e Taíno. Para obter o melhor sabor, prepare a receita com antecedência.

RENDE DE 1 A 2 REFEIÇÕES MARINADAS PARA 4 PORÇÕES
INGREDIENTES SECOS

- 1 colher de sopa de pimenta-da-jamaica moída
- 1 colher de sopa de folhas secas de tomilho
- 1 colher de chá de sal marinho
- 1 colher de chá de grãos de pimenta-do-reino
- ¼ de pau de canela
- ¼ de colher de chá de pimenta-caiena em pó (opcional)
- 2 colheres de sopa de açúcar mascavo

INGREDIENTES ÚMIDOS

- 1 dente de alho
- 2,5 cm de gengibre fresco, descascado

Moa os ingredientes secos em um moinho de especiarias e bata os úmidos no liquidificador. Combine os componentes úmidos com os secos e misture bem com uma espátula. Esfregue na carne ou nos vegetais e deixe marinar por algumas horas na geladeira. Em seguida, asse no forno.

Pode-se preparar também os ingredientes secos em maior quantidade e armazená-los separadamente em um local fresco e seco, acrescentando os ingredientes úmidos quando for necessário para uma refeição mais tardia. Se sobrarem ingredientes úmidos, pode-se guardá-los em uma jarra de vidro na geladeira por até 1 mês.

RAIZ-FORTE (*ARMORACIA RUSTICANA*)

Costuma-se preparar a raiz desta planta cortando ou ralando o tubérculo e preservando-o imediatamente em vinagre ou ácido cítrico. A raiz-forte contém óleo de mostarda e isotiocianato de alila, óleos essenciais que são liberados quando a raiz é cortada. A raiz-forte é um estimulante, laxante, rubefaciente, diurético e antisséptico. É um alimento especialmente indicado para acompanhar refeições gordurosas e/ou oleosas, estimulando o sistema digestivo para uma melhor absorção. Em uso externo, a raiz-forte é um poderoso rubefaciente, o que o torna útil para doenças musculoesqueléticas. É indicado para as infecções do trato urinário (ITU), bronquite aguda, resfriados, dor de garganta e sinusite. A raiz-forte é um complemento comum para o jantar do Seder na Páscoa, compartilhado como um vegetal amargo, um símbolo da amargura da escravidão.

> ### ❦ *Vinagre de Raiz-forte ou Mel* ❦
>
> A raiz-forte é um ingrediente central na receita da *Caliente Curación* na página 70; no entanto, se precisar de ajuda numa situação de emergência, o vinagre de raiz-forte ou mel de raiz-forte vão resolver.
>
> Rale bem a raiz-forte recém-descascada e adicione ½ colher de chá de raiz-forte por xícara de mel cru. Deixe em repouso por várias horas. Tome 1 colher de chá a cada 4 horas. Não tome mais do que a dose recomendada, pois pode fazer mal ao estômago.

SAL MARINHO

Usa-se frequentemente o sal marinho combinado com ervas para realçar os sabores dos alimentos e para aumentar os efeitos de limpeza e restauração das ervas em banhos de sal. O sal marinho não refinado contém mais de noventa minerais que auxiliam na saúde dos ossos, na digestão e no sono. Desejo de sal pode ser um sinal de fadiga das suprarrenais, e sal marinho é especialmente bom para combinar com ervas ao sentirmos fadiga e exaustão, pois incentiva a função adrenal.

SEGURELHA (*SATUREJA HORTENSIS*)

A segurelha compreende várias espécies do gênero *Satureja* e é normalmente usada como tempero ou chá. A segurelha de verão e a de inverno são duas espécies comumente usadas na alimentação e na medicina. A de inverno pode ser transformada em um tônico antisséptico, carminativo e digestivo e é usada no tratamento de congestão brônquica, náuseas, diarreia e dores menstruais. Em uso externo, pode-se usar um cataplasma de segurelha de inverno para tratar picadas de insetos e de abelhas. A segurelha de verão é utilizada no tratamento da hipertensão.

TAMARINDO (*TAMARINDUS INDICA*)

O fruto em forma de vagem da árvore do tamarindo é rico em vitamina C, ácido málico, ácido tartárico e bitartarato de potássio, o que lhe confere qualidades laxantes e ácidas, tornando-o eficaz na remoção de resíduos da vesícula biliar e no tratamento de infecções do trato urinário.

A polpa é usada na culinária indiana como molho ou *chutney*, e na culinária mexicana se faz com ela uma refrescante água de tamarindo gelada (veja receita a seguir). As vantagens de consumir a planta são, entre outras, baixar o colesterol e o açúcar no sangue, ter pele saudável, diminuição do apetite e melhoria da digestão. O tamarindo também é usado junto com o mel para abaixar a febre e aliviar dores de garganta.

Água de Tamarindo

RENDE 8 XÍCARAS

Existe pasta de tamarindo pronta para comprar, mas se você tiver a sorte de poder colher os frutos, comece descascando o fio da parte de trás e retirando a delicada casca pegajosa. Planeje usar 120 g de pasta ou cerca de 15 vagens. Enquanto isso, ferva 2 litros de água.

Depois de ter a pasta ou os frutos prontos, coloque-os em uma tigela de aço grande e despeje nela cerca de 1 litro da água fervida; cubra e deixe descansar até que esteja frio o suficiente para manusear. Em seguida, com as mãos muito limpas e recém-lavadas, retire as sementes das vagens (e quaisquer restos de sementes da pasta) e, em seguida, coe as sementes e os resíduos para reter a polpa pura e diluída. Adicione o resto da água quente a gosto e adoce com um pouco de mel ou estévia. Deixe esfriar e beba com cubos de gelo no verão ou quente, no inverno. É uma bebida muito ácida, mas são os taninos que tornam o tamarindo medicinal, por isso não adoce muito. Também se pode fazer cubos de gelo e picolés maravilhosos para crianças de todas as idades.

TOMILHO (*Thymus vulgaris*)

A flor, as folhas e o óleo da planta do tomilho são úteis no tratamento de infecções respiratórias, bronquite, dor de garganta, febre e tosse. Pode-se usar um chá de folhas de tomilho para reduzir os sintomas de um resfriado. Também atua como um tônico digestivo, carminativo e diurético. Em uso externo, alivia a inflamação, e o óleo de tomilho aplicado no couro cabeludo é usado tradicionalmente para estimular o crescimento do cabelo. O tomilho contém timol, um poderoso antisséptico que costuma ser adicionado a enxagues bucais, desinfetantes para as mãos e remédios para acne.

CONCLUSÃO

As especiarias ardem na língua, prendem a respiração, fazem os dedos arderem e nossa comida ganhar vida, pois nos trazem prazer e revelam histórias ocultas de outras culturas do mundo. Ao explorar essas receitas, mergulhe no desconhecido, escolha uma resposta sensorial que você procura ou um remédio de que precisa e tire uma longa tarde para mergulhar as mãos em uma tigela de sementes e raízes em pó que prometem encantar, pois trazem saúde e bem-estar.

Capítulo 6
Plantas Espirituais: Encontro com a Deusa Interior

Há milênios as mulheres do mundo todo vêm explorando seus reinos internos e alterando seus estados de consciência – desde que nossos amigos de quatro patas cheiraram pela primeira vez um punhado de cogumelos e, de olhos brilhantes, nos mostraram suas descobertas. Ingerimos essas "plantas espirituais" para aprimorar nossa consciência, acalmar os nervos, aumentar a energia para a luta e também como caminho para a comunhão com o divino. Alguns até sugerem que, no Jardim do Éden, Eva não comeu a maçã, mas sim o sagrado cogumelo alucinógeno amanita (*Amanita muscaria*), que a levou (e também a Adão) a vivenciar a deusa interior, dando origem ao que hoje chamamos de religião.

As plantas espirituais entram na nossa vida por muitos motivos e servem a muitos propósitos, quer planejados ou descobertos no momento. Historicamente, sempre as usamos junto com outras plantas – em geral no contexto de tradições rituais formalizadas. Essas tradições se enraízam nas práticas femininas espirituais e de cura: as cerimônias de peiote entre os Wixárika do México central, as cerimônias com ayahuasca (*Banisteriopsis caapi*) na região oeste do Brasil e até mesmo os enemas realizados com pulque, a seiva fermentada do agave, planta associada a Mayahuel, a deusa da fertilidade. Já aprendemos muito sobre o uso das plantas espirituais com mulheres indígenas de muitas culturas, e hoje temos guias sobre o uso das plantas, disponíveis para todos nós, para podermos aprender, crescer e comemorar a comunidade.

Na nossa vida moderna, sempre em mudança, nos envolvemos em práticas culturais e espirituais com plantas que são nossas aliadas – tomando microdoses de cogumelos para ajudar a nossa produtividade e nosso ânimo, viajando pelas terras amazônicas para participar de cerimônias com ayahuasca ou entrando em clínicas para tratar o vício de opiáceos com ibogaína – tudo isso a fim de encontrar sentido na vida e melhorar nosso bem-estar.

Essas plantas espirituais, também chamadas de "enteógenos" (referência à deusa interior), abrem nossa visão interior, nos ajudam a dormir, curam nossas feridas e nos ajudam a transformar nossa profunda ansiedade sobre o desconhecido da morte iminente, mostrando-nos algo maior do que nós mesmos.

SEGURANÇA NO USO DAS PLANTAS ESPIRITUAIS

Há muitas questões de segurança que devemos considerar ao usar plantas espirituais. Nos últimos anos, algumas delas foram proibidas ou vivem no limiar da legalidade – uma terra de ninguém, em constante mudança, com leis vagas, onde alguns estados ou países permitem seu uso, ou o permitem apenas sob certas condições. A *cannabis* medicinal ou recreativa é talvez o exemplo mais importante, mas mesmo as plantas que entram na composição da Ayahuasca em geral não são regulamentadas; contudo, o principal componente psicoativo, N, N-Dimetiltriptamina, é classificado como droga ilegal de "nível 1". Também precisamos nos precaver contra a adulteração das plantas espirituais. Por exemplo, veja-se o Kratom (*Mitragyna speciosa*): devido à crescente comercialização, vem sendo encontrada adulterada com diversas drogas perigosas, o que em alguns casos já levou à morte.

Ao usar algumas plantas espirituais, em especial as que induzem experiências alucinógenas, é aconselhável procurar um guia experiente. Ao usar substâncias vegetais para recuperar a saúde mental, para depressão, vício ou trauma, procure profissionais de saúde experientes e licenciados. Muitos médicos, incluindo psiquiatras, estão usando plantas em seus tratamentos, e seu apoio profissional e ambiente seguro devem garantir uma experiência positiva.

Por fim, a segurança vai além das propriedades de uma dada planta espiritual; também se aplica à segurança ao participar das cerimônias com a planta. As mulheres podem ser vulneráveis a predadores sexuais, sejam eles líderes de um retiro espiritual ou outros participantes, quer durante ou após essas cerimônias. Planejamento prévio, pesquisa e estratégias específicas de autocuidado são essenciais para garantir a segurança.

Neste capítulo, incluo plantas espirituais que podem ser usadas para melhorar nosso ânimo (kava, erva-de-são-joão, valeriana e passiflora), bem como plantas que fazem nosso espírito voar alto, como enteógenos ou psicodélicos. Usamos as plantas espirituais para quatro propósitos principais, que também se cruzam: recreação, rituais, terapia e microdosagem. A lista de plantas espirituais a seguir não é exaustiva, mas reflete mais as plantas comumente usadas ou de fácil acesso no hemisfério ocidental. Não incluí plantas com perfil de segurança questionável, ou onde a própria espécie da planta está ameaçada e, portanto, deve ser deixada em paz. Como acontece com qualquer uso de plantas, mas especialmente com plantas que alteram a consciência, creio que se deva realizar uma exploração interna, no contexto de um ritual, contando com apoio, e também uma investigação completa dos possíveis efeitos colaterais e contraindicações específicas de cada pessoa.

ATENÇÃO: Nenhuma dessas plantas deve ser usada durante a gravidez ou lactação.

AYAHUASCA, CAAPI, CIPÓ-MARIRI (*Banisteriopsis caapi*)

A palavra *ayahuasca* significa "cipó das almas" e se refere tanto à bebida quanto ao próprio cipó. A ayahuasca também é conhecida como *yage*, *huasca* ou *caapi* em diferentes culturas. É uma bebida feita com o cipó *Banisteriopsis caapi* e outras plantas psicotrópicas como chacrona (*Psychotria viridis*), sanhaçaiba (*Psychotria carthagenensis*) ou chaliponga (*Diplopterys cabrerana*), e é rica na molécula dimetiltriptamina (DMT), que é encontrada em centenas de plantas que imitam o neurotransmissor serotonina no cérebro. O DMT também ocorre na glândula pineal humana, levando os pesquisadores a teorizar que o DMT é o facilitador químico das experiências místicas e de quase morte. Todos os países tornaram ilegal o DMT em sua forma purificada.

A ayahuasca é usada há séculos pelos povos indígenas do Alto Amazonas para fins espirituais e medicinais. Seu uso alcançou o Peru, onde é usada como medicamento. É comum combinar a ayahuasca com a cura xamânica e a psicoterapia para um paciente se recuperar do vício em drogas. Estudos sugerem que não há efeitos negativos do uso a longo prazo da ayahuasca. O *status* legal da ayahuasca nos Estados Unidos está se modificando e é incerto.

CAFÉ (*Coffea arabica*)

O café é uma droga, não uma bebida; assim, use como se fosse uma droga! Tomar café em pequenas doses é um antidepressivo suave que melhora o humor e ajuda a manter o foco, a atenção e a produtividade. Em quantidades maiores, pode contribuir para a ansiedade e palpitações cardíacas. As mulheres metabolizam o café mais lentamente do que os homens, razão pela qual precisamos tomá-lo mais cedo, no início do dia. Vamos lembrar que 200 g de café contêm cerca de 80 mg a 135 mg de cafeína. A cafeína se liga aos receptores de adenosina no cérebro, os quais, sem a presença da cafeína, costumam causar sonolência e depressão no sistema nervoso central. Na presença de cafeína, que se liga a esses receptores, a atividade das células nervosas se acelera, criando um efeito estimulante. O consumo de café está associado a um menor risco de doenças cardíacas; também diminui a probabilidade de certos tipos de câncer, diabetes, doenças hepáticas e distúrbios cognitivos como o mal de Parkinson. O café pode ser ingerido por via oral ou retal. Quando usado para enemas, ajuda na desintoxicação do fígado (ver página 63). Só se deve consumir café orgânico, para evitar ingerir produtos químicos usados no cultivo e processamento dos grãos.

CANNABIS (CANNABIS SATIVA)

A *cannabis* também é conhecida como *marijuana*, maconha, erva e ganga. É chamada de "néctar divino" e tem sido usada para tratar dores e distúrbios do sono desde a Antiguidade. Há três espécies da planta: *Cannabis sativa*, *Cannabis indica* e *Cannabis ruderalis*. O tetraidrocanabinol (THC) é o principal composto psicoativo encontrado na *cannabis*; o canabidiol, ou CBD, é o composto químico não psicoativo, que frequentemente equilibra a ansiedade induzida pelo THC.

As mulheres de Tebas, que eram tecelãs de seda do século XII, usavam a *cannabis* para diminuir a tristeza e adoravam a antiga deusa Asherah queimando *cannabis* como incenso e ungindo o corpo com a resina da planta. Seshat, a deusa egípcia da sabedoria e da escrita, é retratada no templo de Luxor com uma coroa de folhas de *cannabis*. Os Papiros de Ebers marcam o uso da *cannabis* por seus benefícios ginecológicos, e hoje em dia é possível comprar supositórios vaginais ricos em CBD para diminuir a dor da menstruação. A *cannabis* é benéfica para uma grande variedade de problemas, incluindo transtorno de estresse pós-traumático (PTSD), depressão, ansiedade, enxaqueca e dores. A *cannabis* tem como alvo os receptores de memória no cérebro, e provavelmente é por isso que as pessoas que têm lembranças traumáticas a usam para esquecer. No final dos anos 1800, dava-se maconha para as parturientes devido à sua notável capacidade de causar contrações uterinas durante o trabalho de parto. Mais tarde, em meados dos anos 1900, era usada para cólicas menstruais e enxaqueca. O neurologista Ethan Russo cunhou o termo "síndrome de deficiência de endocanabinoide", que ele sugere ser responsável por diversos sintomas, incluindo PTSD, fibromialgia, enxaqueca, síndrome do intestino irritável e vários transtornos alimentares, todos os quais podem ser tratados com *cannabis*.

A *cannabis* está disponível em uma variedade de produtos que contêm quantidades variadas de THC e CBD. Pode ser usada para fumar e em extratos, versões comestíveis e óleos para uso tópico ou interno. Como em todos os medicamentos fitoterápicos e plantas espirituais, o controle dos efeitos é importantíssimo, e sempre se começa com uma dose baixa. Também se deve considerar o método de absorção. Por exemplo, pode-se ter menos controle sobre os efeitos após ingerir e digerir a *cannabis* do que com outros métodos, como absorver por tintura ou fumar, que podem ser regulados de forma mais eficaz. Há algumas evidências de que a *cannabis* rica em CBD pode ser usada para tratar doenças neurológicas graves e atuar como anticonvulsivo na epilepsia. Em vista das variedades de epilepsia e de todos os desafios envolvidos nas intervenções comuns de tratamento, o uso da *cannabis* para epilepsia justifica a colaboração com um neurologista. Por fim, um considerável volume de literatura sugere adiar o uso de *cannabis* (a menos que indicado para fins médicos) pelos adolescentes, até que seu desenvolvimento neurológico esteja completo, no início da idade adulta.

❧ *Bhang Lassi com óleo CBD* ☙

Bhang lassi é uma bebida tradicional, que é feita triturando as flores de *cannabis* até formar uma pasta e misturando essa pasta com leite, mel e especiarias. Este lassi usa óleo de CBD (não THC) para aliviar a dor das cólicas menstruais, controlar dores crônicas ou induzir o sono. Teste os efeitos do lassi antes de precisar dele e quando você não precisar ir ao trabalho ou a algum evento social. Considere uma dose na faixa de 2,5 a 20 mg para a dor crônica, e de 40 mg a 160 mg para distúrbios do sono. Eu sempre sugiro começar com 5 mg de óleo CBD e aumentar lentamente até começar a sentir o efeito. A *cannabis* digerida com alimentos leva mais tempo para agir do que outras formas de consumo, porém os efeitos também duram mais.

RENDE 1 XÍCARA

- ½ xícara de iogurte de leite integral
- ½ xícara de leite de coco
- 2 colheres de sopa de manteiga de amêndoa
- ¼ de xícara de mel local *in natura*
- 2 cm de gengibre fresco *ou* ¼ de colher de chá de gengibre em pó
- 1 pitada de garam masala
- 1 colher de chá de água de rosas
- 5 mg de óleo de CBD comestível

Coloque todos os ingredientes no liquidificador e bata até a mistura ficar homogênea. Acrescente gelo, se desejar.

CHOCOLATE (*THEOBROMA CACAO*)

O chocolate, chamado de alimento dos deuses, é um remédio, melhora o humor e é o elixir do amor. É um dos grandes presentes que o México deu ao mundo. O chocolate (sem açúcar, é claro) é rico em antioxidantes e minerais que favorecem a saúde do coração e do cérebro. Pode ser adicionado à comida para realçar o sabor ou ingerido puro. É um bom substituto para o café da tarde, pois fornece energia sem estimular demasiadamente.

ATENÇÃO: Devido ao seu alto nível de arginina, o chocolate deve ser tomado apenas em ocasiões especiais e em quantidades muito pequenas por pessoas com doença do reflexo gastroesofágico (DRGE) ou sujeitas a surtos de herpes simples. Nesses casos, antes de comer chocolate tome uma dose de até 3 g por dia de lisina para neutralizar os efeitos da arginina.

ERVA-DE-SÃO-JOÃO (*HYPERICUM PERFORATUM*)

A erva-de-são-joão é usada para depressão, ansiedade e transtorno obsessivo-compulsivo. Vem sendo considerada tão eficaz quanto os medicamentos inibidores seletivos da recaptação da serotonina (ISRS) no tratamento da depressão leve a moderada. A maioria dos estudos tem usado uma dose de 900 mg a 1.500 mg por dia em 3 doses divididas, ingeridas em forma de cápsula ou tintura.

ATENÇÃO: A erva-de-são-joão pode produzir manias e fotossensibilidade. Evite a exposição à luz solar forte quando a consumir. Não use em conjunto com antidepressivos de farmácia. A erva-de-são-joão pode ser usada sob a orientação de um profissional para abandonar o vício em SSRIs.

GLÓRIA-DA-MANHÃ (I*POMOEA TRICOLOR*; I*POMOEA VIOLACEA*; R*IVEA CORYMBOSA***)**

Quando eu morava na selva mexicana, acordava todos os dias vendo uma grande trepadeira com lindas flores redondas que se espalhavam pela minha janela. Por volta do meio-dia, as abelhas vinham coletar seu néctar. A planta é nativa do México, onde a *Rivea corymbosa* é chamada de *ololiuqui*, que significa "coisas redondas", em referência às sementes. As sementes de glória-da-manhã contêm um alucinógeno suave usado nas práticas tradicionais entre muitos povos indígenas do México. A trepadeira é chamada de "cobra verde", devido ao seu crescimento espiralado sem fim. Tradicionalmente, as sementes são usadas no contexto da facilitação xamânica para explorar perguntas ou preocupações.

IBOGA (T*ABERNANTHE IBOGA***)**

Nativa da África Central, a planta *Tabernanthe iboga* é um arbusto da floresta tropical que está em perigo de extinção devido à colheita excessiva. Os povos indígenas do Gabão, adeptos da religião Bwiti, mastigam a casca em ritos de iniciação e cura. O alcaloide psicoativo ibogaína, encontrado nas raízes da planta, elimina alguns sintomas da síndrome de abstinência de opiáceos e reduz o desejo por essas drogas. Muitos indivíduos viciados em opiáceos se sentem livres da dependência logo após ingerirem a iboga. Há muitas clínicas pelo mundo afora que oferecem tratamento com esta planta espiritual.

ATENÇÃO: A ibogaína é classificada como substância controlada em muitos países ocidentais e não é aprovada para tratamento de dependência nos Estados Unidos. O uso da iboga deve ser feito com um guia experiente, pois pode causar reações poderosas e até perigosas.

KAVA KAVA (P*IPER METHYSTICUM***)**

A kava kava, ou simplesmente kava, é eficaz para aliviar a ansiedade e pode ser usada no lugar dos benzodiazepínicos. A kava, uma planta de uma ilha do Pacífico Sul e membro da família da pimenta, é medicinal e sagrada. O nome *kava*, ou *awa*, significa "amargo". A kava contém substâncias químicas chamadas kavalactonas, ou kavapironas, responsáveis pela maioria dos efeitos farmacológicos da kava, incluindo aumento da transmissão do ácido gama-aminobutírico (GABA), depressão do sistema nervoso central e acúmulo de norepinefrina. A Kava também reduz o medo e a ansiedade, tornando-a útil para tratamento do estresse pós-traumático, PTSD. Também é um relaxante muscular, melhora o desempenho cognitivo e reduz a ansiedade da menopausa.

A kava é disponível num extrato à base de álcool ou em cápsulas. As doses variam de 100 mg a 400 mg (60% de kavalactona por cápsula), 3 vezes ao dia. A maioria das pessoas pode começar com uma cápsula de 200 mg (60% de kavalactona) e aumentar para duas cápsulas, se necessário, até 3 vezes ao dia. Pessoas sensíveis podem preferir usar o extrato para poder medir em gotas e atingir mais especificamente a dose mínima necessária para o efeito.

Embora algumas pessoas usem a kava para dormir, seus efeitos estimulantes sugerem que é mais útil para combater a ansiedade durante o dia. Ao sentir ansiedade e insônia, use kava durante o dia; à noite, use as "três irmãs do sono" – lúpulo, valeriana e passiflora.

A kava é usada em rituais há milênios, aparentemente sem reações adversas. O extrato aquoso de kava foi considerado seguro, sem efeitos adversos graves e sem hepatotoxicidade clínica.

ATENÇÃO: Relatos de casos de danos ao fígado e até morte associados ao uso de kava levaram a alertas sobre o uso da planta. No entanto, a Organização Mundial da Saúde emitiu um relatório onde os ensaios clínicos e estudos experimentais não revelam toxicidade hepática da kava; os relatos de casos de doenças sugeriam evidências de que os prováveis culpados eram adulterantes ou contaminantes. Após estudos exaustivos, as advertências sobre a kava foram retiradas em muitos países. Como acontece com todos os medicamentos fitoterápicos, a kava deve ser usada em doses terapêuticas. Ela é contraindicada para pessoas que tomam benzodiazepínicos ou antipsicóticos e em pacientes com doença de Parkinson. O uso de kava deve ser interrompido pelo menos 24 horas antes de qualquer cirurgia, devido à sua possível interação com anestésicos.

KRATOM (*MITRAGYNA SPECIOSA*)

Nativo do sudeste da Ásia, o Kratom é um medicamento tradicional estimulante em doses mais baixas e analgésico em doses mais altas. É usado para diminuir a dor e a ansiedade, melhorar o humor e aumentar o vigor e a resistência. Tem sido utilizado para mitigar a síndrome da abstinência de opiáceos. Ao contrário dos opiáceos, aparentemente não deprime a função respiratória.

ATENÇÃO: Existem importantes preocupações quanto ao uso do Kratom devido à adulteração, já que alguns fabricantes misturam ao produto outras ervas ou opioides sintéticos potentes, ou ainda hidrocodona e morfina.

MARACUJÁ (*Passiflora*; *Passiflora edulis*; *Passiflora incarnata*)

O maracujá é uma trepadeira tropical nativa da América Central e América do Sul. Sedativo e calmante suave e eficaz, a *Passiflora incarnata* contém crisina, um ansiolítico com efeitos semelhantes aos dos benzodiazepínicos e é seguro para tratar o estresse e a ansiedade em crianças. Também reduz os sintomas de asma e a dor e a rigidez da artrite. As folhas são usadas como sedativo e para distúrbios menstruais, e algumas espécies apresentam sementes enteogênicas. Use como chá ou cápsula de 200 mg a 400 mg como calmante e até 600 mg para dormir.

PEIOTE (*Lophophora williamsii*)

O peiote é um cacto que cresce nos desertos do México central, estendendo-se para o norte até o Texas. É chamado de Erva Divina e Remédio de Deus. A história da origem do peiote fala de uma curandeira ferida. Nessa história, uma mulher está perdida e com fome, e precisa de ajuda para si mesma e seu povo. Ela encontra peiote, ingere, é curada e consegue encontrar o caminho. Ela então leva o peiote de volta para seu povo.

Os Wixárikas usam o peiote em pomadas para tratar dores e picadas de escorpião e também para receber mensagens dos deuses. No México, o peiote também é usado tradicionalmente para reduzir a febre e induzir a lactação. Os "botões" de peiote fresco ou seco, de sabor amargo, são consumidos como chá, mastigados ou comidos em pó.

A Igreja Nativa Americana é uma religião oficialmente reconhecida na qual o cacto do peiote é usado como medicamento sacramental. Em geral a cerimônia serve como apoio para combater o alcoolismo; e assim, requer que os participantes se abstenham de álcool e drogas. O peiote é uma planta medicinal vulnerável, incluída na Lista Vermelha de Espécies Ameaçadas da União Internacional para a Conservação da Natureza.

SÁLVIA (*Salvia divinorum*)

A sálvia, também chamada de *Maria Pastora,* pertence à família das hortelãs e é nativa do México. Não confundir com a *Salvia officinalis*, usada na culinária. As folhas de sálvia *divinorum* (literalmente significa "erva divina", ou "erva dos deuses") são fumadas, mastigadas ou preparadas como infusão, e levam a reações intensas de transe de curta duração, tais como alterações na percepção visual e na noção de espaço e tempo. A sálvia é rara na natureza, mas hoje é cultivada em todo o mundo. Essa planta espiritual é usada em doses baixas para tratar enxaquecas e outras dores, assim como para a depressão resistente aos tratamentos, para melhorar o humor e aumentar a autoconsciência. As cerimônias rituais com a sálvia se concentram na proteção, meditação e adivinhação. O principal componente ativo da sálvia é a salvinorina A, que é prontamente absorvida pelas mucosas da boca e é considerada um dos alucinógenos mais potentes que ocorrem na natureza. Fumar as folhas é o modo mais eficaz de usar. Comece com uma dose bem baixa, ⅛ a ¼ grama, para ver como você reage. Muita gente reage mal à sálvia (ela afeta os receptores de opiáceos no cérebro); por isso é importante se informar bem a respeito antes de usar, e só usar em um local bem seguro, tendo presente, como guia, uma pessoa que não está usando a planta. A sálvia é legal na maior parte dos Estados Unidos.

TABACO (*Nicotiana tabacum*)

Nicotiana tabacum, membro da família das solanáceas, é usado tradicionalmente pelos povos indígenas em rituais para se comunicar com os deuses e como antídoto para venenos e mordidas de animais. O tabaco era usado como planta enteógena e ritual pelos índios norte-americanos na época do contato com os europeus. Nos anos 1700, a fumaça do tabaco era usada como enema para reanimar vítimas de afogamento que eram consideradas mortas; daí o ditado americano: "Não sopre fumaça no meu traseiro!".

A nicotina é um estimulante altamente viciante que libera no cérebro a dopamina, a substância química do prazer, e melhora o humor e a função cognitiva. O uso do tabaco como substância viciante, e não como planta sagrada, é típico do que ocorre com muitos medicamentos vegetais quando usados fora do contexto ritual e espiritual.

Pesquisas recentes identificaram alguns benefícios da nicotina para pessoas com Alzheimer. Há um movimento crescente para restaurar o uso sagrado do tabaco entre os povos nativos americanos, como método de abandonar o vício do tabagismo.

Os medicamentos vegetais são essenciais nas terapias para abandonar o vício do tabaco. Aqui está uma lista de métodos à base de plantas que podem ajudar no processo de parar de fumar.

- Faça ou obtenha uma tintura de lobélia, raiz de alcaçuz, sementes de aveia, erva-de-são-joão e maracujá (consulte **Herb Pharm** – na seção "Recursos"). Tome 40 gotas, 3 vezes ao dia.
- Obtenha palitos de alcaçuz e chupe-os em vez de um cigarro quando quiser colocar algo na boca. **ATENÇÃO:** O alcaçuz pode aumentar a pressão arterial; portanto, controle sua pressão.
- A cada 3 a 4 horas, coma alimentos que estimulem a dopamina, como chocolate, café, banana, nozes e alimentos ricos em proteínas e gorduras saudáveis, como ovos, fígado e peixes.
- Aplique na pele óleo de coco com infusão de lavanda e aplique uma escova seca na pele 3 vezes ao dia.
- Use óleo essencial de pimenta-do-reino em um difusor.
- Receba o protocolo da National Acupuncture Detoxification Association (Associação Nacional de Detoxificação pela Acupuntura).
- Faça exercícios aeróbicos durante 5 a 10 minutos sempre que necessário, ao longo do dia. Respirar profunda e pesadamente reduz o desejo de fumar nicotina.

VALERIANA (*VALERIANA OFFICINALIS*)

Os gatos adoram o cheiro desagradável de valeriana, que no México é chamada de *hierba de los gatos* ("a erva-dos-gatos"). O incenso de valeriana é usado há muito tempo como proteção contra os maus espíritos. A valeriana é valiosa para ajudar nos distúrbios do sono, reduzir a ansiedade e relaxar a tensão muscular. Como o ácido valerênico se liga aos receptores GABA, a valeriana é usada no lugar dos benzodiazepínicos no tratamento da dependência de drogas. Historicamente, a raiz da valeriana era usada como afrodisíaco.

ATENÇÃO: Não tome valeriana se estiver usando álcool ou benzodiazepínicos.

CONCLUSÃO

As mulheres sempre foram as detentoras do espaço sagrado, elaborando as infusões e misturas para os rituais comunitários e a passagem individual para os reinos da cura. Segundo a antiga história da deusa da vegetação, Perséfone foi "raptada" para o submundo (ou seja, mundo interior) por ter comido as flores enteogênicas do narciso. Na década de 1950, a curandeira Maria Sabina, da tribo mazateca, apresentou a pesquisadores de fora de sua aldeia o cogumelo sagrado *Psilocybe mexicana* que os Nahua chamam de *teonanacatl*, ou Carne dos Deuses. Ela disse: "Há um mundo além do nosso que está longe, e ao mesmo tempo, próximo e invisível. E é ali que vive Deus, é onde vivem os mortos, os espíritos e os santos, um mundo onde tudo já aconteceu e tudo já é conhecido". Mas Maria Sabina no final se arrependeu por trazer gente de fora para suas cerimônias, pois essas pessoas trouxeram consigo a revolução psicodélica que destruiu o modo de vida tradicional da sua aldeia e o significado original dos "santinhos", como ela chamava os cogumelos. Este é apenas um exemplo da complexidade envolvida no acesso e no uso das plantas espirituais, e da necessidade de compreender nossa responsabilidade como mulheres sábias e transmissoras dos conhecimentos sagrados. Enquanto buscamos o crescimento pessoal e a cura, podemos perguntar: "De que modo nossa busca afeta não apenas nós mesmas, mas também os outros, a natureza e o meio-ambiente?".

Capítulo 7
Medicamentos Fitoterápicos para os Ciclos da Vida, a Saúde e as Doenças

Neste capítulo explico o uso da fitoterapia para muitos processos biológicos que experimentamos durante nosso ciclo de vida e para doenças físicas e mentais específicas de que podemos vir a sofrer. Observe a origem da palavra inglesa para doença: *disease*, ou seja, estar "*sem* facilidade, sem bem-estar". Os medicamentos fitoterápicos ajudam a nos restaurar a saúde e contribuem com uma ampla gama de remédios que ajudam a manter o equilíbrio e a curar doenças. Onde indicado, também incluo intervenções complementares, como nutrição, movimentos, massagem e hidroterapia, que aumentam a eficácia do tratamento e melhoram nossa qualidade de vida.

TRAUMA, SAÚDE E MEDICINA FITOTERÁPICA

Não é possível falar sobre nossa saúde como mulheres sem pensar em traumas e experiências adversas da infância. Experiências traumáticas são comuns na vida das mulheres e crianças. Essas experiências mudam nossa saúde física, emocional e espiritual, muitas vezes para o resto da vida. Como traumatologista, trato os efeitos do trauma na saúde física e mental das mulheres. Passei minha carreira trabalhando com mulheres que sofrem de problemas crônicos de saúde, em geral originados por episódios de traumas na infância. Embora nem toda doença seja resultado de trauma (por exemplo, um resfriado ou uma topada no dedo do pé), os efeitos do trauma e do estresse em todos os aspectos do funcionamento de uma pessoa são inegáveis.

Todas as disfunções de órgãos do corpo e muitas doenças podem ser atribuídas à perturbação dos sistemas psicológico, endócrino, imunológico, digestório e musculoesquelético causada por traumas. A exposição a eventos traumáticos durante a infância pode ser reconhecida em adultos como sendo um alto fator de risco associado a distúrbios alimentares, fibromialgia, distúrbios autoimunes, distúrbios digestivos, dor, depressão, insônia, fadiga crônica, abuso de substâncias, doenças cardiovasculares e perturbações do ciclo de vida reprodutiva. A medicina fitoterápica, como explico, tem muito a nos oferecer em nossa recuperação de traumas.

COMO USAR MEDICAMENTOS FITOTERÁPICOS PARA A SAÚDE E PARA AS DOENÇAS

Ao usar ervas e produtos botânicos para a saúde física ou mental, lembre-se de escolher várias ervas que se complementam e têm sinergia entre elas, em vez de tomar uma alta dose de apenas uma. Comece devagar, usando uma erva por vez, para poder identificar seus efeitos específicos e, em seguida, adicione as demais ervas, a menos que já esteja começando com uma composição predefinida. Nas seções a seguir, apresentarei opções de várias ervas, juntamente com alguns alimentos, nutrientes e outros métodos de cura. É sempre bom alternar as ervas que se toma. Por exemplo, use uma certa erva por 3 semanas ou 3 meses e, em seguida, tente outro adaptógeno ou analgésico. Nem todas as ervas são adequadas para o seu corpo; portanto, se você não sentir resultados ou se uma determinada erva lhe fizer mal, experimente outra erva ou um composto de várias ervas. Isso não significa que aquela erva não funcione; simplesmente pode não ser a erva certa para você.

Por fim, como psicoterapeuta licenciada, massoterapeuta e fitoterapeuta, acredito no poder de contar nossas histórias como um caminho para a cura. Assim como a psicoterapia sozinha tem suas limitações, o mesmo ocorre com a busca por ervas para todas as nossas necessidades de cura. No entanto, apenas contar nossa história com palavras pode não ser suficiente. Podemos precisar dar ao nosso corpo a chance de contar sua história. Também é importante lembrar que nossas necessidades mudam ao longo da vida e trabalhar com guias profissionais e herbalistas experientes pode nos ajudar a navegar por essas mudanças e melhorar nossa saúde ao longo do caminho.

DIGESTÃO

A digestão envolve várias etapas. Depois que cheiramos, mastigamos e engolimos nossa comida e nossas ervas, elas percorrem um caminho complicado pelo nosso corpo. O esôfago leva a comida parcialmente digerida para o estômago; a partir daí o fígado e o pâncreas entram em ação, e a comida passa para o trato gastrointestinal, ou "segundo cérebro", que usa nossos nutrientes e gera substâncias químicas reguladoras do humor. Finalmente, a ação peristáltica do trato digestório – nosso impulso rítmico – leva o alimento digerido para o cólon para mais absorção de vitaminas; a partir daí os resíduos ficam disponíveis para serem eliminados pelo reto. Ao longo do caminho, qualquer pedacinho minúsculo do intestino pode causar preocupação: uma pontada ou uma dor intensa, bactérias nocivas ou uma bolha podem ter resultados graves.

A digestão normalmente ocorre sem problemas quando o sistema nervoso está relaxado. A medicina fitoterápica funciona melhor quando dedicamos algum tempo depois da refeição para descansar, relaxar e permitir que nossos sucos digestivos trabalhem. Um dos primeiros passos para evitar problemas do aparelho digestivo é ter certeza que nosso fígado esteja funcionando bem e que o ajudemos quando ele não estiver em boas condições.

LIMPEZA DAS GORDURAS DO FÍGADO E DA VESÍCULA

A vesícula biliar é uma pequena bolsa conectada ao fígado, que armazena a bile. Quando a digestão precisa de reforço, a vesícula biliar libera no intestino delgado a bile, um líquido verde escuro a marrom-amarelado, onde ele ajuda a emulsionar as gorduras. A bile é como sabão. Imagine tentar lavar a frigideira sem sabão, depois de fritar com óleo de coco. O óleo de coco simplesmente fica na frigideira. O sabão emulsiona – isto é, quebra – os óleos e as gorduras para que a água possa servir como solvente. Essa é a função da bile. Ela quebra as gorduras e as disponibiliza para uso nutricional pelo corpo e pelo cérebro.

A natureza, em sua sabedoria, nos deu muitas ervas para apoiar a função biliar; por aí vemos como esta é, essencial para o cérebro, para o corpo e para a saúde mental. Misturar verduras amargas como dente-de-leão, rúcula e mastruz é a maneira ideal de quebrar as gorduras ao se alimentar. Às vezes, apesar dos nossos esforços, acabamos com um líquido espesso ou mesmo pedras cristalizadas na vesícula biliar, que inibem os efeitos emulsificantes da bile, e sentimos náuseas. Muitas plantas medicinais contêm saponinas, substâncias semelhantes ao sabão, que ajudam a emulsionar as gorduras; assim, vale a pena incluí-las em nossa alimentação.

A vesícula biliar também pode se encher de cristais e pedras em resposta à gravidez, reposição hormonal, aumento dos níveis de estrogênio ou simplesmente excesso de gorduras trans (ácidos graxos insaturados). No entanto, remover cirurgicamente a vesícula biliar é como jogar fora a lata de lixo, em vez de limpá-la. Evite a todo custo, a colecistotomia, cirurgia de remoção da vesícula biliar. Pode-se limpar o "balde" da vesícula biliar com óleos de boa qualidade, em particular uma dose regular de azeite de oliva virgem prensado a frio misturado com suco de limão, alho e gengibre. A "Limpeza de Primavera" que sugiro nas páginas 62-66 foi criada para movimentar esses resíduos. Faço essa limpeza a cada mudança de estação. Adicione raspas de laranja e de limão às suas saladas, faça seus próprios bitters digestivos com dente-de-leão e rúcula, e não tenha medo de gorduras; se você as cortar demais, a vesícula biliar vai tirar uma soneca e não irá expelir nenhum resíduo.

❧ Smoothie *de Lecitina para o Fígado* ❧

Esta receita vai deixar o fígado e a vesícula biliar felizes. Ela combina uma decocção para a saúde do fígado que se pode tomar sozinha ou adicionar ao *smoothie*. A lecitina tem a vantagem adicional de ajudar a remover a gordura do fígado em casos de doença hepática gordurosa não alcoólica, e o chá verde e as frutas vermelhas são antioxidantes.

RENDE 4 LITROS, CERCA DE 16 PORÇÕES
PARA A DECOCÇÃO
- 40 g de folha e raiz de dente-de-leão
- 40 g de raiz de uva-do-oregon
- 40 g de sementes de cardo-leiteiro
- 40 g de bagas de magnólia-chinesa
- 4 litros de água

PARA O *SMOOTHIE*
- 118 mL de leite de coco
- 1 colher de sopa de grânulos ou pó de lecitina de girassol não OGM
- ½ colher de chá de chá verde em pó
- 1 xícara de frutas vermelhas congeladas à sua escolha

Em uma panela grande, adicione as folhas e as raízes do dente-de-leão, a raiz da uva-do-oregon, a semente de cardo-leiteiro e as frutinhas de magnólia-chinesa na água e faça a decocção (consulte a página 19). Esta decocção rende cerca de 16 porções e dura cerca de 2 semanas de uso diário. Guarde a decocção na geladeira.

Para fazer um *smoothie* diário, acrescente no liquidificador 1 xícara da decocção ao leite de coco, chá verde em pó, grânulos de lecitina de girassol e frutinhas congeladas e bata até homogeneizar. Beba 1 xícara por dia durante 30 dias. Faça essa limpeza a cada 3 meses, ou seja, 4 vezes por ano.

Como alternativa para a decocção, pode-se adicionar 10 gotas de cada um desses extratos de ervas no seu *smoothie* diário.

ESTRESSE: "NÃO CONSIGO ENGOLIR ISSO!"

O estresse contribui para todos os tipos de distúrbios do aparelho digestivo, incluindo problemas de hiperacidez estomacal, azia, doença do refluxo gastroesofágico (DRGE), náusea, doença inflamatória intestinal, colite, diarreia e prisão de ventre. A ação de todos os nossos remédios fitoterápicos para essas doenças será reforçada com a redução do estresse. Como o estresse também contribui para a inflamação (que pode facilmente levar à depressão e à ansiedade), reduzir o estresse ajudará qualquer remédio fitoterápico que usamos a fazer seu trabalho com ainda mais eficácia. Vamos ver como as ervas podem ajudar a sanar cada um desses desequilíbrios.

ACIDEZ DO ESTÔMAGO E REFLUXO GASTROESOFÁGICO – DRGE

A DRGE ocorre quando o conteúdo do estômago sobe para o esôfago. Problemas de acidez estomacal e o DRGE ocorrem juntos com frequência, embora nem sempre. Em geral o problema começa com gastrite e, com o tempo, a gastrite crônica se torna DRGE. A medicina convencional sugere que o excesso de ácido estomacal causa problemas, por isso deve ser suprimido. No entanto, a medicina natural afirma que a DRGE é realmente um problema de *falta* de ácido estomacal disponível para digerir bem proteínas, associado à ingestão de demasiados carboidratos refinados e alimentos ácidos que pioram os sintomas. Um dos melhores remédios fitoterápicos para aumentar naturalmente o ácido clorídrico no estômago é o chá de genciana.

Sabe-se que pessoas com transtorno de estresse pós-traumático (PTSD) têm taxas mais altas de DRGE e dor crônica. O uso de aspirina ou anti-inflamatórios não esteroidais (AINEs) também pode danificar o revestimento do estômago, o que nos leva a procurar uma abordagem saudável em analgésicos e anti-inflamatórios fitoterápicos, que vou mostrar mais adiante neste capítulo.

TRATAMENTO DA AZIA, NÁUSEA, DRGE E HÉRNIA DE HIATO

A náusea tem duas causas principais (além do enjoo matinal da gravidez): azia vinda do estômago e disfunção do fígado ou bile. Se a náusea vem do fígado, pode-se usar chá de gengibre e de hortelã-pimenta para aliviar os sintomas. No entanto, essas ervas podem piorar o ácido gástrico e a DRGE, caso em que se pode usar a camomila e a raiz de alcaçuz como alternativas calmantes.

A DRGE pode ser um sintoma de hérnia de hiato, e uma hérnia de hiato pode ser uma resposta à DRGE crônica. Para tratar a hérnia de hiato, aplique uma bolsa de gelo no estômago logo abaixo do esterno por 15 minutos antes da refeição. Também podem ser necessárias mudanças na alimentação e as ervas podem dar resultados promissores. Observe que os bloqueadores de ácido usuais, como inibidores da bomba de prótons, não devem ser usados, pois o ácido do estômago é necessário para metabolizar os nutrientes e metabólitos medicinais de alimentos e ervas. Também há evidências de que os bloqueadores de ácido aumentam o risco de demência.

Existem duas etapas principais para lidar com esse complexo de desequilíbrios: primeiro acalmar o tecido inflamado e, em seguida, aceitar pouco a pouco a presença de ácido estomacal suficiente para ter uma digestão eficaz. Primeiro elimine todos os alimentos ácidos de sua alimentação, especialmente café, chá, frutas cítricas e tomate, junto com toda a farinha, trigo e açúcar. Em seguida, comece uma dieta de 45 dias usando as duas ervas mais importantes para reduzir e eliminar os sintomas da DRGE: raiz de alcaçuz e uma combinação de extrato de suco de repolho e clorofila. Para fazer a mistura de repolho, faça suco de ¼ de um repolho verde (vitamina U) junto com um pouco de alface escura e tome um copinho 3 vezes ao dia. Se não tiver um espremedor, pode comprar um comprimido de suco de repolho desidratado e clorofila. Como a DRGE também resulta do estresse, as ervas de camomila e nervina ajudam a relaxar. Erguer a parte superior do corpo depois de comer também pode ajudar. Lembre-se de não comer pelo menos 2 horas antes de dormir.

Após o tratamento de 45 dias, o estômago e o revestimento do esôfago terão melhorado bastante e você pode começar a usar um suplemento de 15 gotas de tintura de genciana em cada refeição. No entanto, não volte a comer alimentos ácidos ainda; talvez eles devam ser considerados guloseimas, e não alimentos de uso cotidiano. Se precisar de café, faça café frio, já que este produz menos ácido, e nunca tome com o estômago vazio.

O SEGUNDO CÉREBRO

Um intestino saudável é essencial para o bem-estar físico e mental geral e os medicamentos fitoterápicos são ideais para restaurar o intestino. O trato intestinal é chamado de "segundo cérebro". Em parte, isso se deve ao fato de que o intestino controla muitas ações do corpo e trabalha em cooperação com o primeiro cérebro, aquele na cabeça. Na verdade, os intestinos produzem ainda mais substâncias químicas para o cérebro do que o próprio cérebro. Pense no intestino como seu jardim interior. Quando está desequilibrado, não vai crescer muita coisa nele, mas quando está saudável e você lhe dá muitas fibras vegetais (solo) e alimentos fermentados (nutrientes), suas bactérias abundantes e saudáveis digerem os alimentos de forma eficiente e os nutrientes são absorvidos pelas paredes intestinais para a corrente sanguínea, o que gera um suprimento abundante de neurotransmissores (flores vivas) para manter o nosso bom humor e atitude relaxada.

PERMEABILIDADE INTESTINAL

Estresse, uso de AINE (antiácidos não esteroidais), álcool e sensibilidade não reconhecida ao glúten e à caseína podem inflamar a mucosa sensível dos intestinos delgado e grosso, que muitas vezes é o início da doença que contribui para a obesidade, problemas hepáticos, reações alérgicas, dor, diabetes tipo 2 e doenças autoimunes. Curar o segundo cérebro apoia seus esforços para ter uma boa saúde. Pense na diferença entre uma esponja nova e uma que já foi usada para lavar pratos por seis meses. É uma ideia aproximada da diferença entre uma barreira mucosa saudável e uma que está desgastada e não pode fazer seu trabalho.

♪ Smoothie *"É Música para Minha Mucosa"* ♪

Sua mucosa intestinal vai adorar este *smoothie*, pois alivia a inflamação e fornece nutrientes que promovem a cura. Cada um desses ingredientes apoia o processo de cura. O chá verde e a curcumina da cúrcuma são poderosos anti-inflamatórios, potencializados pela pimenta-do-reino. Já foi demonstrado que o *ginkgo biloba* cura as células da mucosa intestinal e a glutamina é um componente importante para o revestimento do intestino.

ATENÇÃO: O extrato de *ginkgo biloba* pode aumentar a eficácia da varfarina, portanto, o uso consistente de ginkgo deve ser feito com aconselhamento profissional e monitoramento dos níveis de varfarina. No entanto, o ginkgo não parece causar nenhuma outra interação medicamentosa. Esta receita contém uma dose baixa de cúrcuma, que não deve interferir com a varfarina ou outros anticoagulantes. A dose máxima de cúrcuma por dia é considerada 2.000 mg. No entanto, é sempre recomendável consultar um médico ao misturar medicamentos fitoterápicos com produtos farmacêuticos.

RENDE 1 PORÇÃO

- ½ xícara de leite de cânhamo ou de amêndoa
- ½ xícara de chá verde forte
- 1 xícara de framboesas ou amoras (frescas ou congeladas)
- 40 mg de extrato de *ginkgo biloba* (com 24% de glicosídeos ginkgo flavonoides)
- 5 g de glutamina em pó
- 1 colher de chá de suco de cúrcuma fresco ou 1 colher de sopa de cúrcuma em pó
- 1 pitada de pimenta-do-reino moída na hora
- ½ colher de chá de óleo de semente de groselha-preta ou óleo de prímula

Bata todos os ingredientes no liquidificador até misturarem bem. Beba diariamente durante 1 mês.

DOENÇA INFLAMATÓRIA INTESTINAL

A colite e a doença de Crohn são processos inflamatórios que podem ser ajudados com intervenções dietéticas e à base de ervas. É importante fazer o teste de alergias e sensibilidades alimentares, incluindo doença celíaca e sensibilidade ao glúten. Muitas pessoas sensíveis ao glúten também são sensíveis aos produtos lácteos. Alimentos fermentados são um remédio excelente para curar o intestino, assim como caldos de verduras simples ricos em minerais e caldos de ossos cheios de colágeno e glicina calmantes. Comer mono refeições (refeições compostas de apenas um alimento, como uma fruta ou vegetal cru) pode ajudar a facilitar a digestão.

Para curar o cólon, alterne os seguintes remédios fitoterápicos, usando 1 ou 2 por dia, de modo a usar cada um algumas vezes durante a semana. Preste atenção à sua reação a cada um deles, para ajustar seu protocolo.

- Beba 1 xícara de Chá de Casca de Olmo-Vermelho (página 122). Também pode-se adicionar 1 pitada de canela em pó.
- Beba 1 xícara de Leite Dourado (página 101) feito com uma noz ou leite da semente.
- Beba 1 xícara de chá de erva-doce com camomila. **Preparação:** Adicione 1 colher de sopa cheia de flores de camomila frescas ou secas e 1 colher de chá de semente de erva-doce e ferva em fogo brando em 1 ½ xícaras de água fervente por 15 minutos. Coe e beba.
- Beba o *Smoothie* Revigorante para o Intestino (receita a seguir).

❧ Smoothie *Revigorante para o Intestino* ❧

A proteína de colágeno em pó, derivada de fontes marinhas ou de carne bovina, é uma proteína facilmente digerida, capaz de acalmar e nutrir um intestino sensível. Este *smoothie* pode ser uma de suas refeições diárias.

RENDE 1 XÍCARA

- 1 xícara de chá de camomila forte ou leite de amêndoas (sem carragenina)
- 2 colheres de sopa de proteína de colágeno em pó
- ½ banana congelada
- ½ colher de chá de probióticos em pó
- ½ colher de chá de cúrcuma em pó
- ½ colher de chá de extrato de Boswellia
- ½ colher de chá de óleo de prímula
- 10 gotas de estévia (ou a gosto)

Bata todos os ingredientes no liquidificador até ficarem bem misturados. Beba diariamente como uma refeição nutritiva e de fácil digestão.

DIARREIA

Para diarreia causada por estresse, irritação ou um vírus estomacal, use chá de casca de olmo. A casca do olmo é um medicamento seguro para crianças e é calmante e nutritiva. Beber o chá com um pouco de canela vai acalmar as membranas mucosas e retardar o peristaltismo. Comer um pouco de banana ou arroz com canela e algumas passas ou tomar um caldo de galinha simples por 1 dia ou mais também ajuda. Quando a diarreia for causada por intoxicação alimentar, tome ¼ de xícara de bentonita líquida para absorver as bactérias tóxicas, seguido de um chá de camomila bem forte para aliviar a inflamação.

HEMORROIDAS

Veias inchadas e inflamadas no reto ou ânus podem ocorrer por causa da constipação ou frequentemente durante a gravidez e podem ser dolorosas e/ou coçar. A receita a seguir é o antídoto perfeito e deve ser usada ao primeiro sinal de hemorroida.

❧ *Casca de Banana para Hemorroidas* ❧

A casca da banana é rica em antioxidantes e anti-inflamatórios quercetina e vitamina C. Retire a casca da banana e coloque-a com a face para cima, para que a polpa branca apareça. Coloque um pedaço de papel encerado ou papel vegetal de desenho em uma bandeja ao lado da casca. Use 1 colher para raspar a polpa da casca e dar forma à polpa em bolinhas ovais que possam ser facilmente inseridas no ânus. Faça algumas dúzias desses ovinhos e coloque-os na bandeja com o papel manteiga; em seguida, coloque a bandeja no *freezer*. Quando congelado, cada ovinho pode ser colocado delicadamente em um pequeno recipiente e mantido no congelador. Insira 1 a 2 desses óvulos no ânus à noite (use uma almofada protetora, se necessário). Faça esse tratamento por no mínimo 3 noites.

PRISÃO DE VENTRE

A prisão de ventre é um sintoma do aparelho digestivo em que os resíduos fecais ficam endurecidos e são difíceis de passar pelo cólon para serem eliminados. Há vários fatores que podem contribuir para a prisão de ventre. Qualquer coisa que afete o peristaltismo, o ritmo de movimentação do cólon, pode causar prisão de ventre: falta de exercícios e estresse, falta de fibras na alimentação e tempo de trânsito mais lento pelo cólon, o que também pode acontecer com a idade.

As recomendações gerais de aliviar a prisão de ventre começam com beber bastante água. Também se pode adicionar 1 colher de sopa de sementes de chia ou casca de Psyllium a 1 copo de água diariamente. Além disso, tente consumir mais fibras em sua alimentação, como frutas, verduras e suas cascas, e grãos como a aveia. Leite de magnésia (400 mg por dia) ou vitamina C (até 2.000 mg por dia) são laxantes leves que podem ajudar.

❧ Chá de Ameixas ❧

As ameixas são deliciosas e muitas vezes se subestima o fato de que são um remédio perfeito para a prisão de ventre. As ameixas são ricas em fenóis que são laxantes naturais. Encha um jarro de vidro até a metade com ameixas e, em seguida, despeje 1 ½ a 2 xícaras de chá Earl Grey quente sobre as ameixas, enchendo o frasco até o topo. Polvilhe um pouco de raspas de casca de laranja por cima e deixe esfriar descoberto. Guarde na geladeira por até uma semana. Coma algumas ameixas e tome um pouco desse xarope todas as manhãs com o café da manhã. Para prisão de ventre aguda, faça um chá de folha de sene ou cáscara-sagrada.

HIPOGLICEMIA E DIABETES TIPO 2

Quando cheguei ao México, percebi que o chá de canela era a bebida preferida do café da manhã e também o tomavam antes de dormir. No entanto, com o tempo, essa tradição deu lugar ao consumo de leite, café e até mesmo um refrigerante como Coca-Cola. Já que a canela é uma erva eficaz para manter o diabetes sob controle, me pergunto se a perda do ritual de beber chá de canela todas as manhãs era o prenúncio da epidemia de diabetes no México, que tem uma das taxas mais altas de diabetes do mundo e continua a piorar com "modernização". As práticas tradicionais à base de ervas nos ensinam muito sobre saúde: 1 xícara de chá de canela é uma maneira saudável de começar o dia e uma forma relaxante de terminar a noite. A canela contém metil-hidroxicalcona, um composto fenólico que melhora a sensibilidade à insulina.

A maneira como controlamos a glicose em nosso sangue afeta quase todos os aspectos de nossa saúde. Consumir muito açúcar na forma de açúcares refinados, carboidratos e álcool leva a três estágios de desequilíbrio e depois à doença. O primeiro estágio é a hipoglicemia. A hipoglicemia ocorre quando a ingestão de açúcar desencadeia uma liberação repetida e excessiva de insulina. Nestes casos, o açúcar no sangue aumenta rapidamente e depois cai drasticamente e pode causar tonturas, tremores, fadiga, irritabilidade e confusão. Isso é seguido por resistência à insulina, diabetes tipo 2 e pode eventualmente levar ao "diabetes tipo 3", o novo termo para a doença de Alzheimer. Na hipoglicemia e resistência à insulina, as células do corpo começam a ignorar a mensagem que a insulina envia, que é: "Deixe a glicose entrar". É necessária uma quantidade cada vez maior de insulina para que as células respondam a essa ordem e, quando as células não respondem, a glicose fica fora das células, no sangue. Quando o nível de glicose no sangue continua a aumentar, isso se transforma em hiperglicemia, alto nível de açúcar no sangue ou diabetes tipo 2. O excesso de glicose no sangue também é inflamatório e, mesmo que não desenvolvamos diabetes, contribui para a síndrome metabólica e pode se tornar um fator importante para a dor física, doenças cardiovasculares e problemas de saúde mental.

Existem ervas que podem prevenir ou tratar essa cascata de eventos. Nosso objetivo é reduzir ou eliminar a ingestão de açúcar refinado, desacelerar a absorção de glicose assim que a comermos (lembre-se das fibras), ajudar nossas células a usar sua glicose de maneira eficaz (sim, o cérebro precisa de glicose), diminuir a inflamação sistêmica e apoiar a saúde de nosso fígado e sistemas nervoso e vascular.

Finalmente, o estresse é um fator importante no metabolismo da glicose, portanto, as ervas adaptogênicas que reduzem o estresse e permitem que as glândulas adrenais funcionem melhor farão parte do repertório. Manter uma alimentação rica em proteínas, gorduras de boa qualidade e pequenas quantidades de carboidratos complexos a cada 3 horas ajuda a estabilizar os altos e baixos da hipoglicemia. A maioria das pessoas com problemas de glicose melhora com a eliminação da maioria (ou todos) os grãos de sua alimentação ou, se necessário, comê-los apenas em raras ocasiões. Ervas e temperos para hipoglicemia e diabetes podem ajudar a estabilizar o açúcar no sangue, apoiando as funções do pâncreas, do fígado e das glândulas suprarrenais.

ERVAS PARA DIABETES TIPO 2 E HIPOGLICEMIA

As ervas usadas para tratar o diabetes tipo 2 devem melhorar ativamente a circulação e a saúde dos olhos e, em estágios posteriores, reduzir o edema, melhorar a função renal, reforçar a saúde cognitiva e aliviar a dor neuropática. As ervas usadas para tratar hipoglicemia e diabetes podem reduzir as quantidades de medicamentos necessários, portanto, é recomendável monitorar a dosagem destes. Há muitos compostos de vitaminas à base de ervas de qualidade farmacêutica disponíveis no mercado para complementar seus remédios caseiros à base de ervas. Procure um composto que também combine os minerais cromo e vanádio.

CONTROLE DA GLICOSE NO SANGUE

O ginseng americano é um regulador de açúcar no sangue que aumenta os níveis de energia e estimula a glândula pituitária, que libera hormônios que regulam o açúcar no sangue. Adicione de 15 a 20 gotas de tintura de ginseng aos líquidos, ou tome 400 mg, 3 vezes ao dia após as refeições. Artemísia estimula o pâncreas a produzir mais insulina. Adicione 5 gotas da tintura aos líquidos, 3 vezes ao dia. O melão-de-são-caetano reduz a glicose no sangue e pode ser espremido em suco, comido como fruta crua ou usado como extrato.

PARA O FÍGADO

A raiz do dente-de-leão e o cardo-leiteiro melhoram a função do fígado e do pâncreas. Beba 1 decocção meia hora antes das refeições ou mantenha um pouco na geladeira e adicione a suas vitaminas diariamente.

O ácido gimnêmico contido nas folhas da gimnema suprime o desejo por açúcar e equilibra os níveis de açúcar no sangue. As cápsulas de Gymnema devem conter pelo menos 25% de ácido gimnêmico. Tome 5 a 10 minutos antes das refeições, 3 vezes ao dia, todos os dias, para estabilizar os níveis de glicose no sangue.

ANTIOXIDANTES

Um dos efeitos da hiperglicemia é que a glicose alta no sangue é tóxica para o sistema vascular e leva ao estresse oxidativo, que age como a ferrugem em um carro. Esses compostos químicos com oxigênio reativo também são chamados de radicais livres e danificam nossas células, levando a doenças sistêmicas. Eles são um fator importante no processo de envelhecimento. Ingerir diariamente antioxidantes de alimentos e ervas causa uma ação protetora porque eles fixam esses radicais livres e os neutralizam.

O chá verde é um poderoso antioxidante que pode ser usado diariamente para diminuir a absorção de glicose. Fibras de verduras e frutas de baixo índice glicêmico como maçãs, cerejas e peras, junto com sementes moídas como a de linho e chia, reduzem a absorção de glicose e devem fazer parte de todas as refeições. As sementes de linhaça moídas também reduzem o açúcar no sangue e a pressão arterial. As sementes de feno-grego são ricas em fibras solúveis e o chá das sementes é hipoglicêmico e retarda a digestão e a absorção de carboidratos. Folhas de curry (Murraya koenigii) mantém os níveis normais de glicose e aumentam as enzimas hepáticas. As folhas amargas do nim, ou amargosa (*Azadirachta indica*), aumentam a sensibilidade do receptor de insulina e reduzem os níveis de glicose no sangue. Os brotos tenros das folhas de amargosa podem ser espremidos ou mastigados crus, ou então pode-se adicionar de 1 a 2 colheres de chá de folhas secas de amargosa à sua vitamina diária.

ESTRESSE, DEPRESSÃO, INSÔNIA E FADIGA

Embora o estresse, a depressão, a insônia e a fadiga sejam muitas vezes tratados separadamente, eles sempre ocorrem simultaneamente e um tratamento eficaz funciona para os quatro sintomas. O estresse crônico ou agudo em geral precede o desenvolvimento de depressão e/ou ansiedade. Eventos de estresse traumático podem levar a traumas complexos, transtorno do estresse pós-traumático e sintomas de ansiedade crônica. As mulheres que não dormiram em lares seguros quando crianças ou mesmo quando adultas, frequentemente têm dificuldade para relaxar em um sono profundo à noite, estão sempre vigilantes. Na verdade, a pesquisa mais recente sugere que mulheres afro-americanas na verdade têm menos sono reparador e taxas mais elevadas de pressão alta do que as mulheres brancas, e acredita-se que isso seja devido ao estresse de estar sempre em guarda em uma sociedade que não garante sua segurança. Compreender as causas sociais do estresse pode explicar nosso uso de medicamentos fitoterápicos para a família, amigos e vizinhos e reforçar nosso compromisso de engajar ativamente na justiça social para todas as nossas irmãs.

ESTRESSE

O estresse pode ter sua origem em casa ou na sociedade em geral. Muitas mulheres e crianças, sejam residentes em regiões rurais ou urbanas, estão sob o estresse da violência doméstica. Mulheres negras, lésbicas e bissexuais e também as mais questionadoras, assim como transgêneros e indivíduos não conformes de gênero, estão sujeitas ao estresse diário em casa, na escola, no trabalho e na assistência médica.

Em geral, o estresse agudo não é um problema de saúde; nosso corpo e mente respondem ao fator causador de estresse, mobilizando energia para nos ajudar a enfrentar a situação no curto prazo. No entanto, quando o estresse se torna crônico, ele perturba nossos ritmos biológicos, esgota nossa energia e nos torna vulneráveis a doenças. O estresse é inevitável em nossa vida e, durante esses períodos, se nutrirmos o corpo com alimentos de boa qualidade, minerais enriquecedores e ervas adaptogênicas e apoiarmos nossa capacidade de lidar com o repouso, poderemos resistir às tempestades de estresse que a vida traz com um mínimo de efeitos negativos à nossa saúde.

Eventos traumáticos na infância, como abuso físico, emocional ou sexual, ou crescer perto de cuidadores com vícios, podem causar estresse crônico e exigir que pratiquemos atos diários de autocuidado que nutrem nosso cérebro, mente e corpo. Sabemos que muitos problemas de saúde física estão relacionados a esses estressores do início da vida: doenças autoimunes, fibromialgia, dor crônica, insônia, distúrbios digestivos, depressão e vícios. Conhecer essas raízes causais reduz nossa vergonha e ilumina um caminho que podemos abrir, usando ervas e alimentos como nossos medicamentos aliados, para enfrentar o caminho do "curador ferido".

CURANDO O ESTRESSE COM ADAPTÓGENOS

As plantas adaptogênicas ajudam a pessoa a se adaptar ao estresse, restaurando a capacidade de lidar com uma situação e reagir. Eles também são chamados de "reguladores metabólicos" porque nos ajudam a nos adaptar aos estressores ambientais. O tratamento à base de plantas para restaurar o equilíbrio de todos esses sintomas inter-relacionados é muito semelhante, e precisamos apenas nos perguntar: "Preciso mais de eravas ansiolíticas ou sedativas, ou antidepressivas?"

INSÔNIA E DISTÚRBIOS DO SONO

O sono é a base de toda saúde mental; um ritmo circadiano interrompido está por trás da depressão, do transtorno do estresse pós-traumático, do transtorno bipolar, da TPM, da bulimia e da insônia. Portanto, restaurar a capacidade de dormir profundamente é o primeiro passo a ser dado no tratamento desses distúrbios. Comece restaurando o ciclo biológico natural, o ritmo circadiano, e mova seu "relógio" para mais perto de ir para a cama no máximo às 23 horas e acordar no máximo às 7 horas. Chá de raiz de alcaçuz (1 xícara por dia) e vitamina B-12 (metilcobalamina) ajudam a regular nosso relógio de 24 horas.

INSÔNIA

Há dois tipos principais de insônia: um ocorre quando você não consegue adormecer e o outro quando você adormece, mas acorda várias horas depois e tem problemas para voltar a dormir. Usar nervinas e sedativos pode ajudar o primeiro tipo. O tratamento da hipoglicemia, que pode ser causa significativa do despertar, pode tratar o segundo tipo. Para estabilizar o metabolismo da glicose durante o sono, coma um pequeno lanche de gordura, proteína e carboidratos antes de dormir. A progesterona oral bioidêntica (não tópica) é um bom sedativo natural que ajuda você a dormir e a permanecer adormecido assim que a perimenopausa começa. Além disso, o uso de melatonina pode ajudar a redefinir o ritmo circadiano (não ajuda o sono em si). Todas as noites, antes das 23 horas, borrife até 3 mg de melatonina lipossomal sob a língua.

AS "TRÊS IRMÃS DO SONO" E A KAVA

Lúpulo, valeriana e passiflora, que chamo de "três irmãs do sono", ajudam nos dois tipos de insônia. Elas costumam ser combinadas por seu efeito sinérgico para o tratamento de distúrbios do sono. No entanto, podem não atuar em níveis muito altos de ansiedade ou pânico agudo. Nestes casos, mude para kava. Ela é apresentada na forma de extrato alcoólico ou em cápsulas. Comece com o extrato para que você possa medir facilmente uma pequena dose e observar sua resposta. Se estiver usando cápsulas (contendo 75 mg de kavalactonas), comece com 1 e aumente para 2 conforme necessário.

ATENÇÃO: No caso de pessoas portadoras de cânceres dependentes de hormônios deve-se monitorar o uso de lúpulo, devido a seus efeitos estrogênicos. Observe que a kava pode ser estimulante e mantém algumas pessoas acordadas.

FIBROMIALGIA

A fibromialgia é mais comum em mulheres do que em homens. É um distúrbio musculoesquelético e do sono caracterizado por dor generalizada com fadiga, sono, memória e problemas de humor. A fibromialgia geralmente surge após períodos de intenso estresse psicológico, transtorno do estresse pós-traumático, trauma físico, cirurgia ou infecção. Trabalho com mulheres com fibromialgia em minha prática clínica há mais de 40 anos e tenho observado que isso sempre ocorre quando há uma história de eventos adversos na infância e traumas complexos. Pode-se tratar com ervas como os canabinoides (tópicos e internos), anti-inflamatórios e rubefacientes como a capsaicina, junto com o uso abundante de gorduras saudáveis, estratégias de desintoxicação, massagem suave e aromaterapias. O tratamento exige tempo e paciência e deve ser multifocal, apoiando a psique, os sistemas imunológico, endócrino e musculoesquelético e, ainda, o ritmo circadiano.

DEPRESSÃO

A depressão é outra maneira de descrever o desamparo aprendido. Entrar em ação ajuda a superar a sensação de impotência aprendida, seja fazendo um banho de ervas ou um extrato para uma amiga ou alguns sachês para os mais velhos ou nossos filhos. O uso de remédios fitoterápicos não apenas cura o corpo e a mente; também cura a "alma política". Cuidar de si mesma é a alma da justiça social. Nosso autocuidado é um ato político que se espalha para ajudar os outros. Faz parte de reivindicar e identificar quem somos e o que precisamos para nós mesmas e nossa família.

A depressão não é uma deficiência de serotonina; trata-se de inflamação. A depressão e a dor costumam ocorrer juntas, porque sentir dor é deprimente e porque a inflamação é uma condição subjacente a ambos os sintomas. Ao lado das inúmeras ervas e temperos para tratar a inflamação e depressão está o menos conhecido estragão, que contém rubídio, um oligoelemento que melhora o humor; use-o generosamente em seus molhos e temperos para salada. O rubídio também é encontrado no café, mas só é benéfico quando tomado como enema de café. Também já está bem estabelecido que uma hora de exercício aeróbico é muito eficaz para a depressão e complementará o seguinte protocolo:

Durante a depressão é difícil mobilizar nosso autocuidado; então comece devagar e com simplicidade. Peça ajuda aos outros e mantenha seus protocolos e refeições simples. Use panelas elétricas e *smoothies* para obter o maior benefício com o mínimo de esforço e concentre-se no cuidado de si própria como um ritual. Verifique seu nível de vitamina D, já que baixos níveis de vitamina D podem causar ou exacerbar a depressão e a dor. Café ou rodiola podem ser usados como um reforço de curto prazo, mas os desequilíbrios subjacentes também devem ser tratados. Se você é vegetariana, pode se beneficiar de alimentos mais acidificantes, que incluem vinagres e banhos de vinagre. Todos os dias, adicione 2 colheres de sopa de vinagre de maçã às saladas e 1 xícara de vinagre ao banho de corpo inteiro (ou a um escalda-pés) e deixe de molho por 20 minutos.

Faça ou compre um extrato com a seguinte combinação de ervas antidepressivas e estabilizadoras do humor. Elas apoiam o sistema nervoso e aumentam a dominância parassimpática e a função adrenal. Tome por até 3 meses.

ERVAS ANTIDEPRESSIVAS

- Erva-de-são-joão
- Maracujá
- Cúrcuma
- Schisandra   Gotu Kola
- Alecrim
- Ginseng coreano
- Semente de aveia leitosa

FADIGA

Há muitas associações entre estresse, depressão, síndrome da fadiga crônica, fadiga adrenal e fibromialgia. Adaptógenos, nervinas, anti-inflamatórios e rubefacientes tópicos devem ajudar em todos esses sintomas.

A fadiga adrenal geralmente surge após um período de estresse prolongado. A liberação dos hormônios das suprarrenais segue o ritmo circadiano e, quando nosso estilo de vida altera esse ritmo (como trabalhar no turno da noite), leva, com o tempo, à fadiga. As glândulas suprarrenais situam-se acima de cada rim na área média/inferior das costas. Eles são responsáveis pela produção de hormônios que desempenham um papel na saúde sexual, no nosso ciclo de 24 horas de sono/vigília, pressão arterial, inflamação e excreção de fluidos e minerais. Para apoiar as glândulas suprarrenais, use em sua alimentação sal marinho e especiarias que dão a sensação de calor, como pimenta-caiena, cravo-da-índia, canela e cardamomo.

SÍNDROME DA FADIGA CRÔNICA

A síndrome da fadiga crônica, também chamada de doença de intolerância sistêmica ao esforço e encefalomielite miálgica, é uma condição caracterizada por cansaço extremo e exaustão sem qualquer causa subjacente diagnosticada. É mais comum nas mulheres, e dormir ou descansar não ajuda. A fadiga crônica pode ser desencadeada por estresse crônico, uma infecção viral ou exposição a agentes ambientais. Pode-se acrescentar ao protocolo adaptogênico ervas antivirais como alcaçuz junto com coenzima Q10 e o Coquetel IV da Myer* para apoiar a função imunológica. Os pós de ervas que têm como alvo os retrovírus incluem a escutelária, melão-de-são-caetano, Reishi, chá verde, urtiga e folha de oliveira.

SAÚDE DO SISTEMA IMUNOLÓGICO

O sistema imunológico é fundamental para a saúde das mulheres, e cogumelos imunomoduladores, como o cogumelo cauda-de-peru, o equilibra. A glândula timo que fica logo abaixo da parte superior do esterno, no meio do tórax, é um órgão importante que atua como um professor, ensinando aos glóbulos brancos como fazer seu trabalho. Com o tempo e à medida que envelhecemos, a glândula timo "se aposenta". A palavra grega *thymos* refere-se a "vivacidade". O sistema imunológico reage imediatamente ao estresse – sendo hiperativo, um pouco paranoico e super-reativo, o que pode levar a alergias e doenças autoimunes, ou pode ser hipoativo e lento, o que nos deixa vulneráveis a infecções virais e bacterianas. O estresse agudo faz com que nosso sistema imunológico se prepare para atacar qualquer inimigo percebido, mas a longo prazo, o estresse pode manter nosso sistema ativado constantemente, o que leva a doenças autoimunes, ou então simplesmente exauri-lo.

Vou examinar aqui algumas preocupações de saúde mais importantes das mulheres, relativas à função imunológica, juntamente com sugestões de tratamento.

---

* O coquetel de Myers é uma terapia vitamínica intravenosa (IV) que carece de evidências científicas suficientes para apoiar seu uso como tratamento médico. O termo, coquetel de Myers, está incluído no índice de tratamentos questionáveis do Quackwatch – um *site* para monitorar curas falsas. (N. da T.)

VÍRUS DA HERPES SIMPLES

O vírus do herpes simples é contagioso transmitido de pessoa para pessoa por contato direto. Existem dois tipos: herpes oral (HSV-1) e herpes genital (HSV-2); ambos causam bolhas incômodas na superfície da pele. Após a infecção inicial, o vírus do herpes permanece no sistema e pode causar um surto em caso de estresse, diminuição da função imunológica ou exposição à luz solar. Em casos raros e mais graves, o vírus do herpes pode afetar o cérebro, o sistema nervoso e os olhos. A base do tratamento é uso intensivo de ervas antivirais. Reduzir os gatilhos como chocolate, trigo e amêndoas pode ajudar, junto com a suplementação de lisina. Aplicação de vitamina C intravenosa e a vitamina A em altas doses e em curto prazo podem suprimir o vírus.

HPV E DISPLASIA CERVICAL

Os tratamentos do papilomavírus humano, ou HPV, e da displasia cervical são muito controversos. A sigla HPV refere-se a centenas de tipos de vírus de contato pele a pele transmitidos sexualmente que representam um risco à saúde. Quase 80 milhões de pessoas nos Estados Unidos têm alguma forma do vírus, mas a maioria não apresenta nenhum sintoma; as mulheres apresentam mais sintomas do que os homens. Para a maioria das pessoas, o vírus não apresenta problemas. Em uma pequena porcentagem das pessoas, pode causar verrugas genitais ou câncer cervical, o qual pode ser terminal. Nem sempre é óbvio que um parceiro sexual tenha o vírus.

O tratamento eficaz deve combinar tratamento profissional e autocuidado em casa. Como tantas opções de cuidados de saúde, há prós e contras para cada uma, e os elementos que podem influenciar a sua situação individual são, entre outros, tempo, recursos e convicções sobre a saúde.

Os exames Papanicolau regulares podem identificar alterações nas células cervicais e levar a um programa para melhorar a função imunológica. Muitas mulheres que querem ter filhos desejam alternativas que reduzam o risco dos tratamentos convencionais; contudo, os medicamentos fitoterápicos e naturais também apresentam alguns riscos.

Os métodos de autocuidado domiciliares que utilizam medicamentos fitoterápicos e alimentos devem complementar o cuidado e a supervisão prestados por um profissional em casos de displasia cervical por HPV. A Medicina Tradicional Chinesa pode identificar e tratar desequilíbrios sistêmicos, incluindo o uso de ervas específicas para apoiar sua capacidade de suprimir e neutralizar os efeitos de um vírus. A base de qualquer tratamento de células cancerosas ou prevenção de uma progressão celular anormal para o câncer pode incluir o uso de altas doses de enzimas pancreáticas orais, de preferência como parte de um protocolo sob os cuidados de um profissional.

UNGUENTOS TÓPICOS E SUPOSITÓRIOS PARA HPV

Os extratos de chá verde aplicados topicamente em unguentos limitam a progressão do HPV, bem como da displasia cervical, e supositórios de chá verde também podem ajudar. Uma alimentação rica em probióticos com alho e cebola melhora a função do sistema imunológico.

REFORÇO DO FÍGADO E SUPRESSÃO DE VÍRUS

A groselha-da-índia (*Phyllanthus emblica*) é uma valiosa fruta ayurvédica que pode ser comida em conserva, fresca ou seca e está disponível na forma de cápsulas. Ela pode ser usada diariamente para suporte hepático e imunológico, e demonstrou atividade inibitória contra o HPV. A raiz de alcaçuz também oferece suporte à saúde imunológica e ataca o HPV.

ALIMENTOS QUE SUPRIMEM O HPV

Comer alimentos crus ou ligeiramente cozidos do gênero *Brassica* (brócolis, repolho, *bok choy* (couve-china), couve-de-bruxelas e couve-flor) pode suprimir o vírus HPV. O indol-3-carbinol é um dos metabólitos formados durante a quebra da glucobrassicina, um composto encontrado em vegetais crucíferos, associado à atividade anticâncer. Estudou-se o uso de suplementos de indol-3-carbinol no tratamento de câncer cervical/vulvar e papilomatose respiratória recorrente. Como os efeitos obtidos são mais fortes ao se consumir as brássicas cruas, a maioria das porções diárias deve ser crua e consumida diariamente junto com uma pequena quantidade de verduras levemente cozidas.

TRATAMENTO ESCARÓTICO OU PROCEDIMENTO DE EXCISÃO ELÉTRICA COM ALÇA PARA PREVENÇÃO DE HPV E CÂNCER DE COLO DO ÚTERO

O tratamento escarótico se refere à aplicação tópica de um agente escarótico à base de ervas na lesão cervical que queima a lesão e destrói as células cancerosas ou pré-cancerosas. Aplicam-se enzimas proteolíticas e uma variedade de ervas diretamente nas lesões. Esse tratamento em geral é feito em vez do procedimento de excisão elétrica com alça, que tem risco de complicações, assim como benefícios. Há um debate significativo sobre a utilidade e os perigos do tratamento escarótico, e alguns fitoterapeutas e defensores dos naturopatas se opõem veementemente a ele. Tal como a maioria das escolhas terapêuticas em que há risco, a decisão se torna uma questão de filosofia pessoal. O aspecto financeiro pode afetar as opções e, uma vez que existem riscos inerentes a ambos os métodos, os riscos/benefícios devem ser tratados com os profissionais de saúde. A confiança em uma intervenção muitas vezes está ligada à confiança na profissional de saúde e a sentir-se ouvida e compreendida por ela. Não há uma resposta fácil para as opções de tratamento, mas ouvir as opiniões de vários especialistas pode ajudar você a decidir seus próximos passos.

HERPES-ZOSTER E A NEURALGIA PÓS-HERPÉTICA

O herpes-zoster ou "cobreiro" é uma reativação do vírus varicela zoster (o vírus que também causa a catapora), mais comumente observada em adultos mais velhos ou pessoas com função imunológica deficiente, embora ocasionalmente também em crianças.

A neuralgia pós-herpética é o sintoma mais comum de herpes-zoster e pode causar fortes dores em certos nervos. Tratei muitas pessoas com neuralgia pós-herpética na minha clínica, e os tratamentos com ervas podem ser uma parte importante de um repertório de medicamentos disponíveis para reduzir a dor nos nervos. Em algumas pessoas a dor é forte e as ervas têm um papel auxiliar em medicamentos como a gabapentina, permitindo uma redução em sua dosagem.

Quatro tipos de ações fitoterápicas ajudam no controle e recuperação do herpes-zoster e incluem aplicações tópicas e internas: anti-inflamatória, imunomoduladora, adaptogênica e analgésica. As aplicações tópicas incluem gel de raiz de alcaçuz (peça em uma farmácia de manipulação), que pode ser aplicado em lesões de herpes-zoster como anti-inflamatório, e creme de capsaicina, que também pode ser comprado sem receita como creme para neuropatia Zostrix (0,25 capsaicina). Se for necessária uma dose mais forte, o conteúdo em substância ativa pode ser aumentado por manipulação até 2% em uma farmácia de manipulação, com receita.

As cepas de *cannabis* que são ricas em proporções variáveis de THC, CBD e terpenoides fornecem opções para aplicação tópica anti-inflamatória e analgésica de géis ou cremes para lesões herpéticas e para uso oral como óleos e tinturas para dor neuropática. Consulte sua farmácia local que disponibiliza *cannabis** sobre essas variedades e opções especiais. Ginseng e magnólia-chinesa agem como adaptógenos e modulam a função imunológica, e cogumelos como Reishi e shiitake são imunomoduladores que podem ser incorporados à alimentação diária ou tomados com outros cogumelos como agarikon (*Laricifomes officinalis* e *Fomitopsis officinalis*), que Paul Stamets da Fungi Perfecti sugere como um antiviral disponível na forma de pó concentrado, em cápsulas. Também já houve pesquisas usando apiterapia (injeções de veneno de abelha usadas para reduzir a dor). Este procedimento requer um médico licenciado com experiência e conhecimento desse protocolo.

A vacina contra herpes pode fornecer proteção contra a doença e, embora o herpes ainda possa ocorrer após a vacinação, ataca com menos sintomas e por um período mais curto.

ACUPUNTURA E TRATAMENTOS FITOTERÁPICOS PARA MELHORAR A IMUNIDADE

Existem dois tipos de tratamento para dar apoio imunológico: ervas que oferecem um apoio diário suave e potentes estimuladores imunológicos e supressores de vírus que podem ser usados antes ou durante os surtos. As seções a seguir contêm sugestões de tratamento para ambos os tipos, juntamente com um exercício para despertar seu sistema imunológico.

ERVAS DE USO DIÁRIO PARA MELHORAR A IMUNIDADE

Para melhorar sua saúde imunológica, use diariamente uma única erva ou uma combinação das seguintes ervas, em cápsulas ou extrato (o alho pode ser usado fresco e o sabugueiro, em xarope).

- Equinácea
- Reishi
- Schisandra
- Alho
- Astragalo
- Sabugueiro

---

* A regulamentação de produtos à base de maconha no Brasil foi aprovada pela Agência Nacional de Vigilância Sanitária (Anvisa). Com a decisão, produtos feitos com *cannabis* para uso medicinal podem ser vendidos em farmácias, mediante prescrição médica, e ficam sujeitos à fiscalização da agência. O cultivo da planta em território brasileiro foi rejeitado. (N. da T.)

ERVAS PARA SUA IMUNIDADE EM CASO DE DOENÇA AGUDA

Se você estiver sob estresse imunológico, pode tomar extratos por curtos períodos (2 a 3 semanas) que contenham as seguintes ervas:

- Raiz de equinácea
- Raiz de alcaçuz
- Raiz de osha
- Hidraste

Sopa de Reforço da Imunidade

Esta sopa fornece um alimento eficaz e delicioso para suporte imunológico que você pode criar na sua cozinha medicinal.

RENDE DE 4 A 6 PORÇÕES

- 1 xícara de cogumelos shiitake (frescos ou secos)
- 1 xícara de cogumelos Maitake (frescos ou secos)
- 6 xícaras de caldo de hortaliças, de frango ou de osso
- 1 pedaço pequeno de Kombu
- 1 xícara de repolho Napa picado fino
- ½ xícara de raiz de bardana
- ½ cebola média picada
- ¼ de xícara de raiz de astrágalo (seca ou fresca)
- 5 cm de gengibre fresco, descascado e picado
- 1 pedaço de cúrcuma fresca de 5 cm
- 3 dentes de alho
- Pimenta-do-reino moída na hora
- 1 pitada de pimenta-caiena em pó

Se os cogumelos estiverem secos, reidrate-os. Em uma panela grande, adicione o caldo e leve à fervura. Adicione todos os ingredientes, exceto o repolho Napa e as pimentas. Deixe ferver, e em seguida cozinhe cuidadosamente por 60 minutos em fogo brando. Se estiver usando uma *slow cook*er (panela elétrica de cozimento lento), simplesmente cozinhe a sopa em fogo baixo por 8 horas. Divida o repolho entre as tigelas e despeje a sopa por cima. Polvilhe a pimenta-caiena e pimenta-do-reino a gosto. Se estiver usando apenas caldo de hortaliças (sem gordura) adicione um toque de óleo de gergelim (*Sesamum indicum*) no final para aumentar a absorção dos nutrientes.

> ### 🌿 *Exercício: Jane Bate no Peito* 🌿
>
> Os pontos de acupuntura do sistema imunológico estão centralizados acima da glândula timo, que fica no meio do tórax, e cerca de 2,5 cm abaixo da junção da clavícula, onde há um lugar macio. Uma simples batidinha nesses pontos envia uma mensagem que diz: "Acorde! Estou alimentando você com plantas medicinais e alimentos para trazer equilíbrio. Por favor, faça o seu trabalho!". Dê batidinhas nesses pontos por cerca de 60 a 90 segundos, inspirando e expirando, repetindo "Ha, ha, ha, ha" continuamente enquanto toca. Esse exercício também é chamado de "Jane bate no peito" (Jane, a companheira de Tarzan, lembrando os gestos dele).

DOENÇAS AUTOIMUNES

Doença autoimune é um termo genérico para uma série de doenças nas quais o sistema imunológico ataca por engano suas próprias células saudáveis. As síndromes autoimunes mais comuns são artrite reumatoide (AR), lúpus, síndrome de Sjögren, tireoidite de Hashimoto, doença celíaca, esclerose múltipla e diabetes tipo 1.

As mulheres têm taxas significativamente mais altas de doenças autoimunes. Há uma relação entre a exposição ao estresse e ao trauma no início da vida e o desenvolvimento de doenças autoimunes, sugerindo que reduzir o estresse e abordar os efeitos multifacetados do trauma pode fazer a "engenharia reversa" da hiper-reatividade do sistema imunológico. Também há evidências de que alimentos inflamatórios, como açúcar e farinha e exposição a produtos químicos e pesticidas tornam a pessoa mais vulnerável a essas doenças.

As ervas podem ajudar a suprimir e controlar os sintomas dessas doenças autoimunes, diminuir ou eliminar medicamentos, melhorar a qualidade de vida e servir como parte importante do plano geral de recuperação. A base do tratamento é o uso de ervas imunomoduladoras e anti-inflamatórias e ácidos graxos essenciais de plantas e peixes que ajudam a manter todo o sistema lubrificado.

Imunomoduladores são ervas como alcaçuz e equinácea que aumentam ou suprimem seletivamente o sistema imunológico. Gorduras dietéticas, como ácidos graxos ômega-3 (linho, cânhamo e óleos de peixe) e ácidos graxos gama linolênicos, como óleo de prímula, óleo de groselha-preta, óleo de borragem e óleo de semente de cominho-preto são todos poderosos anti-inflamatórios, imunomoduladores e emolientes que sinergizam os benefícios das ervas.

SÍNDROME DE SJÖGREN

Na síndrome de Sjögren, o sistema imunológico ataca as glândulas salivares e lacrimais, fazendo com que parem de produzir líquido suficiente. A síndrome de Sjögren costuma ocorrer simultaneamente com AR, lúpus ou doença celíaca. Nove em cada dez pessoas com Sjögren são mulheres. As ervas para tratar a síndrome de Sjögren devem incluir imunomoduladores e emolientes potentes.

A semente de espinheiro-mar e suas frutinhas (*Elaeagnus rhamnoides*) são emolientes e anti-inflamatórios fortes e ricos em fitoesteróis, carotenoides, ômega-7 e vitamina E. O óleo da semente de espinheiro pode ser aplicado topicamente ou ser ingerido, adicionando-o a vitaminas e molhos para salada ou como extratos de óleo em gel (2.000 mg por dia).

> ### ❦ *Tratamento da Boca Seca e Olhos Secos* ❦
>
> Bochechos com óleo de coco ou óleo de gergelim pode ajudar a boca seca, e é fácil fazer um emoliente à base de ervas para o tratamento da secura dos olhos. Pode-se fazer um chá forte para usar como colírio, combinando partes iguais de eufrásia e camomila. Coe o chá em uma peneira bem fina, coloque num recipiente de vidro esterilizado e ponha na geladeira. Esse chá forte dura até 5 dias na geladeira. Para usar, molhe uma bola de algodão com o chá ou use um conta-gotas e pingue algumas gotas em cada olho.
>
> A aplicação de creme de testosterona bioidêntica em torno das pálpebras, próximo aos dutos lacrimais, também é útil para estimular esses dutos.

LÚPUS

O lúpus afeta muitos órgãos do corpo e pode ter sintomas como erupções cutâneas, dores nas articulações e nos músculos, fadiga, mal-estar, anemia, distúrbios de humor e inflamação dos sistemas cardiovascular e respiratório. Em casos graves, o lúpus pode causar insuficiência renal, distúrbios neurológicos, aborto espontâneo, doença cardiovascular e até morte. Como os sintomas do lúpus são iguais aos de muitas outras doenças, ele costuma ser mal diagnosticado. É comum que pessoas com lúpus tenham períodos de crises agudas seguidos de períodos de remissão.

As ervas usadas para tratar o lúpus costumam ser urtigas e Gotu Kola. A videira-trovão-de-deus (*Tripterygium wilfordii*) também já foi usada com sucesso no lúpus para reduzir o inchaço e a dor. No entanto, quando usada por muito tempo essa planta causa alguns efeitos colaterais; assim, lembre-se de alterná-la com outras plantas.

ATENÇÃO: Pessoas com lúpus devem evitar a alfafa, pois esta pode superestimular o sistema imunológico.

ARTRITE REUMATOIDE

A AR é uma doença inflamatória autoimune que ataca as membranas sinoviais das articulações e, em alguns casos graves, o revestimento de outros sistemas do corpo, incluindo os sistemas cardiovascular e respiratório. As mulheres têm 3 vezes mais probabilidade de ter AR do que os homens. Os sintomas mais comuns da AR são dor e inchaço ao redor das articulações, que com o tempo podem causar erosão óssea e deformidades nas articulações.

A base do tratamento fitoterápico consiste em tomar os ácidos graxos essenciais das plantas da prímula (1.000 mg por dia) e óleo de borragem (1.000 mg por dia) associados à eliminação do glúten e da caseína da alimentação. Há uma teoria de que a AR pode surgir da infecção crônica e tem havido tratamentos bem-sucedidos com antibióticos. Como alternativa aos antibióticos farmacêuticos, tome uma cápsula de 50 mg do óleo "antibiótico" emulsionado de orégano antes de dormir durante 30 dias; repita a série a cada 3 meses. Esse óleo é um antibacteriano e anti-inflamatório poderoso; portanto, não o use por mais de 30 dias de cada vez. Além do uso interno, pode-se adicionar algumas gotas a um óleo de solução e esfregar nas articulações inflamadas. Ao usar orégano por via oral, tome o cuidado de suplementá-lo com alimentos ricos em probióticos.

SAÚDE DA TIREOIDE

Quando surgem problemas com a tireoide, geralmente se devem ao hipotireoidismo, ou seja, atividade reduzida; mas também pode ser causado pelo hipertireoidismo, ou seja, hiperatividade. O hipotiroidismo ocorre quando a tireoide não produz hormônios suficientes, o que leva a ganho de peso, depressão, prisão de ventre, queda de cabelo e pele seca. O hipertireoidismo ocorre quando a tireoide produz hormônios em excesso, causando insônia, ansiedade, perda de peso e palpitações cardíacas.

A tireoidite de Hashimoto é uma doença autoimune que causa hipotireoidismo. É muito mais comum nas mulheres do que nos homens e pode permanecer assintomática por muito tempo. A doença, que geralmente ocorre em resposta à sensibilidade ao glúten, faz com que os anticorpos gerados no sistema imunológico ataquem a glândula tireoide, danificando-a lentamente. Os sintomas da doença costumam ser fadiga, depressão, ganho de peso e dores articulares e musculares.

Alimentação não saudável, estresse crônico, toxinas ambientais e infecções podem contribuir para o desequilíbrio da tireoide. O tratamento convencional em geral consiste em administrar hormônios da tireoide, de origem animal (suína) ou sintéticos, em paralelo com remédios e alimentos fitoterápicos contra doenças autoimunes. O iodo também é essencial para a saúde da tireoide e a ingestão de plantas ricas em iodo, como algas marinhas e chás de ervas adaptogênicas, complementa o uso de tratamentos com hormônios da tireoide de origem suína.

> ### ❦ *Extrato Adaptogênico para Tireoide Hipoativa* ❦
>
> Adicione a um pouco de água 15 gotas de cada um dos seguintes extratos: Ashwagandha (ou ginseng indiano), Gotu Kola, eleutério e cardo-leiteiro e tome 2 vezes ao dia. Avalie a resposta da tireoide após usar de 3 a 6 meses.

ERVAS E COGUMELOS MEDICINAIS PARA A SAÚDE AUTOIMUNE DO INTESTINO

Como todas as doenças crônicas, as doenças autoimunes se beneficiam da cura do "segundo cérebro", o microbioma (microrganismos naturais) do intestino. A raiz de bardana e a raiz do dente-de-leão são benéficas, pois ambas contêm inulina, uma fibra probiótica que ajuda a alimentar e fazer proliferar as bactérias intestinais saudáveis, que por sua vez estimulam a melhora do tecido digestivo. A calêndula, um vulnerário, cura o tecido danificado em todo o trato digestório, enquanto reduz ao mesmo tempo a inflamação. Cogumelos medicinais, como cauda-de-peru, Cordyceps e Reishi são imunomoduladores eficazes e podem ser incluídos na alimentação, frescos ou em cápsulas.

ERVAS DE USO INTERNO PARA REDUZIR A DOR E A INFLAMAÇÃO EM TRANSTORNOS AUTOIMUNES

Teste os efeitos dessas ervas, uma de cada vez ou em combinações, e verifique suas reações, que variam de pessoa para pessoa.

Andrographis (*Andrographis paniculata*): Use um extrato ou cápsulas. Esta erva tem um efeito anti-inflamatório e melhora a anemia relacionada à artrite reumatoide. É chamada em inglês de "Rei do *Bitter*", porque cada parte da planta tem um sabor extremamente amargo, o que sugere a razão da sua eficácia como antifúngico e antibacteriano e no tratamento de problemas digestivos.

Angélica chinesa, Dong Quai: Beba uma tintura da raiz seca para dores musculares e articulares.

Boswellia: Use em forma de cápsulas para dor e inflamação.

Casca de bétula (*Betula lenta*): O chá feito com essa casca é rico em ácido betulínico, que tem poderosa ação anti-inflamatória.

Casca de salgueiro-branco: Rica em salicina, que é um analgésico natural e reduz a inflamação. Use em pó ou em cápsulas. **ATENÇÃO:** Pessoas com asma podem ser intolerantes a ervas e alimentos ricos em salicilato.

Casca de unha-de-gato (*Uncaria tomentosa*): Use como chá, tintura ou cápsula como imunomodulador e anti-inflamatório. Procure ingerir junto com os alimentos, pois o ácido do estômago libera os taninos da casca.

Chá de gengibre: Fresco ou desidratado, consuma gengibre como suco ou chá como anti-inflamatório e estimulante digestivo.

Matricária: Use uma tintura, chá ou cápsula para diminuir a inflamação e a dor.

Raiz de peônia-branca (*Paeonia lactiflora*): A peônia é um imunomodulador e anti-inflamatório. Use como chá, tintura ou cápsula.

Raiz de salsaparrilha (*Smilax ornata*): Esta planta é um anti-inflamatório que pode ser tomado como decocção, extrato ou cápsula.

❧ *Bebida Autoimune* ❧

RENDE DE 1 a 2 PORÇÕES

Em uma panela pequena, adicione 1 colher de chá de cada: semente de aipo, raiz de unha-do-diabo, casca de bétula e raiz de dente-de-leão a 4 xícaras de água fervente. Deixe em fogo brando por 15 minutos e coe. Beba diariamente para reduzir a inflamação dos tecidos conjuntivos.

❧ *Pasta Dourada* ❧

A cúrcuma ajuda a manter as articulações saudáveis. Pode-se tomá-la em cápsulas de 400 mg a 600 mg 3 vezes ao dia, mas lembre-se de que, para ser bem absorvida, a cúrcuma precisa estar associada à pimenta-do-reino e um pouco de gordura, portanto inclua estes ingredientes também na sua alimentação.

Essa pasta, ótima para usar com curries, saladas, legumes cozidos ao vapor e *smoothies* que pedem cúrcuma, também podem ser aplicada topicamente em articulações inchadas, durante no mínimo 1 hora ou mesmo durante o sono. Esta preparação mancha, procure aplicá-la sobre a articulação afetada e depois cobri-la com duas camadas de flanela. Quando terminar, guarde a flanela em um saco plástico na geladeira até precisar usá-la novamente. Para tirar a mancha da pele (ou talvez você não se importe de conviver com ela durante o período de tratamento), misture bicarbonato de sódio com limão em partes iguais e esfregue suavemente.

RENDE 1 XÍCARA

- ½ xícara de cúrcuma em pó
- 1 xícara de água
- 1 ½ colher de chá de pimenta-do-reino moída na hora
- 6 colheres de sopa de azeite de oliva virgem prensado a frio ou de óleo de coco

Misture a cúrcuma com a água numa panela pequena. Aqueça em fogo brando por 20 minutos até que vire uma pasta; em seguida, misture a pimenta e o azeite. Condicione a pasta em um pequeno frasco e guarde na geladeira para uso diário, durante até 1 mês.

RECEITAS FITOTERÁPICAS TÓPICAS PARA REDUZIR A DOR E INFLAMAÇÃO EM TRANSTORNOS AUTOIMUNES

Compressa de Arnica

Prepare uma decocção de raiz de arnica. Molhe um pano de algodão macio no líquido e aplique-o na área afetada por 30 a 45 minutos para reduzir o inchaço e a dor.

Óleo de Massagem de Agulhas de Coníferas, Gengibre e Pimenta-caiena

Este óleo é indicado para dores musculoesqueléticas, neuropáticas ou para a sensação de queimação.

RENDE 1 XÍCARA

- ½ xícara de azeite de oliva virgem prensado a frio
- ½ xícara de óleo de semente de cânhamo
- 1 bom punhado de agulhas de coníferas recém-colhidas
- 1 colher de sopa de pimenta-caiena em pó
- 1 colher de sopa de gengibre em pó

Em uma panela, adicione o azeite, o óleo de semente de cânhamo e as agulhas de coníferas e deixe em fogo brando por 2 horas. Depois de fervido, coe bem em um tecido de morim. Se não tiver acesso às agulhas de conífera, pode adicionar extrato de agulhas de pinheiro assim que o óleo esfriar.

Despeje o óleo em uma jarra de vidro âmbar, acrescente a pimenta-caiena e o gengibre, feche bem a tampa, e deixe repousar em uma janela quente e ensolarada por 2 semanas. Coe bem e depois engarrafe. Esfregue nos membros, nas articulações e nos músculos doloridos conforme necessário. (Se não puder esperar 2 semanas, então pode voltar ao fogo o óleo que recebeu a infusão de agulhas de conífera e deixar por 2 horas no fogo mais brando possível; depois coar e engarrafar.)

Outra opção é pedir a um farmacêutico de manipulação que prepare um creme tópico de capsaicina em uma dose mais forte, ou misturado a um anestésico suave, para chegar à dose certa para você.

DOR DE CABEÇA

Há muitos tipos de dores de cabeça, incluindo as provindas de tensão, as enxaquecas e cefaleias hípnicas, que ocorrem durante o sono. Elas podem ser causadas por vários problemas subjacentes, tais como tensão muscular, alergia alimentar, desequilíbrio da serotonina ou desidratação. Vou listar aqui algumas receitas genéricas para usar com todos os tipos de dores de cabeça, juntamente com intervenções para causas específicas.

❦ Desidratação ❦

A desidratação é um fator comum em todos os tipos de dores de cabeça e aumentar a ingestão de água é o primeiro passo. Para calcular a quantidade de água que você deve beber por dia em litros, pegue o seu peso corporal em quilos e multiplique por 0,033. Portanto, uma mulher de 90 kg deve tomar aproximadamente 2,970 litros de água por dia, valor que pode ser arredondado de acordo com a conveniência.

> ❧ *Escalda-pés de Mostarda* ❧

A dor de cabeça pode resultar de mudanças no fluxo sanguíneo cerebral ou constrição dos vasos, e um método simples de autocuidado é fazer um escalda-pés com mostarda. Adicione 1 colher de sopa de mostarda moída (triturar sementes de mostarda fresca é melhor, mas mostarda em pó disponível comercialmente também serve) a um balde de água quente fundo o bastante para cobrir os tornozelos. Massageie os pés e os tornozelos com um pouco de azeite de oliva virgem prensado a frio e mergulhe-os na água de mostarda por 30 minutos. O calor da água e da mostarda vai reduzir a congestão vascular e liberar os vasos sanguíneos contraídos na cabeça, levando o fluxo sanguíneo para os pés e aliviando a dor. Faça o escalda-pés 1 vez por dia enquanto estiver com dor de cabeça e algumas vezes por semana para ajudar a prevenir.

ENXAQUECA

A enxaqueca pode ser um verdadeiro desafio, pois ela tem muitas causas diferentes. A sensibilidade alimentar, sobretudo ao glúten ou alimentos ricos em salicilatos, pode ser a culpada, assim como o estresse, a hipoglicemia ou as mudanças na pressão barométrica. Muitas pessoas optam por se mudar para regiões com menos variabilidade na pressão atmosférica para evitar não apenas enxaquecas, mas também dores nos músculos e nas articulações. Recomendo o uso do mineral orotato de lítio. Ao contrário do perigoso carbonato de lítio farmacêutico, o orotato de lítio é um presente da natureza para nós. Alivia dores de cabeça, faz a gente rir, melhora nosso humor e protege os neurônios do cérebro. O lítio pode ser dosado de 5 a 25 mg por dia, ou você pode sair de férias e mergulhar em fontes minerais ricas em lítio no México ou nos estados americanos de Novo México, Washington ou Texas. O lítio também ajuda nas raras dores de cabeça hipnômicas (que ocorrem durante a noite) e acometem sobretudo as mulheres mais velhas.

Além do orotato de lítio, experimente esses outros tratamentos fitoterápicos eficazes:

- Combine 25 a 150 mg de 5-hidroxitriptofano (5-HTP), o aminoácido precursor da serotonina e 50 mg de vitamina B-6.
- 750 mg de erva-de-são-joão, 2 vezes ao dia.

- 125 mg de folha de matricária seca de origem segura, contendo pelo menos 0,2% de partenolida, 3 vezes ao dia.
- *Cannabis* (tetrahidrocanabinol balanceado [THC] e canabidiol [CBD]) tanto na forma analgésica como antiemética. Para enxaquecas, pode-se pensar em uma fórmula com 50% de THC e 50% de CBD. As formulações variam muito de acordo com o produtor. Considere uma fórmula básica de 10 a 35 mg de canabidiol por mililitro e use para a dor conforme necessário.
- Extrato de 250 mg de sangue-de-dragão (*Croton lechleri*) começando com 4 vezes ao dia e aumentando até 500 mg, 4 vezes ao dia.
- Mulheres que sofrem de enxaqueca na perimenopausa podem se beneficiar de estrogênio bioidêntico com prescrição médica, ou ervas precursoras do estrogênio, como o lúpulo.

Algumas medidas de autocuidado, como beber bastante água, fazer um escalda-pés de mostarda ou usar 5-HTP e B-6 ou orotato de lítio e magnésio, podem ser usadas diariamente para a prevenção. É importante experimentar um remédio de cada vez, e lhe dar tempo para agir e ver como você reage.

Pode-se usar ervas como matricária, erva-de-são-joão, sangue-de-dragão e *cannabis* no início da dor de cabeça. Use uma das ervas durante 1 dia, 1 semana ou alguns meses no início da dor de cabeça para testar se ela é adequada para você. Se você tiver outros sintomas para os quais uma erva pode ser útil, então comece com essa, a fim de minimizar o número de ervas que você usa para seu bem-estar. Verifique bem todas as contraindicações para o uso dessas ervas.

SAÚDE DO APARELHO REPRODUTIVO E GENITURINÁRIO AO LONGO DO CICLO DE VIDA

Meus primeiros estudos sobre o uso de ervas em obstetrícia foram realizados na selva do México e ampliados mais tarde, quando fiz pós-graduação em saúde pública. Esses estudos incluíram a maneira como os métodos tradicionais de tratamentos da saúde das mulheres foram forçados a cair na clandestinidade no final do século XIX, diante de uma profissão médica cada vez mais dominada por homens e que buscava "medicalizar" o parto.

Enquanto acompanhava partos na selva e estudava história, descobri que um dos principais remédios administrados às mulheres durante o parto no início do século XX se chamava escopolamina. Receitada como amnésica, a escopolamina é um alcaloide tropano derivado de plantas solanáceas, como meimendro (*Hyoscyamus niger*) e a figueira-do-diabo (*Datura stramonium*). A escopolamina costumava ser misturada com morfina supostamente para aliviar as dificuldades do parto, mas na verdade induzia ao chamado "sono crepuscular". Em vez de sentir alívio da dor, as mulheres podiam sofrer terrivelmente durante o parto, mas depois não se lembravam de nada. A natureza alucinatória da escopolamina levava à confusão e as mulheres se debatiam, semiconscientes, e muitas vezes eram amarradas à cama durante o trabalho de parto para conter seus movimentos vigorosos. Quando li as notas médicas sobre meu próprio nascimento, vi que minha mãe recebeu escopolamina, junto com Demerol, durante o parto. Esse "coquetel" era administrado a quase todas as mulheres que tinham parto hospitalar nos Estados Unidos até a década de 1960.

Ao pesquisar a origem do uso de escopolamina, descobri que o composto é encontrado em plantas usadas por mulheres sábias para fazer o que foi chamado de "pomada voadora". Essas plantas alucinógenas "voadoras" incluem a beladona (*Atropa belladonna*), meimendro, sino do meimendro (*Scopolia carniolica*), figueira-do-diabo (*Datura stramonium*) e mandrágora (*Mandragora*). As curandeiras (com frequência chamadas de bruxas ou feiticeiras) faziam esse unguento para "voar e ver".

Felizmente, hoje as mulheres estão reivindicando diversas opções nas áreas do parto e dos cuidados com a saúde. Embora o uso de escopolamina como alucinógeno não seja recomendado, muitas mulheres atualmente preparam essas pomadas especiais devido ao seu valor medicinal e ritual. Pesquisando o uso de escopolamina no parto de mulheres, aprendi duas lições importantes. A primeira é que embora muitos dos nossos remédios derivem de plantas, quando apenas um único componente dessa planta é extraído, concentrado e usado de alguma maneira que a natureza não pretendia, isso pode causar efeitos colaterais perigosos que prejudicam a vida da mulher. Também aprendi sobre a persistência e resiliência da sabedoria das mulheres, e sobre a continuidade dos conhecimentos das nossas avós. Basta apenas examinar logo abaixo da superfície as informações sobre os medicamentos atuais e encontraremos as sementes do poder curativo.

MENSTRUAÇÃO

Existem muitas variações nos ciclos menstruais e é importante conhecer bem seu próprio ciclo. Sentir cólicas, TPM, ciclos mais curtos ou mais longos ou sangramento excessivo pode ser muito incômodo; mas **é** possível melhorar esses sintomas com dieta apropriada e medicamentos fitoterápicos. Aqui estão rituais, exercícios, chás e compressas para aliviar as diversas formas de incômodo menstrual.

AMENORREIA

Chama-se amenorreia primária a ausência de menstruação por volta dos 15 anos de idade. A amenorreia secundária ocorre quando a menstruação cessa por pelo menos 3 meses (se o seu ciclo for regular) ou por 6 meses (se o ciclo for irregular). As causas mais comuns para esses estados são estresse, síndrome dos ovários policísticos (SOP), disfunção tireoidiana ou baixo teor de gordura corporal. O emenagogo a seguir é um tratamento eficaz.

Emenagogo de Ervas

RENDE 8 XÍCARAS

Adicione 2 colheres de chá de cada um dos seguintes componentes a 2 litros de água fervente: agnocasto (*Vitex agnus-castus*), Mitchella (*Mitchella repens*), arruda, cimicífuga, agripalma (*Leonurus cardiaca*) e peônia-branca. Deixe descansar por 1 hora, coe e guarde o chá na geladeira, aquecendo levemente antes de usar. Beba 1 xícara 2 vezes ao dia durante 4 dias para estimular a menstruação.

DISMENORREIA

Dismenorreia é a cólida antes ou durante a menstruação. O protocolo a seguir combina ervas e nutrientes para usar ao longo do mês e, especificamente, durante os dias da menstruação.

❧ *Protocolo de Dismenorreia* ❧

- Tome todos os dias óleo de semente de groselha-preta (2.000 mg), magnésio (400 mg) e vitamina B-6 (100 mg) para reduzir as cólicas durante a menstruação.
- Beba uma mistura de gengibre fresco, camomila, rosa-de-gueldres *(Viburnum opulus)* e chá de escutelária 3 dias antes do início do fluxo e continue a beber durante a menstruação.
- Adicione canela aos alimentos durante o período de menstruação.

❧ *Tratamentos Tópicos para Dismenorreia* ❧

- Obtenha uma varinha kansa, um instrumento ayurvédico de bronze que serve para automassagem no rosto e no abdômen. Adicione 6 gotas de óleo essencial de rosa a 1 colher de sopa de loção de magnésio líquida. Esfregue a loção na barriga e use a varinha kansa lentamente, rodando-a em pequenos círculos, no sentido horário, sobre a área dolorida.
- Esfregue um pouco de óleo de amêndoas na parte inferior do abdômen; em seguida, esfregue algumas gotas de óleo essencial de hortelã-pimenta sobre o óleo de amêndoas.
- Adicione 1 xícara de sulfato de magnésio (sal de Epsom) e 8 gotas de óleo essencial de lavanda à água da banheira e fique imersa 30 minutos por dia, começando 3 dias antes do seu fluxo.

SÍNDROME DA TENSÃO PRÉ-MENSTRUAL (TPM)

A TPM é um grupo de sintomas físicos e psicológicos experimentados por algumas mulheres logo antes do início da menstruação, a cada mês. Cerca de um terço das mulheres apresenta alguma forma de TPM; para muitas, esses sintomas são graves a ponto de afetar a qualidade de vida. A TPM está relacionada a mudanças no estrogênio e na progesterona durante o ciclo menstrual. Excesso de estrogênio, deficiência de progesterona e baixos níveis de magnésio são fatores contribuintes. Os sintomas incluem inchaço, dor de cabeça, cólicas, fadiga, ansiedade e depressão. Manter um diário para rastrear a própria experiência com a TPM pode ser uma maneira útil de identificar padrões no ciclo menstrual e direcionar melhor as intervenções à base de ervas e de autocuidados.

℘ Tratamentos para TPM ℘

- O extrato de casca do pinheiro-bravo francês (*Pinus pinaster*) é vendido como Pycnogenol e usado para tratar a TPM e dores menstruais. Use 40 mg a 200 mg 1 ou 2 vezes ao dia. Comece com uma dose pequena e aumente conforme necessário.
- Comece a tomar Ashwagandha (1 g, 3 vezes ao dia como cápsula) e dente-de-leão (4 g de folhas secas, 3 vezes ao dia como infusão) para apoiar o equilíbrio hormonal e ajudar a liberar a tensão, começando 7 dias antes da menstruação e prosseguindo até a conclusão do ciclo. A retenção de líquidos é exacerbada pela desidratação, pois o corpo se esforça para reter líquido; portanto, beba muita água durante a menstruação.
- Adicione magnésio (até 400 mg por dia) e vitamina B-6 (100 mg por dia) à sua rotina mensal junto com óleo de semente de groselha-preta (1.000 mg por dia). Conforme você se aproxima da perimenopausa e seus ciclos vão se abreviando, injeções intramusculares de compostos de magnésio e vitamina B-6 oferecem alívio ao regular a duração do ciclo.
- Exponha-se a pelo menos 20 minutos de luz solar (ou luz de espectro total) por dia, reduzindo o uso de óculos de sol.

INFECÇÕES DO TRATO URINÁRIO

As infecções do trato urinário (ITU) ocorrem quando as bactérias entram na uretra e se multiplicam na bexiga, causando dor ao urinar, sensação de não esvaziar totalmente a bexiga, pressão pélvica, desconforto e sangue na urina. Se as ITUs não forem tratadas em tempo hábil, a infecção pode se espalhar para os rins, causando náusea, calafrios, febre e dores nas costas e no tórax.

Nem todas as ITUs são iguais. A "cistite de lua de mel" ocorre em consequência da relação sexual, e as ITUs em geral ocorrem com mulheres na pós-menopausa em consequência de baixos níveis de estrogênio. O estrogênio aumenta a integridade da parede vaginal, que constitui uma barreira protetora contra as bactérias.

Entre as mulheres mais velhas que estão confinadas ao leito ou internadas, pode haver infecções crônicas do trato urinário, de baixa intensidade, geralmente assintomáticas, que podem afetar a função mental. Essas mulheres devem ser examinadas com frequência para detectar ITUs.

O tratamento fitoterápico para as ITUs geralmente é bem-sucedido; mas se a dor ou a febre persistirem depois de tratar com ervas, por 24 a 48 horas, uma ITU aguda e dolorosa, consulte um médico.

❧ Prevenção das Infecções do Trato Urinário ☙

- Tome suco de oxicoco (*cranberry*), sem adição de açúcar, pelo menos algumas vezes por semana, e adicione concentrado de arando ao molho de salada, juntamente com azeite de oliva, óleo de cânhamo, limão e alho.
- Coma ervas fermentadas ou verduras ricas em culturas probióticas, pelo menos 3 vezes por semana.
- Aplique creme de estrogênio bioidêntico nas paredes vaginais 3 vezes por semana (para mulheres na pós-menopausa).

❧ Tratamento das Infecções do Trato Urinário ☙

- Tome 15 gotas de cada um destes extratos: equinácea, uva-ursina, buchu, barba-de-velho (*Usnea*) e cabelo de milho, 3 a 4 vezes ao dia.
- Misture 2 g de pó de D-manose em 1 copo de água 2 vezes ao dia.
- Tome sopa de alho e verduras fermentadas.

ATENÇÃO: Se a infecção não desaparecer ou se você tiver dores fortes ou febre, procure atendimento médico. Às vezes é necessário recorrer aos antibióticos.

CISTITE INTERSTICIAL / SÍNDROME DA BEXIGA DOLOROSA

A cistite intersticial (CI) é uma doença crônica que afeta a bexiga e sua capacidade de reter a urina. Pessoas com CI precisam ir ao banheiro com mais frequência e sentem que não esvaziaram totalmente a bexiga após urinar. Também ocorre pressão e dor na região abdominal associadas à CI. Das pessoas que sofrem de CI, 90% são mulheres. Não há causa específica conhecida para CI; no entanto, certas bebidas e alimentos como café, álcool e frutas cítricas podem irritar a bexiga. Uma especialidade no campo da fisioterapia é a chamada terapia ortopédica do assoalho pélvico e a massagem Thiele, que oferecem massagem intravaginal e externa.

❦ Protocolo de Cistite Intersticial ❦

Siga esse protocolo ao iniciar os sintomas e continue conforme necessário.

- Tome cápsulas de 600 mg de babosa 3 vezes ao dia.
- Tome cápsulas de 1.000 mg de óleo de prímula 2 vezes ao dia.
- Beba de 1 a 2 xícaras de chá de amor-de-hortelão (*Galium aparine*) por dia.
- Tome 1 a 2 cápsulas de kava (cada uma com 60 mg de kavalactonas), conforme necessário, para a dor.
- Esfregue suavemente o óleo CBD sobre a barriga, acima da bexiga, 2 vezes ao dia, para aliviar a dor e relaxar a musculatura.

INCONTINÊNCIA URINÁRIA

A incontinência urinária é a falta de controle da bexiga. Pode variar desde uma forma leve (ocasionalmente vazando urina ao fazer força) até grave (necessidade forte e súbita de esvaziar a bexiga). Geralmente ocorre como sintoma durante a gravidez, após o parto ou durante a menopausa.

❦ Chá de Alívio para a Bexiga ❦

Este chá proporciona o alívio para os sintomas de condições da bexiga, incluindo ITU, IC e incontinência urinária.

RENDE 175 ML, CERCA DE 36 PORÇÕES

- 28 g de alquemila
- 28 g de Gotu Kola
- 28 g de erva-de-são-joão
- 28 g de Mitchella (*Mitchella repens*)
- 28 g de cavalinha
- 28 g de cabelo de milho

Misture todos os ingredientes e guarde em uma jarra de vidro num armário ao abrigo da luz. Quando quiser fazer o chá, adicione 1 colher de chá cheia dessa mistura a 2 xícaras de água fervida, espere 15 minutos para fazer a infusão, coe e beba 1 a 2 vezes ao dia.

Para tratar de uma bexiga hiperativa, inclua antiespasmódicos à base de ervas como o chá de valeriana ou gosha-jinki-gan, um remédio fitoterápico chinês tradicional composto por dez ervas diferentes e dosado a 5 g por dia.

INFECÇÕES POR FUNGOS

As infecções fúngicas ocorrem quando uma determinada cepa de fungo ataca uma área do corpo. A maioria afeta a pele como erupção cutânea, especialmente em regiões como vagina, virilha e ânus, onde a pele é úmida; no entanto, casos mais graves de infecções fúngicas podem afetar os pulmões e o bioma nasal. Pessoas que tomam antibióticos ou que têm o sistema imunológico suprimido são mais propensas a infecções fúngicas. Exemplos de infecções fúngicas, ou micoses, são o pé de atleta, coceira na virilha, e infecções por cândida.

Você pode aplicar o óleo da árvore do chá ou *tea tree* em infecções fúngicas, embora possa ser necessário usar dimetilsulfóxido de grau farmacêutico (DMSO) para servir de veículo para penetrar em infecções por fungos nas unhas (onicomicose).

INFECÇÕES POR CÂNDIDA

As infecções vaginais por fungos podem ocorrer quando o fungo *Candida albicans,* que há no organismo, se multiplica fora de controle. Estresse, gravidez, excesso de açúcar na alimentação, calcinha apertada – que retém calor e umidade –, sexo com um novo parceiro: todos estes fatores podem contribuir para uma infecção por fungos. Os lactobacilos ajudam a manter o fungo sob controle, assim como ingerir alho ou usá-lo como supositório. Faça uma dieta rigorosa por um mínimo de 10 dias comendo apenas proteínas, verduras e gorduras, sem carboidratos ricos em amido, frutas ou açúcar. Durante esse período, consuma alimentos ricos em probióticos e muito alho e cebola.

O alho é antifúngico e antibacteriano. Para tratar uma infecção vaginal por fungo, descasque um dente de alho e, com uma agulha, passe um fio fino de algodão pelo alho e dê um pequeno nó para que seja fácil retirá-lo. Na hora de dormir, insira delicadamente o dente de alho na vagina, deixando o fio para fora. De manhã, puxe-o com delicadeza e jogue fora o alho. Repita esse procedimento por 1 a 3 noites. Você pode repetir este protocolo quantas vezes forem necessárias até que os sintomas desapareçam.

SÍNDROME DO OVÁRIO POLICÍSTICO (SOP)

A SOP é um distúrbio endócrino causado por um desequilíbrio hormonal que afeta de 10% a 18% de todas as mulheres em idade reprodutiva e é a principal causa de infertilidade. Uma das causas da SOP é o excesso de hormônios andrógenos e com frequência é associado à obesidade, diabetes e resistência à insulina. Certos medicamentos também podem desencadear esse distúrbio.

O tratamento e a recuperação envolvem todos os aspectos da saúde: dietético – incluindo um regime de baixo índice glicêmico e sem grãos –, fitoterápico e exercícios. Deve-se fazer uma combinação de 30 minutos de treinamento de resistência, que melhora a resistência à insulina, e 30 minutos de exercícios aeróbicos, 5 dias por semana.

Um protocolo eficaz para a SOP combina ervas anti-inflamatórias que reduzem a glicose no sangue e equilibram os hormônios. As mudanças na alimentação incluem a eliminação do açúcar refinado, farinha refinada e gorduras de baixa qualidade, aumentando o consumo de alimentos orgânicos livres de hormônios e pesticidas. A lista a seguir mostra os medicamentos fitoterápicos com os melhores efeitos para a SOP.

PROTOCOLO PARA A SOP

- Ingerir ervas que reduzem a glicose no sangue e aumentam o metabolismo da insulina, como plantas ricas em berberina, como raiz de uva-do-oregon ou suplementos de berberina (1.000 mg 2 vezes ao dia) e canela (500 mg 2 vezes ao dia).
- Ingerir pelo menos 1 erva anti-inflamatória, como chá de raiz de alcaçuz, 1 vez ao dia.
- Ingerir extrato de pimenteiro-silvestre com 3 mg de agnusida (1.000 mg por dia) para ajudar a equilibrar os hormônios.
- Ingerir abrolho (*Tribulus terrestris*), extrato de fruta com 40% de saponinas (450 mg 2 vezes ao dia, ou pó de raiz inteira a 2 g por dia).
- Ingerir raiz de peônia-branca (5 g de pó de raiz inteira ou extrato com 252 mg de peoniflorina 2 vezes ao dia).

Siga esse protocolo durante 21 dias do mês, faça uma pausa de 7 dias e recomece.

Uma maneira de seguir esse protocolo é começar o dia com 1 xícara de chá de raiz de alcaçuz; para o almoço, faça um *smoothie* e adicione o pimenteiro-silvestre, o abrolho-terrestre e a raiz de peônia-branca em 1 xícara de frutas vermelhas, frescas ou congeladas, e 1 xícara de leite de nozes. Em seguida, tome os suplementos de berberina e canela com o café da manhã e o almoço.

ENDOMETRIOSE

A endometriose ocorre quando o revestimento interno do útero alcança outros órgãos, normalmente ao redor da região pélvica e às vezes se espalhando para outros órgãos. As complicações surgem com o deslocamento do tecido, incluindo tecido cicatricial, dor intensa e problemas de fertilidade. Além dos fatores de risco genéticos, há evidências de que desreguladores hormonais presentes em pesticidas e alimentos contribuem para a endometriose.

A endometriose é uma doença difícil de tratar e requer um programa abrangente para melhorar a saúde, incluindo a redução do estresse e da exposição a agentes tóxicos e ambientais, desintoxicação e exercícios. A fitoterapia se concentra em melhorar a saúde geral e diminuir a dor com analgésicos e antiespasmódicos. O sistema endocanabinoide parece atuar como amenizante da experiência de dor, e mulheres com endometriose têm níveis mais baixos de receptores de canabinoides no tecido endometrial, sugerindo o papel potencial da *cannabis*, tanto as cepas ricas em CBD quanto em THC, no controle desse distúrbio. Uma dose baixa diária de extrato de CBD deve reforçar o sistema endocanabinoide. Massagens abdominais suaves que aumentam o fluxo linfático e o relaxamento e o *feedback* neurológico também podem ser incluídas na estratégia geral.

♀ *Protocolo para Endometriose* ♀

O protocolo fitoterápico é o mesmo da dismenorreia (consulte a página 172); no entanto, para dores fortes, adicione 500 mg de papoula-da-califórnia em extrato de glicerita 3 vezes ao dia, especialmente quando a dor interrompe o sono, e óleo CBD tópico e sublingual, ou óleo de *cannabis* sublingual rico em THC.

MIOMAS

Miomas são tumores (geralmente não cancerosos) que crescem no útero. Entre os sintomas incluem-se menstruação com sangramento abundante, dor pélvica, micção frequente, dor lombar e dor durante a relação sexual. A médica naturopata dra. Tori Hudson escreveu extensamente sobre o sucesso limitado da medicina natural para o tratamento de miomas, e essa também tem sido a minha experiência clínica. Já trabalhei com muitas mulheres usando a fórmula de Turksa, enzimas pancreáticas em altas doses, vitamina D e desintoxicação do fígado. Com frequência os miomas melhoram com a menopausa, mas às vezes não. Vale a pena fazer um esforço abrangente, pois sua saúde geral vai melhorar, os sintomas vão reduzir e o crescimento dos miomas pode ser limitado.

GRAVIDEZ

Há várias plantas que podem ser usadas com segurança durante a gravidez, mas a maioria deve ser evitada. É aconselhável evitar o uso de fitoterápicos durante o primeiro trimestre e pensar em quais compostos à base de ervas podem ser passados para o bebê, tanto internamente, durante a gravidez, quanto externamente, na amamentação. Modere o uso de especiarias durante a gravidez e alterne o uso de diferentes ervas. Camomila, gengibre e folha de framboesa vermelha podem ser usados com segurança, ajudando a aliviar o enjoo matinal, acalmar a digestão e ajudar a mulher a relaxar e dormir. É recomendado consumir alho se estiver tentando combater um resfriado ou uma infecção. Os caldos ricos em minerais, com urtiga e folhas de beterraba, são uma fonte de ferro facilmente assimilada.

O PARTO: POSIÇÃO PÉLVICA

A moxabustão com artemísia (*Artemisia vulgaris*) aplicada ao meridiano da bexiga no ponto BL67 pode facilitar o reposicionamento de um feto em posição pélvica. Trabalhe com um acupunturista para localizar esse ponto, que é o canto externo da unha do dedo mínimo do pé. Neste tratamento, um bastão de moxa é segurado a 5 centímetros da pele nesse ponto em cada pé por 10 a 20 minutos por dia, durante 10 dias. Assim que o bebê virar de posição, continue o tratamento 3 vezes por semana por 10 minutos durante a semana seguinte. Se o parto estiver atrasado ou for difícil, esse ponto pode ser tratado novamente com moxa.

AMAMENTAÇÃO

A amamentação às vezes pode dar uma sensação de opressão para a nova mamãe. Muitas mulheres temem que não vão produzir leite suficiente para alimentar o bebê, ou sentem dor ao amamentar. Entre os problemas que podem surgir durante a amamentação estão: dificuldade de sugar o mamilo, ingurgitamento mamário, dutos de leite entupidos e mastite. O entupimento dos dutos lácteos pode ocorrer na forma de nódulos endurecidas na mama; uma compressa quente pode dar alívio. Pode ocorrer algum ingurgitamento com a maioria das mães que amamentam pela primeira vez, mas é importante amamentar o bebê com frequência e drenar os seios para evitar complicações. Se não for tratado, o ingurgitamento ou obstrução dos dutos podem causar mastite, uma infecção da mama. Há muitas maneiras de melhorar o fluxo de leite materno, incluindo o uso de galactagogos à base de ervas.

☙ Chá de Alívio para a Amamentação ❧

Alterne o chá de sementes de feno-grego (página 106) e o café de capomo (página 95) para ajudar o fluxo de leite.

PÓS-PARTO

Após o parto, as mulheres indígenas na zona rural do oeste do México tradicionalmente enterram o cordão umbilical debaixo de uma árvore em suas terras. Este ritual simboliza o plantio de raízes na terra para o filho e a comunidade, reafirmando, assim, as ligações culturais da criança. É essa conexão com a terra que passa de uma geração a outra, demonstrando a essência da cultura humana. O filósofo indiano americano dr. Rudolph Ryser chama nossa atenção para a raiz da palavra *cultura*: *culto*, que significa "adoração" e *ura* se referindo à "terra", ecoando uma constante das culturas indígenas, que é adorar a Mãe Terra. A cultura vincula a terra e seus benefícios vitais à saúde e ao bem-estar da família e reforça as atividades diárias e os ritmos da natureza na vida das mulheres. Pense em um ritual que faça sentido para você e sua família, ao explorar os rituais do Capítulo 8 (página 279).

🌱 Plantas Pós-parto 🌱

É importante manter-se hidratada após o parto. Faça um chá de freixo-branco (*Fraxinus americana*) para aumentar as forças. O chá de palha de aveia também pode ser guardado na geladeira e bebido frio ou quente.

🌱 Banho de Assento Pós-parto 🌱

O banho de assento é um banho calmante onde você se senta e mergulha até a parte inferior da barriga para relaxar e sanar o tecido pélvico, anal, perineal e vaginal. Após o parto, peça autorização ao seu médico e faça um banho de assento, ficando por algum tempo imersa para se restabelecer, enquanto você respira tranquilamente e considera a magnitude do novo ser que acaba de chegar.

RENDE ¾ de xícara, SUFICIENTE PARA 4 BANHOS

- 14 g de flores de calêndula
- 14 g de flores de lavanda
- 14 g de bolsa-de-pastor
- 14 g de folhas de tanchagem
- 14 g de folhas de framboesa vermelha
- 14 g de flores de milefólio
- 14 g de sálvia seca
- 4 sacos de musselina de 15 cm
- ½ xícara de sal marinho cinza ou rosa, ou sais de Epsom

Misture as ervas em uma tigela grande, encha os sacos de musselina com a mistura e amarre os cordões para fechá-los. Mergulhe todos esses sacos cheios de ervas em 2 litros de água fervida por 1 hora, fazendo uma infusão forte. Retire os sacos e coloque a infusão, junto com o sal, na banheira. Como alternativa, você pode comprar uma bacia grande de plástico ou metal, onde possa sentar-se confortavelmente. Adicione água morna o suficiente para cobrir os quadris e a região inferior da barriga e fique nesse banho por 20 a 30 minutos. Pode-se deixar essa infusão na banheira por até 4 banhos e repetir o banho de assento 2 vezes ao dia. Algumas mulheres acham a água fria mais calmante; assim, pode-se tomar 1 banho quente e 1 banho frio por dia.

ATENÇÃO: Se você fez cesariana, não mergulhe totalmente nem deixe o corte molhar.

🌿 Óleo de Massagem Ashwagandha Bala (Sida cordifolia) 🌿

Faça este óleo pelo menos 8 semanas antes da data prevista para o parto. Quando a nova mãe estiver pronta, aqueça suavemente o óleo e aplique em qualquer área que ela desejar, fazendo uma massagem calmante pós-parto. *Bala* em sânscrito significa "dar força" e também "filho"; assim, este óleo de massagem ajudará a rejuvenescer a mãe enquanto ela amamenta seu bebê recém-nascido.

RENDE CERCA DE 3 XÍCARAS

- 149 g de raiz de bala
- 149 g de raiz de Ashwagandha
- 2 xícaras de **óleo** de gergelim orgânico prensado a frio

Pique as raízes das ervas e coloque-as em um frasco de ½ litro, pressionando-as no fundo. Cubra com óleo de gergelim, feche bem a tampa e coloque numa prateleira ou no armário do bebê. Após cerca de 8 semanas, filtre por um pano fino e despeje em uma garrafa limpa; cole um rótulo com os ingredientes e a data. Se não conseguir encontrar raiz de bala inteira, pode usar 2 colheres de sopa cheias de pó de raiz de bala.

DEPRESSÃO E ANSIEDADE PÓS-PARTO

A depressão e a ansiedade pós-parto são condições comuns após o nascimento de um filho. São caracterizadas por sentimentos de desconexão, problemas para se conectar ao novo ser, preocupações avassaladoras, dúvidas, temores, tristeza, raiva, sensação de inutilidade e até suicídio. A queda drástica de estrogênio e progesterona após o parto contribui para mudanças de humor, que são agravadas pela privação de sono associada aos cuidados com um recém-nascido. Fadiga e preocupação são condições normais para novas mães, mas há um diagnóstico de depressão e ansiedade pós-parto quando esses sentimentos interferem nas relações interpessoais e na capacidade da mãe de cuidar do filho.

Há algumas evidências de que um baixo nível de vitamina D antes do parto é um fator de risco na depressão pós-parto, sugerindo a importância da exposição ao sol e suplementos de vitamina D. O exercício físico antes do parto também reduz o risco de depressão. A fadiga é um fator de risco para depressão durante dois anos após o parto, sugerindo que é importante ter familiares e amigos cuidando dos filhos e aliviando as tarefas domésticas.

Se a mãe estiver amamentando, deve-se analisar cuidadosamente os remédios fitoterápicos para depressão e ansiedade, pois há componentes das ervas que podem passar para o bebê através do leite materno. Durante esse "quarto trimestre", ela deve continuar a trabalhar em estreita colaboração com seus médicos e com o pediatra do bebê para obter apoio e aconselhamento. Ela pode considerar integrar o seguinte protocolo, adaptado às suas necessidades específicas. Embora sejam amplamente receitados os SSRIs (inibidores seletivos da recaptação da serotonina) para depressão pós-parto, é preferível usar chás ou tinturas de ervas padronizados, se possível. O essencial é tratar a depressão e a ansiedade para salvaguardar o bem-estar da mãe e do bebê. O tratamento pode compreender hormônios bioidênticos, psicoterapia e ervas que estabilizam ou melhoram o humor e reduzem a ansiedade. Pode-se escolher entre camomila, Ashwagandha, palha de aveia, erva-cidreira, verbena, lúpulo ou erva-mãe, todos eles seguros durante a amamentação. Essas ervas são complementadas pelo uso de vitamina D ou complexo B com minerais, ácidos graxos ômega-3 (ricos em DHA), terapia de luz forte, massagem terapêutica, reflexologia, acupuntura, compressas quentes abdominais e banhos de assento.

A SAÚDE DAS MAMAS

Os seios são compostos de um tecido adiposo que cobre dutos biologicamente projetados para produzir, armazenar e fornecer leite para o bebê. Os seios, em particular os mamilos, também são uma importante zona erógena. Eles podem fornecer nutrição para recém-nascidos, inchar durante o ciclo menstrual, ficar doloridos e protuberantes, desenvolver câncer ou ser aumentados, reduzidos ou removidos cirurgicamente por razões médicas. Os seios se beneficiam das nossas atenções e cuidados. Examine-os regularmente pelo tato, observando as áreas de desconforto, caroços ou congestão. A automassagem, e aliviar o peso com sutiã ajudam a manter o fluxo linfático e são atos de autocuidado amoroso.

O câncer de mama tem as mais altas incidências na Austrália e Nova Zelândia, Europa e América do Norte e as mais baixas na África e na Ásia. Nos Estados Unidos, cerca de uma em cada oito mulheres desenvolve câncer de mama invasivo. Mulheres com câncer de mama podem ser submetidas a uma mastectomia parcial ou completa e remoção de linfonodos ao redor da mama e nas axilas. Algumas mulheres optam por fazer uma mastectomia preventiva se apresentarem risco genético de câncer de mama. As mutações genéticas BRCA1 e BRCA2 apontam para um risco aproximado de 70% de desenvolver câncer de mama invasivo; no entanto, menos de 10% de todos os cânceres de mama se devem a essas mutações. A mamografia, um raio X especial da mama, muitas vezes é louvada como um rastreamento eficaz do câncer, mas também é tema de controvérsia, pois as pesquisas mostram que o rastreamento mamográfico de rotina não reduz a taxa de câncer em estágio avançado, nem diminui as taxas de mortalidade por câncer. As mamografias aumentam a exposição à radiação, o que para algumas mulheres aumenta o risco de câncer, e a mamografia costuma encontrar cânceres *in situ* que resultam em tratamento desnecessário. Como em todos os aspectos dos cuidados de saúde, a mulher deve fazer uma escolha bem informada para o diagnóstico e o autocuidado, com base nas suas necessidades pessoais.

Em muitas sociedades, incluindo culturas ocidentais, as mulheres e os seios constituem objetos de desejo sexual e isso pode levar uma mulher a internalizar sentimentos positivos ou negativos sobre seus seios. Ela pode reagir fazendo uma cirurgia eletiva para aumentar ou diminuir o tamanho dos seios. Muitas mulheres que têm um tipo físico pequeno, porém com seios grandes, também optam por uma cirurgia para diminuir o tamanho dos seios e reduzir a tensão ergonômica que contribui para dores crônicas no pescoço e nas costas. Indivíduos transgênero podem optar por fazer uma cirurgia de redução ou aumento de mama a fim de se alinhar com sua identidade de gênero.

AMAMENTAÇÃO E MAMILOS DOLORIDOS

Nossos seios sempre se beneficiam de massagens feitas com óleo aquecido. A massagem ajuda a relaxar e a identificar nódulos, a diminuir o inchaço, a movimentar a linfa e a reduzir a dor. Também ajuda o leite a fluir e alivia o desconforto dos mamilos doloridos durante a amamentação. Já foi comprovado que a massagem diminui a dor e previne o ingurgitamento mamário e a mastite.

ATENÇÃO: Se usar compressas ou óleos à base de ervas durante a amamentação, lembre-se de lavar os mamilos antes de amamentar.

❧ Óleo de Massagem de Fitolaca ❧

O óleo de fitolaca (*Phytolacca americana*) pode ser usado para massagear os seios e ao redor dos mamilos a fim de aliviar a dor causada por nódulos, por mastite ou por ductos mamários obstruídos. A fitolaca é especialmente útil se você perceber sinais de infecção.

ATENÇÃO: A fitolaca pode ser tóxica e só deve ser usada sob a orientação de um fitoterapeuta ou parteira qualificada.

❧ Óleo de Massagem para os Seios de Amêndoas Doces e Calêndula ❧

Esse óleo age como um calmante para as mães em fase de amamentação com mamilos doloridos ou rachados, além de prevenir e curar as rachaduras na pele do bebê. Também pode ser usado por mulheres com seios fibrocísticos e como calmante e suavizante para os tecidos e gânglios linfáticos doloridos após uma cirurgia de mama.

Ele pode ser comprado pronto ou feito em casa da seguinte maneira: Aqueça 1 xícara de óleo de amêndoas doces e acrescente delicadamente ½ xícara de flores de calêndula. Leve ao fogo brando por 1 hora, depois coe, deixe esfriar e engarrafe. Quando quiser usar o óleo, aqueça a garrafa em banho-maria. Como alternativa, você pode despejar a mesma mistura de óleo e flores de calêndula em um frasco de vidro âmbar e colocar em uma janela ensolarada por 1 mês, agitando o frasco vigorosamente todos os dias. Em seguida, é só coar e engarrafar.

ATENÇÃO: Se você estiver amamentando, lembre-se de aplicar o óleo apenas entre cada mamada e de lavar os mamilos com água morna antes de amamentar; ou então não passe óleo na área dos mamilos.

MASTECTOMIA

Após a mastectomia, muitas mulheres sofrem com dores e apresentam redução da amplitude de movimentos e linfedema. Elas são informadas de que vão começar a se sentir melhor; mas, muitas vezes, isso não acontece. Como clínica, tenho oferecido a muitas mulheres massagens suaves de mama, tórax e drenagem linfática para reduzir o desconforto pós-mastectomia. Esse tipo de massagem pode ser feito por um profissional; no entanto, uma simples massagem na pele pode iniciar o processo de cura. Usando um dos óleos da página 52, massageie os tecidos da mama com uma das mãos de forma suave e intuitiva, começando por baixo das axilas. Em seguida, massageie com as duas mãos o perímetro externo da mama e, aos poucos, faça movimentos suaves no sentido do mamilo.

SEIOS FIBROCÍSTICOS

Limitar ou eliminar o uso de sutiãs com aro diminui a pressão nos delicados nódulos linfáticos. Atenue a congestão mamária usando uma escova de cerdas naturais para a pele e escove suavemente as axilas em direção ao coração, incluindo o peito e os seios. Escove o seio com delicadeza no sentido do mamilo. Enemas de café e ervas, como dente-de-leão e cardo-leiteiro, aumentam a capacidade do fígado de excretar estrogênio, que contribui para formar seios fibrocísticos. A "Vitamina para o Fígado Feliz", da página 96 também ajuda a melhorar a saúde do fígado. Outras atitudes benéficas são reduzir ou eliminar o consumo de café, chocolate e bebidas alcoólicas fortes.

PERIMENOPAUSA

A perimenopausa define o momento da vida da mulher marcado pela queda nos níveis de estrogênio e progesterona, causando irregularidades menstruais, ondas de calor, ressecamento vaginal, distúrbios do sono e alterações de humor. Muitas vezes a perimenopausa é mais sintomática do que o início da menopausa. Mulheres que sofrem de TPM, ciclos menstruais dolorosos ou estresse crônico podem ter sintomas mais sérios durante a perimenopausa e a menopausa. Com a queda dos níveis de estrogênio e progesterona, a pele passa a produzir menos colágeno, ficando assim mais fina e propensa a manchas. O aumento do consumo de ervas ricas em rutina, como o chá de flor de sabugueiro, chá preto e verde, e de frutas como figos e maçãs ajuda a reduzir as manchas por hematomas.

Smoothie *para Perimenopausa*

O camu-camu (*Myrciaria dubia*) é uma frutinha versátil. A polpa, as sementes e a casca fornecem vitaminas e minerais ricos em antioxidantes. Quando combinada com ginseng, geleia real e lúpulo, essa frutinha ajuda a equilibrar os sintomas da perimenopausa.

RENDE 1 PORÇÃO

- 177 mL de leite de amêndoas
- ½ xícara de camu-camus em bagas
- 1 colher de chá de óleo de prímula
- 1 colher de chá de camu-camu em pó
- 10 gotas de extrato de lúpulo
- 1 frasquinho ou cápsulas de extrato de ginseng e geleia real (ver nota)

Bata todos os ingredientes no liquidificador até ficarem bem misturados. Tome diariamente por 3 meses, no mínimo, para sentir os benefícios.

MENOPAUSA

Os sintomas físicos associados à menopausa incluem ondas de calor e calafrios, insônia, alterações de humor, desaceleração do metabolismo, cabelos mais finos, pele seca, suores noturnos e ressecamento vaginal. A perda de densidade óssea (osteoporose) é comum nos primeiros anos. Emocionalmente, a mulher pode se sentir irritada, ansiosa, deprimida e mal-humorada. Muitas mudanças que começam na perimenopausa podem se tornar mais evidentes; mas, para algumas mulheres, na verdade a menopausa é mais fácil do que a perimenopausa.

A mãe natureza nos concedeu muitas ervas ricas em componentes que aliviam os sintomas da menopausa e protegem a função cognitiva, a saúde óssea e o equilíbrio emocional. Embora os medicamentos fitoterápicos sejam importantes, na minha experiência clínica, muitas mulheres se beneficiam da reposição hormonal bioidêntica, começando com progesterona e DHEA (deidroepiandrosterona) durante a perimenopausa e incorporando o estrogênio e a testosterona no início da menopausa, pois esses hormônios irão promover a sinergia dos efeitos das ervas. Jamais use hormônios sintéticos; sempre adquira hormônios bioidênticos em farmácias de manipulação. Comece com os adaptógenos para controlar os sintomas vasomotores.

Reforçar os hormônios, garantir o sono e regular o humor são essenciais para enfrentar as mudanças da menopausa. Continue a tomar o *smoothie* para perimenopausa (acima) e adicione a seguinte infusão para menopausa.

❦ Infusão para Menopausa ❦

RENDE 2 PORÇÕES

Em 2 ½ xícaras de água fervente, cozinhe lentamente por 20 minutos 1 pedaço de 5 cm de gengibre fresco, descascado e picado, 1 colher de chá de sementes de feno-grego. Adicione 1 colher de chá de erva-de-são-joão e 1 colher de chá de sálvia e faça uma infusão por mais 20 minutos. Coe e tome até 2 xícaras ao dia.

SAÚDE ÓSSEA

Nossos ossos estão vivos! Eles são compostos principalmente de cálcio e colágeno e, embora muitas vezes pensemos neles como sólidos e imutáveis, eles na verdade estão continuamente se renovando, à medida que as células ósseas morrem e são substituídas. Quando somos mais jovens, a criação óssea excede a perda e à medida que envelhecemos ocorre o oposto. Os ossos e nossos tecidos moles – músculos, ligamentos e tendões – trabalham em estreita colaboração. Quando os músculos ou ligamentos ficam demasiado tensos ou frouxos, os ossos podem não conseguir manter sua posição, causando dor e desgaste excessivo. Massagem e osteopatia craniana estão entre as muitas terapias manuais que falam a linguagem dos ossos para nos ajudar a devolver o equilíbrio.

OSTEOPOROSE

A osteoporose é uma condição em que o equilíbrio normal entre as células que criam os ossos e as que os degradam fica desequilibrado, levando à perda óssea e à falta de formação de tecido ósseo novo. É considerada um multisistema com múltiplos fatores de risco. Na maioria das vezes, mulheres com mais de 50 anos correm maior risco, pois os níveis de estrogênio e testosterona diminuem. Outros fatores de risco são o excesso de álcool, baixa ingestão e/ou absorção de cálcio, histórico de sedentarismo, uso de ISRSs (antidepressivos), anticoagulantes como Coumadin e corticosteroides.

☙ Protocolo de Prevenção de Osteoporose ☙

- Para fortalecer os ossos, comece caminhando e levantando pesos leves e, gradualmente, vá acrescentando algumas latas de sopa ou livros na mochila para usar durante a caminhada.
- Pratique de 3 a 5 dias por semana exercícios de levantamento de peso, fortalecimento muscular, fortalecimento do tronco (core) e equilíbrio, para evitar quedas.
- Coma verduras de folhas escuras ricas em magnésio, cálcio e vitaminas K1 e K2.
- Coma caldos de ossos e verduras ricas em berberina para aumentar a atividade de renovação óssea no corpo.
- Suplemente a alimentação com gotas de vitaminas A, D, E e K em líquido.
- Aplique hormônios bioidênticos, especialmente estrogênio e creme de DHEA, no tecido vaginal.
- Alterne o uso de ervas estrogênicas em sua dieta, como lúpulo, damiana, alcaçuz e prímula.
- Mantenha os níveis de açúcar no sangue na faixa normal.

ATENÇÃO: Tenha cautela para não tomar uma dose muito alta de suplementação de cálcio; nem sempre ajuda e pode causar efeitos colaterais na saúde do coração e dos rins. Às vezes, você tem cálcio suficiente circulando no organismo, e o problema é levá-lo para os ossos; nesse caso, vale a pena usar suplementos de minerais como fósforo, boro e estrôncio.

☙ Smoothie *para a Saúde Óssea* ☙

Nas fórmulas da medicina chinesa, combina-se sálvia vermelha e *Epimedium* (*Epimedium; Epimedium sagittatum*) para tratar a osteoporose. Você mesma pode combiná-los na seguinte receita de *smoothie*, que usa leite de amêndoas rico em cálcio.

RENDE 1 PORÇÃO

- 1 ½ xícara de leite de amêndoas
- 2 colheres de sopa bem cheias de colágeno em pó
- 1 colher de sopa de soro de leite em pó
- 2 colheres de sopa de *Epimedium* em pó
- 20 gotas de extrato de sálvia-vermelha
- 1 colher de chá de mel cru

Adicione todos os ingredientes ao liquidificador e bata até incorporar. Beba diariamente.

OSTEOARTRITE

A osteoartrite é mais comum em mulheres, e o risco e a incapacidade aumentam com a idade. É essencial encontrar alternativas eficazes aos AINEs – anti-inflamatórios não esteroidais – para evitar os efeitos colaterais perigosos dessas drogas. As alternativas são as ervas inibidoras de NF-kB, (fator nuclear kappa B) como cúrcuma, Boswellia, chá verde e resveratrol. Lubrificantes anti-inflamatórios, como óleo de prímula e colágeno, fornecem nutrição para as articulações. Há uma conexão entre diabetes e artrite, pois ambas se originam de inflamação; portanto, o controle da glicemia também é uma boa prevenção da osteoartrite. Injeções de ácido hialurônico são seguras e ajudam naturalmente algumas articulações, em especial os joelhos. Esse tratamento reduz a dor para que o exercício possa fortalecer os músculos ao redor das articulações afetadas.

PELE SAUDÁVEL

A pele é nosso maior órgão – um mapa do que está acontecendo dentro do nosso corpo. É um importante órgão de desintoxicação. Quando toxinas, alergias, hormônios, deficiências nutricionais e estresse emocional são liberados pela pele, eles contam sua história na forma de espinhas, furúnculos, acne, inchaços que coçam, micoses, eczema, psoríase e muito mais. Uma pele saudável começa com a nutrição interna, reduzindo a exposição a toxinas e, em seguida, ajudando nossa pele a liberar eficazmente os resíduos. Uma das melhores maneiras de manter a saúde da pele é suar – em calor seco ou úmido e por meio de exercícios – e hidratar – em uso interno com óleo de borragem e na própria pele com óleo de coco.

REJUVENESCIMENTO FACIAL E DA PELE

Cuidar da pele do rosto pode ser um profundo ato de cuidado consigo mesma; este é o rosto que mostramos ao mundo, e o brilho da pele e dos olhos transmitem nossa conexão com os outros e com nossa vitalidade profunda. Expor-se aos raios ultravioletas ou a toxinas ambientais, fumar nicotina, beber muito álcool ou comer muito açúcar diminuirão a capacidade de nossa pele de fazer o seu trabalho: isolar e proteger nossos órgãos internos, regular a temperatura do corpo, eliminar resíduos e facilitar nossa vida sensorial, ao fazer a mediação entre os mundos interno e externo.

Todas nós ficaremos algum dia enrugadas e abatidas, manchadas e insípidas conforme nossa pele seca e o colágeno e os hormônios diminuem. Esse processo acelera na menopausa. Mas a pele, quando tratada adequadamente, é o mapa bem-merecido de nossa vida, contando nossa história por meio de cicatrizes, estrias e nossa herança e genética. Para celebrar esse mapa pessoal, criei este óleo de rejuvenescimento facial simples que complementa todos os métodos de rejuvenescimento interno que você usa para reforçar sua energia vital. A hidratação, por dentro e por fora, é essencial. Se você usa cremes de hormônios bioidênticos, também pode aplicá-los dia sim, dia não na pele do rosto, alternando com a aplicação vaginal. Aplique estrogênio pela manhã e progesterona à noite.

Óleo de Rejuvenescimento Facial Tópico

RENDE 5 APLICAÇÕES

- ¼ de xícara de óleo de gergelim
- 20 gotas de soro de ácido hialurônico puro
- 10 gotas de óleo de rosa damasco
- 2 cápsulas de óleo de vitamina E (400 UI cada de tocoferóis e tocotrienóis mistos)

Adicione todos os ingredientes em um pequeno recipiente de cerâmica e misture bem. Aplique uma camada fina na pele antes de dormir todas as noites durante 5 dias ou enquanto a mistura durar. Essa mistura deve ser mantida na geladeira e preparada fresca 1 vez por semana.

Uso de uma Varinha Kansa e Massagem nos Pontos Marma

Obtenha uma pequena varinha kansa para massagens no rosto ou nos pés. Aplique o óleo de rejuvenescimento facial e use a varinha para aplicar uma leve pressão nos pontos de estresse do rosto, incluindo os pontos Marma. Os pontos de estresse são áreas nas quais o estresse se acumula no rosto, geralmente sob os olhos, nos seios da face, na testa, na mandíbula e nas linhas do sorriso. Os pontos Marma são pontos de energia sutil, semelhantes aos pontos de acupuntura, que, quando liberados, relaxam o rosto e têm um efeito benéfico na vitalidade e no bem-estar de todo o corpo. A massagem facial é sempre feita com círculos no sentido horário, ao descer pelo rosto e pescoço no sentido do fluxo linfático em direção ao coração. Essa ação também ajuda a aliviar a tensão do maxilar e pode se tornar parte da sua rotina diária de cuidado consigo própria. Gosto de usar a varinha kansa e a massagem facial depois de escovar a pele todas as noites.

❧ Máscara Facial de Chá Verde ❧

Faça uma infusão com 2 saquinhos de camomila ou chá preto em água morna com antecedência e depois coloque-os no *freezer* por 10 minutos.

Em seguida, faça uma máscara de chá verde adicionando ¼ de colher de chá de chá verde em pó a ½ xícara de sementes de linhaça moída na hora. Bata um ovo e junte ao pó e às sementes para fazer uma pasta. Aplique a máscara no rosto e depois aplique os saquinhos de chá frio sobre os olhos. Deite-se por 20 a 45 minutos e, em seguida, jogue fora os saquinhos de chá e lave a máscara com água morna.

❧ Smoothie *para a Pele* ❧

Este *smoothie* reforça a saúde da pele de dentro para fora, melhorando a elasticidade e aumentando a vitalidade.

RENDE 1 A 2 PORÇÕES

- 2 xícaras de chá frio feito com ½ colher de chá verde em pó
- 2 a 4 colheres de sopa (10 g a 20 g) de peptídeos de colágeno
- 1 xícara de frutas vermelhas frescas ou congeladas
- 200 mg de ácido hialurônico em pó
- 10 gotas de raiz de bardana em pó
- 10 gotas de extrato de Gotu Kola
- 1 g de amla (groselha-da-índia) em pó
- 1 g de vitamina C em pó (com rutina)
- 1 colher de chá de mel *in natura* ou 10 gotas de estévia
- Cubos de gelo de chá de camomila (página 141, opcional)

Adicione todos os ingredientes ao liquidificador e bata até incorporar. Pode-se adicionar cubos de chá de camomila, se desejar. Beba diariamente por pelo menos 8 semanas para notar melhora.

SAÚDE SEXUAL

À medida que crescemos e mudamos, também muda a expressão de nossa sexualidade. Como nos sentimos no início da puberdade pode ser muito diferente de como nos sentimos depois de ter um relacionamento de longo prazo, ao final de uma semana de trabalho de 70 horas, tendo passado anos em retiro sozinhas ou solteiras, após o parto ou na menopausa. Se fomos feridas sexualmente quando crianças ou adultos, nossa expressão sexual pode estar fragilizada e pode melhorar com a cura proativa por meio de terapias orais ou somáticas. Qualquer que seja o estágio da vida, a sexualidade de cada mulher pertence a ela: pode assumi-la, afirmá-lá e renová-la conforme ela decidir.

Os problemas sexuais afetam até 45% das mulheres em algum momento da vida e podem incluir a perda de interesse pelo sexo, a incapacidade de se sentir satisfeita ou ter orgasmo, ou a incapacidade de dizer não ao sexo. As mulheres podem questionar sua sexualidade ou quem elas desejam ter como parceiro, ou podem se sentir oprimidas por crenças religiosas ou familiares negativas. O estresse e a ansiedade são os principais fatores que afetam a saúde sexual e, que, por sua vez, afetam os relacionamentos íntimos e contribuem para a baixa autoestima, causando ainda mais estresse. Reforçar o sistema nervoso é a base para apoiar o bem-estar sexual, e conectar-se com outras mulheres para compartilhar experiências, sentimentos e ideias pode reduzir o isolamento e iniciar o processo de cura.

LIBIDO

Libido é outro termo para nosso impulso sexual. Há muitas influências físicas, emocionais e mentais em nossa libido, e até mesmo crenças e experiências religiosas que podem afetá-la. A baixa libido afeta mulheres de todas as idades e está aumentando porque nossa vida pode ser muito cheia e estressante. A queda da libido pode ser causada por estresse crônico, desequilíbrios entre a vida e o trabalho e conflitos interpessoais com seu parceiro. Entre as mulheres com histórico de violência sexual, pode haver um gatilho em qualquer momento da vida durante o qual as memórias reapareçam e afetam a libido. Portanto, só porque você "trabalhou isso" não significa que não possa emergir uma nova camada de sofrimento físico ou emocional que peça para ser tratada. Se isso ocorrer, ouça profundamente seu corpo e mente; essas mensagens realmente precisam ser tratadas antes que possa continuar a fluir energia para a libido.

Os medicamentos que podem diminuir a libido são os antidepressivos, os beta-bloqueadores usados para pressão alta e os bloqueadores de estrogênio usados no tratamento do câncer. Use os remédios fitoterápicos deste livro e trabalhe com um profissional para encontrar alternativas a esses medicamentos. O sedentarismo pode diminuir a libido, pois aumenta a dissociação; o mero sentir-se fora do corpo e sem contato conosco e com nossas necessidades pode amortecer nosso impulso. Então, levante-se e mexa-se. A libido pode cair na menopausa; entretanto, os hormônios bioidênticos e os protocolos de ervas a seguir trarão de volta o seu entusiasmo.

BAIXA LIBIDO? SENTINDO-SE CONFUSA?

Uma solução rápida para uma libido lenta é tomar 400 mg de ginseng coreano de 2 a 3 vezes ao dia. Outra é tomar o delicioso "*Smoothie* de Chocolate, Nozes e Banana para a Libido" (receita a seguir). Todos esses ingredientes trabalham juntos sinergicamente para aumentar a libido, equilibrar os hormônios e os neurotransmissores cerebrais e apoiar a função adrenal, enquanto melhora o relaxamento.

Smoothie de Chocolate, Nozes e Banana para a Libido

RENDE 1 PORÇÃO

- 1 xícara de leite de aveia
- ½ banana congelada
- ¼ de xícara de nozes cruas
- 1 a 2 colheres de sopa de raiz de maca-peruana em pó
- 1 a 2 colheres de sopa de cacau em pó
- 1 g de extrato de Epimedium ou 100 mg de suplemento de Icariin
- 2 g de óleo de prímula
- Extrato de damiana (ou adicione 2 colheres de sopa de infusão forte substituindo e omita 2 colheres de sopa de leite de aveia)

Adicione todos os ingredientes ao liquidificador e bata até incorporar. Beba diariamente durante 3 meses.

DOR VAGINAL DURANTE O SEXO

Durante a penetração pode ocorrer dor vaginal por uma variedade de razões físicas, estruturais ou emocionais. Um histórico de abuso sexual, tensão pélvica devido a ensinamentos religiosos, medo da gravidez, infecções vaginais crônicas que perturbaram o equilíbrio da flora e da lubrificação e endometriose – tudo isso pode contribuir para a dor. A dor também pode ocorrer na menopausa, quando o baixo nível de estrogênio leva ao ressecamento e ao estreitamento das paredes vaginais. É importante trabalhar com um(a) médico(a) para identificar a causa. Se você descartou problemas estruturais ou clínicos, os especialistas em fisioterapia têm treinamento para liberar a tensão do assoalho pélvico com *biofeedback* ou terapias manuais que podem retreinar a musculatura contraída. Também pode ser útil comprar um brinquedo sexual de silicone para usar sozinha com muito lubrificante para explorar o processo de penetração e aprender a liberar a tensão muscular lenta e suavemente.

LUBRIFICAÇÃO EM TODAS AS IDADES

Se o seu problema for a secura, use uma abordagem integrada para melhorar a lubrificação vaginal, combinando lubrificantes internos e externos. Veja as seguintes sugestões de lubrificantes para tratamentos eficazes.

Lubrificante Vaginal Externo

Perfure uma cápsula de 400 UI de vitamina E (óleo comestível misturado com tocoferóis e tocotrienóis) e esfregue suavemente ao longo das paredes vaginais diariamente.

Na menopausa, obtenha estrogênio bioidêntico e aplique-o 3 vezes por semana nas paredes vaginais. Os especialistas em hormônios naturais sugerem a aplicação de cremes de hormônios bioidênticos, como progesterona, estrogênio (Biest), testosterona e DHEA no tecido vaginal para obter a máxima absorção e o melhor efeito.

Lubrifique a Vagina com a Alimentação

Dois tratamentos internos fáceis para reduzir a secura são (1) tomar 1 g a 3 g de óleo de prímula ao dia e (2) adicionar 2 g de maca-peruana em pó a qualquer um de seus *smoothies*. Um lubrificante de *ghee* de Shatavari também pode ajudar na lubrificação e na saúde vaginal e pode ser comprado ou feito em casa. Para fazer o lubrificante, adicione 60 g de Shatavari em pó a 1 litro de água fervente. Cozinhe em fogo baixo até reduzir o volume em ¾ e, em seguida, coe o pó de ervas. Despeje a infusão de volta na panela, adicione 1 xícara de *ghee* e cozinhe até que o líquido seja absorvido. Esfrie e engarrafe. Mantenha na geladeira para adicionar sobre vegetais cozidos no vapor. Se quiser um toque de doçura, adicione 1 gota de estévia enquanto a mistura derrete na comida.

PASSANDO BEM PELA CIRURGIA

Às vezes, não podemos evitar a cirurgia e, outras vezes, podemos optar por fazê-la por uma variedade de razões, incluindo a afirmação de gênero. Pode-se usar as ervas para preparar o corpo antes da cirurgia e ajudar na recuperação pós-operatória. Qualquer regime de ervas deve ser interrompido pelo menos 3 dias antes da cirurgia para evitar qualquer interação medicamentosa, e qualquer tratamento com ervas para afinar o sangue deve ser interrompido pelo menos 1 semana antes da cirurgia e por pelo menos 3 dias depois. As ervas dessa lista incluem (mas não se limitam a) alho, ginkgo, salgueiro, ulmeira e erva-de-são-joão. Também se recomenda evitar o álcool por algumas semanas antes e depois da cirurgia, pois ele tem um efeito de diluir o sangue e interrompe o processo de cicatrização. É aconselhável trabalhar com um profissional que conheça os riscos relacionados ao uso de ervas junto com a cirurgia. Alguém que conheça seu corpo e o tipo de procedimento ao qual você vai se submeter pode ajudar a criar um regime fitoterápico que seja mais favorável especificamente a você.

ERVAS PARA PREPARAÇÃO PRÉ-CIRÚRGICA

Algumas ervas que podem ser úteis na preparação para a cirurgia são aquelas que ativam o sistema imunológico, como os cogumelos Reishi e shiitake. O shiitake é especialmente fácil de adicionar à dieta, seja fresco ou seco; experimente um punhado na omelete ou na fritada vegetariana!

O cardo-leiteiro também reforça o corpo antes e depois da cirurgia, preparando e protegendo o fígado dos efeitos das drogas administradas durante o processo. Quando seu fígado está recebendo ajuda para se desintoxicar, os efeitos pós-cirúrgicos da anestesia podem ser reduzidos. Adicione 15 g de sementes de cardo-leiteiro moídas ao seu *smoothie* diário! Alternativamente, pode-se usar um extrato padronizado.

Decidir fazer uma cirurgia e passar por ela é estressante. Use uma erva adaptógena durante o mês anterior à cirurgia para aumentar a resiliência e também depois, durante a recuperação.

ERVAS PARA RECUPERAÇÃO PÓS-CIRURGIA

Permita-se dormir após a cirurgia; o sono é a maneira de o corpo restaurar o equilíbrio. Use as ervas adaptógenas para aliviar o estresse até o meio-dia e à tarde use as nervinas para ajudá-la a descansar.

Após a cirurgia, as ervas podem ser aliadas maravilhosas no processo de cura. Topicamente, pode-se usar uma pomada de confrei e arnica em tecido lesionado (não em feridas abertas). Também se pode ingerir comprimidos homeopáticos de arnica. Pode-se usar a erva-de-são-joão, a calêndula, a tanchagem e o milefólio em unguentos, bálsamos ou banhos de assento (receita a seguir) como vulnerários, para ajudar na restauração dos tecidos.

Banho de Assento de Calêndula e Tanchagem

Esteja você passando por uma cirurgia de afirmação de gênero ou se recuperando do parto, um banho de assento de calêndula e tanchagem ajudam a curar a região gênito-urinária. Mergulhe um grande punhado de flores de calêndula e a tanchagem em 1 a 2 litros de água fervente e deixe em repouso, coberto, por até 2 horas. Coe o líquido em uma banheira ou similar e adicione mais água morna até alcançar a profundidade desejada (o suficiente para sentar-se confortavelmente). Isso ajudará a regenerar e acalmar o tecido irritado. Se você não tiver uma banheira, use uma grande bacia de plástico ou metal. Coloque no fundo uma borracha macia à prova d'água ou travesseiro de plástico para se sentar com conforto. Se você fez uma cirurgia torácica ou mamária, pode aplicar um cataplasma dessa mistura nas áreas afetadas.

COMBINAÇÕES DE ERVAS, ESPECIARIAS E ALIMENTOS APÓS A CIRURGIA

As seguintes ervas e especiarias podem ser de grande ajuda para a recuperação pós-cirúrgica:

- Tome 15 mL ao dia de tintura de aveia com leite ou glicerito durante a primeira semana de recuperação para ajudar a restaurar o sistema nervoso após a cirurgia.
- Adicionar cúrcuma em pó às suas misturas de temperos e receitas pode ajudar a reduzir a inflamação.

- Caldos de ossos cozidos com ervas como bardana, dente-de-leão, alho, cúrcuma e gengibre podem remover as toxinas do corpo, diminuir a inflamação, ajudar a reconstituir o tecido e facilitar uma digestão saudável.
- Sementes de mostarda, canela e pimenta-caiena salpicados na comida aumentam a circulação e promovem a recuperação.
- O chocolate dá prazer ao corpo e à mente e acelera a recuperação do tecido inflamado.

CRIANÇAS: PREOCUPAÇÕES ESPECIAIS

Todos os sintomas contam uma história, e isso é especialmente verdade com as crianças, que podem não ter a linguagem necessária para expressar seu sofrimento. Embora os sintomas físicos possam ser mais fáceis de descrever, as crianças podem não entender por que se sentem ansiosas ou deprimidas ou por que não conseguem se concentrar. Aqui, exploro alguns desafios de saúde que os bebês e as crianças comumente enfrentam e que respondem bem às intervenções à base de ervas. Algumas delas são contraindicadas para crianças e deve-se verificar qualquer erva antes de usá-la; entretanto, a maioria das ervas é segura.

ERVAS SEGURAS PARA AS CRIANÇAS

Veja a seguir uma lista de ervas seguras para as crianças:
- O chá de menta ou canela acalma a dor de barriga ou diarreia.
- O tomilho e o chá de feno-grego ajudam a reduzir e a eliminar os gases.
- O alho e a equinácea podem prevenir ou reduzir os sintomas de um resfriado ou infecção.
- Camomila (a menos que a criança seja alérgica a tasneira) pode-se colocar no travesseiro aromaterapia com óleo de lavanda ou flores de lavanda para ajudar no sono.
- A erva-cidreira, a papoula-da-califórnia e a pomada de calêndula acalmam a coceira e as assaduras.
- Mel e limão aliviam a dor de garganta.
- O óleo de cravo-da-índia aplicado num dente que dói ajuda a amenizar a dor.

- A pimenta-caiena para o sangramento quando aplicada em uma ferida (incluindo sangramento pelo nariz).
- A raiz de alcaçuz (pequena quantidade) com marroio ou sabugueiro em um xarope para tosse ou pastilhas cristalizadas reduzem o desconforto respiratório.

Também se podem usar ervas em banhos, em cataplasmas ou como aplicações tópicas, que são métodos de aplicação muito seguros e eficazes para crianças.

REGRA DE CLARK PARA AJUSTAR A DOSAGEM DE MEDICAMENTO FITOTERÁPICO PARA CRIANÇAS DE 2 A 18 ANOS

Existem várias fórmulas, incluindo a de Clark, de Dilling e a de Young para ajustar a dose com base na idade ou peso. Eu prefiro a Regra de Clark, que é baseada no peso e é determinada da seguinte forma: divida o peso da criança em quilos por 70 e, em seguida, dê a ela essa fração da dose de adulto como a dose apropriada para crianças. Por exemplo, para uma criança que pesa 35 kg, dê 35/70 = 0,5 ou seja, a metade da dose recomendada para um adulto. Assim, se a dose para adultos for de 30 gotas de glicerita 3 vezes ao dia, a dose da criança será de 10 gotas 3 vezes ao dia.

RESFRIADOS, GRIPE, BRONQUITE, PNEUMONIA

A receita da *Caliente Curación* na página 70 é um remédio antigo e esta receita é uma forma de adaptá-lo para fazer picolés que as crianças podem chupar quando estão lutando contra um resfriado, gripe, bronquite ou pneumonia.

Picolés Infantis Calientes para Dor de Garganta

RENDE 4 PICOLÉS

Às vezes as crianças não querem tomar sidra de fogo, mas é o remédio perfeito para dores de garganta ou resfriados. Esses picolés facilitam a ingestão do remédio.

Cozinhe em fogo baixo 1 colher de sopa de casca de olmo-vermelho em pó de em 170 mL de suco de manga ou de abacaxi por 15 minutos. Coe e, a seguir, adicione 170 mL da mistura de *Caliente Curación* (consulte a página 70) e, em seguida, despeje em uma forma de picolé feita de um plástico livre de BPA e congele.

Para uma variação desta receita, use raiz de alcaçuz em vez de casca de olmo e caldo de galinha em vez de suco de fruta e siga a receita. Também pode-se adicionar um pouco de leite de coco e mel para adoçar a mistura antes de congelá-la.

Cataplasma de Sementes de Mostarda

RENDE 1 A 2 CATAPLASMAS

- 1 xícara de sementes de linhaça (recém-moídas ou compradas como farinha de linhaça)
- 1 colher de sopa de sementes de mostarda (recém-moídas ou compradas como mostarda moída ou em pó)
- ¼ de xícara de água
- 1 colher de sopa de azeite de oliva virgem prensado a frio
- 1 garrafa de água quente

Em uma tigela grande, adicione cuidadosamente a mostarda moída à farinha de linhaça. Misture a água com movimentos suaves para fazer uma pasta grossa e consistente, que não deve escorrer.

Coloque a criança doente na cama, de forma que a cabeça e o peito fiquem ligeiramente elevados. Esfregue o azeite generosamente a partir do pescoço, descendo pelo peito até o início da barriga.

Com os dedos, aplique delicadamente uma fina camada da pasta com cerca de 2,5 cm de espessura, começando na parte inferior do pescoço, nas clavículas, e faça um retângulo de pasta até o diafragma. Aplique a pasta apenas na pele coberta com azeite, pois a mostarda é um rubefaciente, e o azeite protege a pele de irritações. Após espalhar o cataplasma, coloque um saco plástico sobre ele, depois uma toalha e então uma bolsa de água quente e cubra tudo com dois cobertores.

Deixe descansar por 1 hora, verificando o paciente de vez em quando para ter certeza de que a pele não está queimando ou quente demais. Ao final de uma hora, use o plástico para recolher a pasta. Ela pode ser descartada ou guardada para ser usada no dia seguinte. Remova a pasta restante e o azeite com um pano úmido e morno e mantenha o paciente aquecido.

O paciente agora pode beber 1 xícara de chá de Polaridade Ayurvédica (ver página 63) ou, se estiver com fome, pode tomar um caldo de galinha simples com limão, alho e cebola. O cataplasma pode ser repetido diariamente conforme necessário.

ASMA

Alérgenos, poluição do ar e exercícios, são fatores que podem contribuir para a asma. A hiperventilação da asma leva à ansiedade e altera os gases do sangue, o que por sua vez exacerba a asma e a ansiedade. Muitas crianças asmáticas são alérgicas a certos alimentos, principalmente à lactose dos laticínios bovinos, que também são responsáveis pela formação de grande quantidade de muco. Eliminar laticínios e alimentos pró-inflamatórios, como açúcar e farinha branca, e comer alimentos ácidos, como proteína animal e caldos de ossos, pode ajudar. Também há evidências de que uma dieta rica em probióticos também ajuda na asma.

Banhos de vinagre de maçã também podem ser eficazes. Adicione 1 xícara de vinagre branco ou vinagre de maçã ao banho e fique imerso em uma banheira por 20 minutos ao dia. Também pode-se colocar um purificador de ar no quarto e deixá-lo funcionando o dia todo com as janelas fechadas e depois desligá-lo durante a hora de dormir, a menos que o ruído seja um conforto para a criança. Outra abordagem muito eficaz para reduzir a constrição das vias aéreas é aplicar uma bolsa de gelo no meio da coluna entre as escápulas por 15 minutos ao dia.

Os medicamentos fitoterápicos são especialmente eficazes para a asma e podem ser usados em extratos entre as refeições. Isso inclui Khella (*Ammi visnaga*), escutelária chinesa (*Scutelaria baicalensis*) e astragalo. Uma dieta rica em magnésio também é muito importante para a asma, e tomar um banho de sal de Epsom morno (não quente) todas as noites, com algumas gotas de óleo essencial de lavanda, pode ajudar. Se a criança for sensível a pólens e gramíneas sazonais, remova as roupas antes de entrar em casa, tome um banho e enxágue as narinas e seios da face com *spray* salino ou um pote lota (um pequeno recipiente de cerâmica que permite fácil irrigação nasal com uma solução salina).

🌿 Smoothie de Mocha para a Asma (Quente ou Frio) 🌿

Este mocha quente também pode ser feito como *smoothie* gelado. Beba no café da manhã, almoço ou lanche, mas não depois das 15h. Este *smoothie* é anti-inflamatório e um adaptógeno que também facilita a respiração, pois tanto o chocolate quanto o café abrem as vias respiratórias. Dependendo da idade da criança pode-se eliminar ou reduzir o café. No entanto, se esse *smoothie* permitir reduzir o uso de inaladores à base de esteroides, o café não deve ser um problema. Só não combine café e esteroides. Esta receita pode ser usada por qualquer pessoa que pese 60 kg ou mais. Se a criança pesar menos, dê esta receita em doses divididas e ajuste as quantidades do medicamento fitoterápico para cima ou para baixo conforme necessário, dependendo do peso da criança.

RENDE 1 PORÇÃO (VER A NOTA NO TÍTULO)

- 1 xícara de leite de cânhamo
- 1 colher de sopa bem cheia de colágeno em pó
- 2 a 4 colheres de sopa de café expresso ou de café frio ou de café de coador
- 1 colher de chá de óleo de coco
- 10 gotas de extrato de Khella
- ¼ de colher de chá de Ashwagandha em pó ou 10 gotas do extrato
- ¼ de colher de chá de cúrcuma em pó ou 10 gotas do extrato
- ¼ de colher de chá de gengibre em pó ou 10 gotas de extrato
- Mel cru ou estévia para adoçar

QUENTE: Em uma panela pequena, em fogo baixo, coloque o café expresso e o leite de cânhamo, deixe levantar fervura, junte o cacau e o coco e mexa até incorporar bem. Retire do fogo, adicione os extratos de ervas e misture bem.

FRIO: Adicione todos os ingredientes ao liquidificador e bata até obter uma mistura bem homogênea.

Beba 1 a 2 vezes ao dia antes das 15h, pois tanto o café quanto o chocolate são estimulantes e podem dificultar o sono.

DOR DE OUVIDO

As infecções de ouvido ocorrem quando há um acúmulo de fluido no ouvido, causando inflamação. As crianças podem estar reagindo a vírus, leite ou alérgenos transportados pelo ar. Os antibióticos tendem a piorar as coisas; as pesquisas não garantem que seu uso seja eficaz e eles causam uma cascata de perturbações do microbioma que pode durar anos. É melhor usar esta receita vegetal para preparar um líquido de pingar no ouvido.

꧁ *Gotas Fitoterápicas para o Ouvido* ꧂

RENDE CERCA DE ½ XÍCARA

- 3 dentes de alho picados
- ½ colher de chá de folhas e flores de verbasco
- ½ colher de chá de flores de calêndula
- ½ colher de chá de erva-de-são-joão
- ½ xícara de azeite de oliva virgem prensado a frio
- 400 UI de vitamina E (mistura de tocoferóis e tocotrienóis)

Coloque o alho e as ervas em um vidro de conserva limpo, seco e resistente ao calor. Encha o vidro com óleo até que as ervas e o alho estejam completamente submersos. Se necessário, usando um utensílio limpo, empurre todo o material vegetal para o fundo do vidro para garantir que fique totalmente coberto com óleo.

Coloque o vidro coberto em uma panela elétrica com alguns centímetros de água, o suficiente para aquecer suavemente a jarra, mas evite que água caia no óleo. Coloque a panela elétrica na regulagem mais baixa e deixe as ervas em infusão no óleo por pelo menos 1 hora e até 8 horas. Deixe o óleo de ervas esfriar apenas o suficiente para ser manuseado, mas não esfrie a ponto de o óleo engrossar antes de coar. Coe o óleo em um pedaço de pano de algodão para remover os resíduos vegetais. É importante coar com cuidado, pois se sobrarem partículas sólidas, o óleo pode estragar mais rápido. Despeje em um frasco conta-gotas limpo e seco e guarde na geladeira.

Antes de usar, aqueça o óleo à temperatura ambiente ou coloque a garrafa por 1 minuto em uma panela com água quente. Adicione 2 gotas no ouvido dolorido 2 vezes ao dia até que o desconforto desapareça.

DORES DE BARRIGA

Dores de barriga são comuns em crianças de 4 a 8 anos, e as principais causas são dieta, estresse e dores de crescimento. Constipação, intolerâncias alimentares, alergias alimentares, diarreia e gases intestinais são causas comuns de dores de barriga. Em casos mais graves, a causa da dor de barriga pode ser uma infecção ou apendicite.

Um tratamento fácil é fazer um chá de camomila e erva-doce e colocar uma compressa quente na barriga e um travesseiro sob os joelhos. Outra é realizar o Balanço para Dor de Barriga.

❦ Balanço para Dor de Barriga ❧

Às vezes, a dor de barriga é um sintoma de ansiedade. Este balanço é um método que se pode experimentar quando ansiedade e dor de barriga ocorrem juntas. Peça à criança que se deite de costas com um travesseiro debaixo dos joelhos e outro debaixo do pescoço. Coloque uma toalha quente sobre a barriga (pode-se aquecer uma toalha de mão ligeiramente úmida no micro-ondas por 3 minutos). Passe um pouco de óleo de camomila na barriga e, sentada do lado direito da criança, coloque sua mão esquerda na testa, logo acima das sobrancelhas, e a mão direita, na barriga, de modo que o dedo mínimo fique próximo do osso púbico, mas sem tocá-lo. Segure a mão na testa com firmeza e, com a mão direita, balance suavemente para a frente e para trás por um minuto; em seguida, espere 30 segundos, deixando o calor e a energia de sua mão e da toalha penetrarem, e então balance novamente. Isso vai aliviar muito as dores. Se você sentir ou ouvir gases durante o balanço, é um bom sinal, pois os gases podem estar causando a dor de barriga. Você pode então decidir fazer uma massagem muito suave na direção do peristaltismo (no sentido horário) até o cólon, para ajudar os gases a se movimentarem até serem soltos. Depois disso, pode ser bom oefercer chá de erva-doce ao seu filho.

PROBLEMAS DE SONO DAS CRIANÇAS

Há uma variedade de problemas que podem afetar o sono repousante e consistente das crianças em cada estágio de desenvolvimento. A Academia Americana de Pediatria (American Academy of Pediatrics, AAP) dá as seguintes diretrizes sobre a quantidade de sono que as crianças precisam para ter uma saúde ideal a cada 24 horas.

- Bebês de 4 a 12 meses devem dormir de 12 a 16 horas
- Crianças de 1 a 2 anos – 11 a 14 horas

- Crianças de 3 a 5 anos – 10 a 13 horas
- Crianças de 6 a 12 anos – 9 a 12 horas
- Adolescentes de 13 a 18 anos – 9 a 10 horas
- Depois dos 18 anos, a maioria dos adultos precisa de 8 a 9 horas

Os padrões de sono são governados pelo ritmo circadiano, o ciclo de sono/vigília de 24 horas que segue a alternância natural da claridade e da escuridão. Estresse, cafeína, exposição a aparelhos eletrônicos e luz à noite, padrões de sono irregulares e distúrbios respiratórios do sono – todos esses fatores interrompem esse ciclo e, portanto, interrompem o sono. Os distúrbios respiratórios do sono incluem apneia obstrutiva do sono, ronco e respiração pela boca, todos afetando o desenvolvimento físico e emocional.

Na escola primária, metade das crianças não dorme o bastante e, depois, a maioria dos adolescentes também não dorme o suficiente. Alguns sistemas escolares definem os horários de início das aulas mais tarde, reconhecendo que os adolescentes em especial precisam de mais horas de sono do que permite o horário das primeiras aulas. Traumas pré e perinatais, incluindo parto difícil, podem criar estresse para o bebê e dificultar o sono. Os partos por cesariana também parecem atrapalhar os padrões de sono, então a pesquisa sugere o novo método chamado "cesariana natural", que tenta replicar muitos dos padrões de parto vaginal da mãe e do filho para mitigar esses efeitos. Muitas mães e bebês obtém bons resultados da terapia craniossacral biodinâmica antes e depois do nascimento.

O uso de fitoterápicos para ajudar no sono começa com o diagnóstico do problema, seguido pela eliminação da causa ou causas. Uma abordagem geral consiste em combinar adaptógenos para ajudar a lidar com o estresse, nervinas e sedativos para relaxar o sistema nervoso durante a noite e relaxantes musculares provenientes de alimentos ricos em magnésio e ervas ou banhos de imersão à base de ervas. Caso a respiração esteja sendo dificultada por sinusite ou congestão respiratória, pode-se integrar anti-histamínicos fitoterápicos (e purificadores de ar) ao plano de terapia. Aqui, abordo algumas preocupações específicas que afetam o sono de bebês e crianças.

TERROR NOTURNO

O terror noturno é causado pela superestimulação do sistema nervoso durante o sono. Quando o corpo passa do sono REM (movimento rápido dos olhos) para o sono não REM, as crianças podem experimentar uma reação espontânea de medo ou terror noturno. Essas reações ocorrem tipicamente 2 a 3 horas depois que as crianças adormecem, e elas não sabem que as estão tendo. Cerca de 80% das crianças que têm terror noturno têm um membro da família com algum tipo de distúrbio do sono. À medida que o sistema nervoso amadurece, os terrores noturnos se tornam menos comuns.

Uma bolsa de água quente (não usar bolsa quente elétrica), junto com um difusor de lavanda ou sachê ou um banho de sulfato de magnésio antes de dormir, têm ação repousante para o sistema nervoso. Balançar a criança e fazer massagens nos pés com óleo de camomila antes de dormir também ajuda. Há também um ponto de pressão especial conhecido como "sono sereno" que se encontra na base do crânio, logo atrás da orelha, no lugar macio onde os músculos do pescoço se conectam à linha do queixo. Colocar o dedo indicador nessa posição com uma leve pressão por 10 minutos pode ajudar a evitar o terror noturno.

ENURESE NOTURNA

A maioria das crianças que urina na cama carrega um traço genético; em geral, um de seus pais também urinava na cama. Urinar na cama depois que a criança já tinha se acostumado a não o fazer à noite muitas vezes indica ansiedade ou abuso sexual, o que requer consulta profissional. As crianças deixam naturalmente de urinar na cama, e a melhor abordagem é reduzir a ansiedade e a vergonha e proteger a pele evitando que apareçam erupções.

Suo Quan é um medicamento chinês que tem sido usado para enurese e pode ser comprado em farmácias de Medicina Chinesa. É uma mistura de partes iguais de cardamomo-preto (*Alpinia oxyphylla*), inhame chinês (*Dioscorea oppositifolia*) e lindera perene (*Lindera agregatta*).

CÓLICA EM BEBÊS

A cólica pode ocorrer em bebês de 2 a 3 semanas ou mais, e o culpado pode ser o chamado "leite em pó" para bebês, a fórmula infantil. Aqui estão algumas soluções úteis:
- Faça um pudim de casca de olmo a partir da própria casca ou do pó: ferva suavemente 2 colheres de sopa cheias de casca ou pó em 2 xícaras de água por 20 minutos e depois coe. Pode-se guardar o "pudim" que sobrar na geladeira por até 1 semana e

aquecer para usar quando necessário. Use um conta-gotas ou o dedo para colocar 1 gota na língua da criança 3 vezes ao dia.

- Descobriu-se que um extrato combinado de 18 mg de camomila, 130 mg de erva-cidreira e *Lactobacillus acidophilus* tindalizado é mais eficaz no tratamento de cólicas infantis do que o tratamento padrão com simeticona. É vendido comercialmente como Colimil Baby com uma dose sugerida de 1 mL 2 vezes ao dia.
- Aplique uma toalha fria embebida em chá de camomila forte logo abaixo do tórax.
- Um difusor com lavanda vai ajudar a criança a relaxar.

DENTIÇÃO

Os dentes começam a surgir em bebês entre 6 meses e 2 anos. Isso pressiona as gengivas, inflamando-as e causando dor e desconforto. Os sinais de dentição incluem inquietação, salivação, falta de apetite, choro mais frequente e mordida de objetos. Esta receita de pano de ervas congeladas combina um pano frio relaxante para mastigar enquanto fornece ervas analgésicas calmantes para ajudar com facilidade essa importante passagem do desenvolvimento.

❧ *Pano de Ervas Congelado para Dentição* ❧

RENDE 4 A 6 TIRAS DE PANO

- 1 colher de chá de cravos-da-índia inteiros
- 2 xícaras de água filtrada
- 3 saquinhos de chá de camomila

Em uma panela pequena, cozinhe o cravo em fogo médio por 20 minutos e desligue o fogo. Adicione os saquinhos de chá de camomila e deixe em infusão. Filtre o cravo e o chá e espere esfriar.

Corte 4 a 6 tiras de uma toalha de rosto, molhe as tiras na mistura de chá e coloque-as em uma pequena bandeja no *freezer*. Quando estiverem congeladas, retire uma de cada vez e dê para seu bebê mastigar.

SAÚDE MENTAL DAS CRIANÇAS

Como especialista em saúde mental, tratando de crianças e também de adultos, tenho testemunhado muitos diagnósticos errados sobre a saúde mental das crianças. Isso se deve principalmente à mudança dos valores culturais, juntamente com as últimas manobras de marketing das empresas farmacêuticas. Você sabia que durante a década de 1960, o autismo infantil era atribuído à criança ter uma "mãe geladeira", fria e indiferente? Essa ideia absurda traumatizou e culpou pais já estressados e nada fez para melhorar a saúde das crianças.

As pressões culturais afetam professores, administradores de escolas, profissionais de saúde mental e de saúde primária e até mesmo os pais. Há uma tendência crescente de atribuir a crianças categorias de diagnóstico de adultos, como transtorno bipolar e psicose, e a seguir, administrar-lhes vários medicamentos. Isso nunca funciona e muitas vezes leva a efeitos colaterais irremediáveis, incluindo alterações na função neurológica, muitas vezes por toda a vida.

ANSIEDADE

A ansiedade é uma ocorrência comum em crianças. Trauma de nascimento, biologia, família e meio ambiente são fatores que podem contribuir para a ansiedade na criança. A dinâmica social na escola, o estresse do desempenho extracurricular e a exposição a perdas, violência ou trauma também contribuem para a ansiedade. Uma dieta rica em alimentos refinados também pode afetar negativamente. Uma nutrição perinatal rica em ácidos graxos essenciais, incluindo peixes, bem como óleos de ácido gama linolênico (GLA) – os de borragem ou prímula –, é essencial para o desenvolvimento do cérebro do feto. O estresse dos pais durante a gravidez pode ser um fator de ansiedade da criança, pois altos níveis de hormônios do estresse parecem afetar o feto e a resultante capacidade da criança de tolerar o estresse.

Nada desencadeia ansiedade mais rápido do que uma interrupção nos cuidados dos pais. O divórcio e a separação dos pais têm alto grau de importância entre as causas de ansiedade e de alguns distúrbios de aprendizagem. No entanto, essas causas nem sempre podem ser evitadas. Apego, conexão e segurança são experiências físicas, assim como emocionais. Pode-se combinar o tocar, movimentos físicos e terapia lúdica, junto com medicamentos fitoterápicos e nutricionais, como chá de camomila, para reduzir a ansiedade em crianças.

❧ Elixir de Camomila e Óleo de Massagem ❧

A camomila também é conhecida como "pequena maçã" por causa de seu aroma perfumado de maçã. É uma erva segura para crianças e adultos e pode ser usada em tratamentos internos ou externos. Faça um elixir de camomila concentrado preparando uma infusão de 6 saquinhos de chá de camomila em 2 xícaras de água fervida. Deixe descansar por 1 hora. Coe e guarde na geladeira, retendo a metade como um líquido que pode ser adicionado à sopa. Na outra metade, acrescente mel cru para fazer picolés ou cubos de gelo.

Para uso externo de camomila para tratar a ansiedade, faça um óleo de massagem fervendo em fogo baixo 1 xícara de flores de camomila, frescas ou secas, em 1 litro de óleo de amêndoas por 2 horas; em seguida coe em um pedaço de musselina ou pano de algodão. Use como um óleo de massagem tópico para ansiedade.

❧ Balanço ❧

O balanço pode reduzir a ansiedade e a angústia das crianças e ajudá-las a adormecer. Também reduz a ansiedade da pessoa que está balançando, de modo que todos serão beneficiados. O balanço sincroniza os ritmos cerebrais e aumenta os ciclos do sono, o que leva a um sono mais rápido e reparador.

Faça seu filho se deitar sobre o lado direito, pois esse lado ativa o ciclo de repouso do hemisfério direito do cérebro e induz o sono mais rapidamente. Coloque um travesseiro sob o pescoço. Algumas crianças também se sentem confortáveis abraçando um travesseiro na barriga. Sente-se atrás da criança. Tudo o que você fizer nesta posição deve ser fácil e natural. Pegue a palma da sua mão esquerda, com os dedos apontados para cima, e coloque-a delicada mas firmemente no sacro, o osso triangular na base da coluna, de modo que a borda externa do dedo mínimo fique logo acima da fenda interglútea no topo das nádegas (a mão não estará em contato com as nádegas) e o polegar está ao redor da linha sacroilíaca (a articulação entre o sacro e os ossos do ílio da pelve). Basicamente, você estará cobrindo o sacro com a palma da mão. Coloque a palma direita na nuca, nas vértebras cervicais, e envolva suavemente o pescoço. A qualidade do toque deve ser muito leve, com apenas um pouco de pressão calmante.

Muito delicadamente, comece a balançar o sacro, empurrando com a palma da mão esquerda. Não é necessário fazer muitos movimentos para que isso funcione, e seus movimentos devem ser regulados para o conforto da criança. Faça isso por no mínimo 10 a 20 minutos, com sugestões gentis para fechar os olhos e respirar mais profundamente, até que a criança adormeça ou esteja relaxada o bastante.

APOIO À NEURODIVERSIDADE EM TODAS AS CRIANÇAS

Neurodiversidade é um termo de referência aplicado a pessoas que demonstram diferenças neurológicas e inclui muitas variações no aprendizado e no comportamento. Alguns exemplos são pessoas com transtorno de déficit de atenção e hiperatividade (TDAH), dislexia e síndrome de Tourette, bem como pessoas que se enquadram no espectro do autismo. O movimento social da neurodiversidade reflete a crescente consciência de que, em vez de serem definidos como deficiências, esses são estilos de aprendizagem e comportamento que exprimem a diversidade criativa e adaptativa do genoma humano e os estilos de função cérebro-mente que evoluíram em resposta às necessidades adaptativas ao longo de milênios. Essa diversidade exige que nos adaptemos e forneçamos oportunidades inovadoras de crescimento e aprendizagem, em vez de tentar controlar e suprimir os sintomas. Abordo, aqui, alguns desses diversos estilos importantes com os quais tive uma experiência clínica bem-sucedida.

O ESPECTRO DO AUTISMO

Entre meus primeiros pacientes com polaridade e em que usei terapia craniossacral havia crianças com diagnóstico de autismo. Seus terapeutas os trouxeram para a minha clínica na selva, e lá preparamos refeições saudáveis sem glúten e caseína, bebemos chás ricos em antioxidantes, batemos tambores, dançamos e nos envolvemos em caminhadas difíceis na selva que exigiam que as crianças prestassem muita atenção para não cair do penhasco. Usamos lavanda para acalmá-los e fomos nadar em cachoeiras geladas, que induzem ao relaxamento e à consciência corporal. Ao avaliar seus campos de energia, descobri que na maioria das vezes havia uma grande quantidade de energia ao redor da cabeça e acima, mas não nos membros, mãos e pés. Assim, além de muito balanço, fiz massagens nas mãos e nos pés, que foram muito calmantes.

As necessidades de uma criança com autismo são diversas, e o que ajuda uma pode não ser útil a outra. Usar ervas para o autismo é uma abordagem geral e não específica, que ajuda a otimizar todos os aspectos do bem-estar da criança. Isso inclui melhorar a saúde digestiva, endócrina e imunológica, reforçar a função cerebral, incluindo a comunicação mitocondrial e de fosfolipídios (gorduras especiais) e reduzir a carga tóxica. Não há respostas fáceis para essa questão, mas cada intervenção segura pode ser aplicada, passo a passo, conforme a criança possa tolerar.

Do ponto de vista nutricional, há boas evidências de que muitas crianças no espectro do autismo têm problemas intestinais e digestivos significativos que justificam adotar uma dieta livre de glúten e caseína, e deve-se investigar as sensibilidades alimentares. Essas crianças costumam ser sensíveis a corantes, sabores e adoçantes artificiais. Descobriu-se que as hortaliças da família brássica (couve-flor, repolho, brócolis), ricas em glucorafanina, revertem o estresse oxidativo e melhoram a função mitocondrial e levam a melhor comportamento em crianças no espectro do autismo. Isso pode ser mais bem tolerado na forma de um pó adicionado a uma vitamina, 30 mg uma vez ao dia. A aplicação de *spray* nasal usando um medicamento patenteado com cânfora-de-bornéu, um composto derivado da árvore *Dryobalanops sumatrensis*, também demonstrou melhorar as habilidades sociais das crianças.

Banhos diários de sal de Epsom com óleos essenciais favoritos adicionados à água também podem ser úteis. Como há evidências de que muitas crianças com autismo apresentam diminuição do fluxo sanguíneo em certas áreas do cérebro e aumento dos níveis de inflamação e estresse oxidativo, pode valer a pena usar oxigenoterapia hiperbárica.

TDAH – TRANSTORNO DO DÉFICIT DE ATENÇÃO E HIPERATIVIDADE

O TDAH descreve uma condição comportamental marcada por desatenção, impulsividade e hiperatividade. O comportamento espontâneo é natural em crianças, mas geralmente é diagnosticado erroneamente como TDAH. Há muita controvérsia sobre esse diagnóstico entre muitos profissionais que sugerem que ele nem existe. Em minha prática clínica, vejo que essas crianças são muito criativas e têm com frequência estilos de aprendizagem cinestésicos que não estão sendo abordados na escola. Estresse e trauma, sedentarismo, alimentos pró-inflamatórios e sensibilidades alimentares e hipoglicemia costumam estar subjacentes aos sintomas de TDAH. O aspartame é um problema específico e deve ser eliminado.

As sugestões nutricionais e de movimento para ansiedade (ver páginas 253) também se aplicam ao TDAH, uma vez que ansiedade e TDAH frequentemente ocorrem juntos. As artes marciais e a esgrima também são atividades ideais para essas crianças, pois combinam o movimento com a consciência corporal. Procure um suplemento nutricional que inclua 15 a 20 aminoácidos em sua forma livre, incluindo, mas não se limitando a, 5-hidroxitriptofano, L-glutamina, glicina, L-metionina, L-serina, taurina, L-treonina e L-tirosina. Chocolate e rodiola reforçam a concentração durante o dia e podem ser usados durante a transição ao abandonar o uso de medicamentos estimulantes. Uma glicerita ou chá combinando escutelária, flor de maracujá e Gotu Kola favorece uma atenção relaxada à noite.

SAÚDE DO CORAÇÃO

O espinheiro-alvar é a planta fundamental para prevenção e tratamento de doenças cardíacas. Ele dilata as artérias que levam oxigênio e sangue ao coração. Foi demonstrado que o uso prolongado do espinheiro-alvar pode fortalecer o coração e regular seu ritmo. A dose padrão pode variar de 500 mg a 1.500 mg ao dia em forma de cápsula. Outras plantas que auxiliam o sistema cardiovascular e reduzem a inflamação sistêmica e que são facilmente integrados à sua rotina diária são o alho, chá verde, cúrcuma e Boswellia.

O óxido nítrico (NO) é um componente essencial da saúde cardíaca e da função vascular. Como a concentração de óxido nítrico, NO, no sangue diminui à medida que envelhecemos, a manutenção de níveis ideais retarda o processo de envelhecimento. Muitas plantas e ervas fornecem um NO natural; entre as mais ricas estão as folhas e a raiz da beterraba. A erva mexicana mastruz, também conhecida como pé-de-ganso, e as ervas ayurvédicas desmodium (*Desmodium gangeticum*) e marapuama (*Ptychopetalum olacoides*) também são benéficas. Há disponíveis no mercado suplementos que combinam raiz de beterraba e espinheiro-alvar para aumentar a produção de NO.

UMA REFEIÇÃO PARA ALTA PRESSÃO SANGUÍNEA

Convide seus amigos para uma refeição para baixar a pressão arterial. Manter uma vida social (com amigos humanos e animais) diminui a pressão arterial, assim como todos os ingredientes das três receitas a seguir.

❧ Pesto de Cenoura ❧

Talos de cenoura, amêndoas e alho reduzem a pressão arterial; então, quando você tem um monte de cenouras e precisa fazer alguma coisa com os talos, por que não as transformar neste delicioso jantar?

RENDE 3 A 4 XÍCARAS

- ½ xícara de amêndoas cruas
- Sal marinho
- 2 a 3 xícaras de talos de cenoura frescos lavados
- Suco de 1 limão
- 1 a 2 dentes de alho
- ½ xícara de azeite de oliva virgem prensado a frio
- Pimenta-do-reino moída na hora

Torre levemente as amêndoas em um pouco de azeite, salpique com sal marinho e deixe esfriar bem. Quando as amêndoas esfriarem, coloque-as no processador de alimentos com a cenoura, o suco de limão e o alho. Bata até que tudo esteja bem misturado e depois acrescente o azeite aos poucos até ficar satisfeito com a consistência. Adicione mais sal marinho e pimenta-do-reino e sirva sobre uma mistura de raízes e vegetais assados: cenoura, nabo, batata e beterraba.

❧ Salada com Molho de Romã ❧

Faça uma grande salada de cenoura ralada, rabanete, tomate picado, pimenta-vermelha fatiada, cebola roxa fatiada, sementes de romã e nozes pecãs inteiras ligeiramente torradas. Cubra com este molho de romã.

RENDE CERCA DE ¾ DE XÍCARA

- ½ xícara de azeite de oliva virgem prensado a frio
- Suco de 1 limão
- ¼ de xícara de suco de romã ou 1 xícara de sementes de romã frescas, espremidas
- 1 dente de alho picado
- 1 pedaço de 5 cm de gengibre fresco, ralado

Prepare com pelo menos 1 hora de antecedência e até 1 dia antes para que os sabores se misturem.

Adicione o azeite e o suco de limão a uma tigela e bata por cerca de meio minuto. Junte o suco de romã e acrescente o alho e o gengibre. Despeje o molho sobre a salada e misture antes de servir. Sirva no almoço ou jantar com chá de hibisco frio (página 111).

❦ Pudim de Chocolate e Abacate ❦

Este pudim saboroso e saudável para o coração pode ser preparado com 1 dia de antecedência.

RENDE DE 3 A 4 XÍCARAS

- 1 xícara de creme de coco (ou leite de coco)
- 2 abacates maduros, descascados e com a polpa removida da casca
- ½ xícara de cacau em pó sem açúcar
- 10 a 20 gotas de estévia líquida ou 2 colheres de sopa de agave escuro cru
- 1 colher de chá de glucomanano em pó
- ⅛ xícara de água
- ½ xícara de lascas de amêndoas torradas

No liquidificador, adicione o creme de coco, o abacate, o cacau em pó e a estévia e bata até incorporar. Em uma tigela pequena, adicione o pó de glucomanano e água e bata até dissolver. Em seguida, adicione a mistura ao liquidificador e bata por mais 20 segundos. Despeje a mistura em copos de vidro e coloque na geladeira para esfriar por 1 hora. Cubra com lascas de amêndoas torradas antes de servir.

PALPITAÇÕES CARDÍACAS

As palpitações cardíacas são um sintoma comum durante a menopausa. Fortaleça a função adrenal com adaptógenos e reduza a cafeína, que pode ser um gatilho.

As sementes em pó da jujuba-chinesa (*Ziziphus jujuba*) reduzem as palpitações e também são um potente ansiolítico e ajudam a dormir. O pó combina bem com as sementes ou pó de Griffonia (*Griffonia simplicifolia*). Pode-se comer frutas frescas ou secas, tomar um extrato ou adicionar o pó a seu *smoothie* diário, saudável para o coração (receita a seguir).

❦ Smoothie para o Coração Saudável ❦

Crie um *smoothie* diário com as ervas e alimentos listados aqui, adicionando frutas vermelhas como uma fonte rica em antioxidantes. Pode-se variar os ingredientes conforme necessário para sintomas específicos e para manter o *smoothie* sempre interessante. O cacau é rico em polifenóis, que reforçam a função endotelial e reduzem a inflamação, diminuindo assim o risco de derrame ou ataque cardíaco. O endotélio é uma membrana fina que reveste o coração e os vasos sanguíneos e é responsável por relaxar os vasos e garantir o fluxo sanguíneo adequado. Diabetes e hipertensão podem prejudicar a função do endotélio. Pode-se usar o aminoácido taurina em dosagem de até 1 g ao dia para reduzir a hipertensão. (A hipotensão é menos comum, mas pode-se usar a tiamina para aumentar a pressão arterial.) Depois dos 60 anos, os níveis de hematócrito aumentam nas mulheres, enquanto durante a menstruação a perda mensal de sangue mantém o hematócrito suficientemente baixo, oferecendo proteção ao coração. Hematócrito é a razão entre o volume de glóbulos vermelhos e o volume total de sangue. Pode ser artificialmente alto devido à desidratação, mas se você estiver adequadamente hidratada e esse valor continuar alto, pode ser necessário reduzir os níveis de hematócrito como fator de proteção adicional. O dr. Jonathan Wright recomenda que as mulheres doem sangue com a frequência necessária para manter os níveis de hematócrito na pré-menopausa em 42 a fim de reduzir o risco de ataque cardíaco e derrame. Se você está preocupada com o risco de doença cardiovascular, faça um teste de viscosidade do sangue, que mede a espessura e a viscosidade do sangue e a facilidade com que ele flui pelas artérias. Se a viscosidade do sangue estiver alta, você pode adicionar 250 mg de natoquinase em pó a esse *smoothie* como anticoagulante. A natoquinase oferece uma alternativa segura ao uso de aspirina em baixas doses, o que aumenta o risco de sangramento e morte.

ATENÇÃO: Se você já estiver tomando um anticoagulante, verifique com seu médico sobre o uso da natoquinase.

RENDE 1 PORÇÃO

- ½ xícara de suco de romã não adoçado
- ½ colher de sopa de chá matchá
- 1 xícara de mirtilos
- 1 ameixa, sem caroço
- 1 colher de chá de espinheiro-alvar em pó
- ½ colher de chá de cúrcuma moída ou
- 1 colher de chá de suco de cúrcuma fresca
- ½ colher de chá de Boswellia moída
- 1 pedaço de 5 cm de gengibre fresco ou 1 colher de chá de suco de gengibre fresco

COMPONENTES FITOTERÁPICOS OPCIONAIS

- 1 colher de chá de jujuba moída (para palpitações cardíacas)
- 200 mg de griffonia (para palpitações cardíacas e ansiedade)
- Pimenta-caiena moída (para melhorar a circulação)
- 500 mg a 1.000 mg de taurina (para pressão alta)

Adicione todos os ingredientes ao liquidificador e bata até incorporar. Esse *smoothie* pode servir como seu *smoothie* básico para tomar diariamente. Adicione qualquer uma dessas ervas opcionais para atender às suas necessidades específicas.

FIBRILAÇÃO ATRIAL

Fibrilação atrial (FA ou Afib), estresse emocional e ritmo cardíaco estão todos conectados. No Afib, as duas câmaras superiores do coração batem de forma caótica e não se coordenam com as duas câmaras inferiores. O Afib aumenta durante os períodos de luto, especialmente a morte de um parceiro, e há um risco maior de ataque cardíaco durante as primeiras 24 horas de luto. Esse estresse agudo cria níveis aumentados de hormônios do estresse, que tornam o sangue mais "pegajoso" e com maior probabilidade de coagular. O protocolo para o tratamento de fibrilação atrial, seja devido ao luto ou outro processo, envolve melhorar a função cardíaca geral e afinar o sangue naturalmente com o protocolo a seguir. Além deste protocolo de ervas para Afib, os métodos HeartMath Freeze-Frame e Heart Lock-In são métodos de atitude e de meditação que ajudam a regular os ritmos cardíacos, são agradáveis e divertidos de fazer e podem ser aprendidos em casa por meio de treinamento *on-line*.

> **❦ Protocolo AFib ❦**
>
> Este protocolo pode ser feito diariamente pelo tempo que for necessário.
> - 500 mg de extrato de espinheiro-alvar, 3 vezes ao dia
> - 100 mg de natoquinase (um produto fermentado de soja), 2 vezes ao dia
> - 2 g a 4 g de óleo de peixe uma vez ao dia
> - 200 mg de CoQ10 uma vez ao dia

O MITO DO COLESTEROL ALTO

O perigo do colesterol alto é um dos maiores mitos sobre a saúde que andam por aí, e anda de mãos dadas com o mito de que comer ovos ou gordura saudável faz mal ao seu nível de colesterol. Na verdade, o colesterol muito baixo é mais perigoso do que o colesterol muito alto. O colesterol é necessário para a saúde do cérebro e o colesterol baixo é um fator de risco para ansiedade.

Pode-se usar ervas ou suplementos ricos em berberina para reduzir o colesterol se este estiver em níveis preocupantes, mas reduzir a inflamação e reforçar as artérias são mais importantes para a saúde do coração e ambos podem ser feitos com espinheiro-alvar. O chocolate é um excelente alimento para o equilíbrio do colesterol e para a saúde vascular. As estatinas são medicamentos perigosos e devem ser evitados. A dra. Beatrice Golomb conduziu uma extensa pesquisa sobre os perigos das estatinas para a saúde das mulheres. Ela descobriu que podem causar perda de memória, doenças neurológicas e rabdomiólise, uma condição que leva à morte de fibras musculares e a doenças renais.

DESEMPENHO COGNITIVO, DEMÊNCIA E DOENÇA DE ALZHEIMER

Um coração saudável geralmente significa uma mente saudável, e problemas cardíacos geralmente levam ao declínio cognitivo e à demência. Também podemos experimentar declínio cognitivo leve à medida que envelhecemos. Quando consideramos reforçar nossa função cognitiva, se queremos ser mais produtivos e focados, aguçar a memória ou retardar o envelhecimento do cérebro, podemos usar uma combinação de ervas para apoiar as funções inter-relacionadas de aumento do fluxo sanguíneo e diminuição da inflamação, lubrificar a comunicação neuronal com gorduras, enriquecer os neurotransmissores, reduzir o cortisol e controlar a glicose.

Existem muitos medicamentos fitoterápicos maravilhosos que podemos usar para melhorar nossa função cognitiva. As ervas que reforçam nossa concentração e desempenho na juventude são as mesmas que usamos, talvez em doses mais altas, à medida que envelhecemos. Medicamentos fitoterápicos e alimentos saudáveis, suplementados com aminoácidos e nutrientes, irão prevenir e tratar muitos sintomas de enfraquecimento da função cognitiva e permitir a redução ou eliminação total de medicamentos farmacêuticos. É mais seguro para o cérebro usar ervas e nutrição em vez de medicamentos para aumentar o foco, a atenção e a memória.

COQUETEL PARA DESEMPENHO E MEMÓRIA

As plantas que especialmente melhoram o fluxo sanguíneo para o cérebro são o ginkgo e vimpocetina, um composto derivado da planta pervinca menor (*Vinca minor*). Nervinos e adaptógenos como Ashwagandha melhoram a memória, reduzem o estresse e diminuem a glicose no sangue. As gorduras das sementes de prímula, borragem, cânhamo e linho lubrificam as conexões neuronais no cérebro. Ovos inteiros aumentam a acetilcolina, a substância química da memória no cérebro. O suporte nutricional deve incluir o mineral orotato de lítio (20 mg a 40 mg ao dia) e fosfatidilserina (200 mg ao dia).

Lanches Diários para Saúde Cognitiva

- ½ xícara de bagas de goji berry
- 1 xícara de mirtilos
- 10 amêndoas cruas
- ½ xícara de sementes de abóbora cruas
- ½ xícara de sardinha ou salmão selvagem do Alasca enlatado
- 1 a 2 ovos
- 1 xícara de brócolis cru mergulhado em aioli de linhaça e azeite de oliva
- 1 a 2 doses de café expresso

🌿 Chá da Memória Haritaki para o meio da manhã 🌿

RENDE 1 PORÇÃO

Haritaki (*Terminalia chebula*) é chamado de Rei dos Medicamentos no Tibete e é um dos compostos triphala mais importantes do Ayurveda. O Buda da Medicina é muitas vezes representado segurando a fruta, o que melhora a memória, a energia e a concentração; então beba este chá bem cedo. Faça chá de Haritaki como se fosse um café de vaqueira. Adicione 2 colheres de sopa de Haritaki em pó a 2 xícaras de água fervente, cozinhe por 2 minutos, coe e beba.

🌿 Chá da Memória de Sálvia do Meio-Dia 🌿

RENDE 1 PORÇÃO

Sálvia espanhola (*Salvia officinalis*), sálvia do jardim (*Salvia officinalis*) e sálvia vermelha (*Salvia miltiorrhiza*) fazem chás para a memória e podem ser usadas individualmente ou combinadas. Adicionar 28 g de folhas frescas ou 14 g de folhas secas para 2 xícaras de água fervendo. Deixe em infusão por 30 a 60 minutos, coe e beba de 1 a 2 xícaras ao dia.

ATENÇÃO: Este chá tem um efeito laxante suave e não deve ser usado durante a gravidez ou amamentação.

🌿 Hormônios Bioidênticos: Memória, Coração e Ossos 🌿

Hormônios bioidênticos são essenciais, começando na perimenopausa e aumentando até a menopausa. A ciência deixa claro que a manutenção dos níveis hormonais melhora a memória cognitiva, a saúde cardíaca e óssea das mulheres. Essa é uma área em que as ervas desempenham um papel importante, mas não podem fazer tudo sozinhas. Os hormônios a serem considerados com o seu médico são a melatonina, o estrogênio, a DHEA, testosterona e progesterona; todos eles contribuem para a proteção da função cognitiva.

O GENE ApoE – COMPREENDENDO SEU RISCO DE MAL DE ALZHEIMER

O declínio cognitivo leve costumava ser considerado parte do envelhecimento normal, mas agora é reconhecido como um precursor da demência ou Alzheimer. As mulheres têm maior risco de desenvolver demência e Alzheimer do que os homens.

Alzheimer é um tipo de demência que tem um fator de risco genético baseado no *status* do nosso gene ApoE. O gene ApoE controla a produção da proteína apolipoproteína E, que se mistura com as gorduras para formar moléculas chamadas lipoproteínas. As lipoproteínas são responsáveis pelo transporte do colesterol pela corrente sanguínea. O gene ApoE tem três alelos, ou formas alternativas: ε2, ε3 e ε4. O alelo ε3 é o mais comum e é encontrado em mais de 50% da população em geral. O alelo ε4 é o maior fator de risco para a doença de Alzheimer na velhice. Ter um alelo ε4 aumenta o fator de risco de contrair Alzheimer em 30%. Dois alelos de ε4 aumentam o risco para 70% ou mais, e 40% a 65% das pessoas com Alzheimer têm pelo menos uma cópia do alelo ε4.

No entanto, ter um ou dois ε4s nem sempre são más notícias! Embora se pensasse anteriormente que o Alzheimer não era evitável ou modificável, existem muitos fatores que podem reduzir o risco, incluindo nutrição intensiva à base de plantas e ervas, rica em anti-inflamatórios e adaptógenos, gorduras de baixa saturação, dieta com baixo índice glicêmico, exercícios, desintoxicação e as receitas à base de plantas que vou expor a seguir. Em princípio, a filosofia e os métodos que descrevo ao longo deste livro favorecem um cérebro saudável.

❦ *Teste: Qual é minha situação de status ApoE?* ❦

Para descobrir seu risco genético, você pode fazer um teste simples do gene salivar para verificar seu *status* de ApoE. Conhecimento é poder. É aconselhável manter a confidencialidade sobre os resultados do teste e até mesmo pensar em usar um pseudônimo, pois não se sabe se e como os resultados podem ser usados por companhias de seguro ou organizações de cuidados de longo prazo. (Consulte a seção "Recursos".)

℘ Protocolo de Prevenção Diária de Demência ℘

Faça um *smoothie* de prevenção diária e complemente com compostos de ervas em cápsulas e chás. Pode-se misturar e combinar pós ou extratos de ervas para obter a composição e o sabor que desejar. Essa combinação melhora a função cerebral e cognitiva.

RENDE 2 PORÇÕES

- 1 ½ xícara de leite de cânhamo ou de amêndoas
- ¾ de xícara de mirtilos
- ½ xícara de suco de romã sem açúcar
- 300 a 500 microgramas de Huperzine (um extrato de musgo-chinês)
- ½ colher de chá de chá verde em pó
- 50 mg de extrato de rodiola
- 60 mg de extrato de vimpocetina
- 300 mg de extrato de bacopá (com conteúdo total de bacosídeo de 55%)
- 2 g de Gotu Kola em pó
- 750 mg de curcumina em pó
- 30 mg de piperina ou ½ colher de chá de pimenta-do-reino
- 1 pedaço de 5 cm de gengibre fresco ou ½ colher de chá de suco de gengibre fresco
- 300 mg de erva-de-são-joão
- 200 mg de extrato de casca de magnólia
- 100 mg de extrato de Yuan Zhi em pó
- 1 g de cogumelo juba-de-leão
- 500 mg de pó glandular do cérebro
- 1 g de citicolina em pó
- ½ colher de chá de óleo de sementes de cânhamo
- ½ colher de chá de sementes de chia (opcional, se estiver constipada)

Adicione todos os ingredientes ao liquidificador e bata até incorporar. Esse *smoothie* pode ser feito e ajustado para o peso corporal e idade e dividido em 2 doses, uma de manhã e outra no meio da tarde.

COQUETEL DE TRATAMENTO: ALZHEIMER E DEMÊNCIA, DE ESTÁGIO INTERMEDIÁRIO A AVANÇADO

O tratamento de Alzheimer e de demência em estágio intermediário a avançado se concentra em retardar o processo degenerativo e o controle da ansiedade e da interrupção do ritmo circadiano que leva ao "sundowning", um estado de confusão e agitação no final da tarde. Nessa fase, pode ser difícil engolir comprimidos, de forma que tomar um *smoothie* é muito mais fácil.

❦ Smoothie *para Agitação e Ansiedade* ❦

RENDE 1 PORÇÃO

- ¾ de xícara de leite de aveia ou cânhamo
- 1 xícara de mirtilos congelados
- ½ colher de chá de chá verde em pó
- 30 mg de extrato de vimpocetina
- 300 mg de erva-de-são-joão
- 1 colher de chá de óleo de cânhamo
- Mel cru ou estévia para adoçar

Adicione todos os ingredientes ao liquidificador e bata até incorporar. Beba 1 ou 2 vezes ao dia.

OPÇÕES: Para reduzir ainda mais a ansiedade durante o dia, adicione de 200 mg a 400 mg de kava (equivalente a 60 mg de kavalactonas) ou 400 mg a 1.200 mg de valeriana, lúpulo e passiflora ao *smoothie*.

Para melhorar o sono durante a noite, adicione 600 mg de sálvia ou 1.200 mg de valeriana, lúpulo e passiflora na hora de dormir e remova o chá verde dessa mistura, pois pode ser estimulante.

❦ *Outros Remédios para Reduzir a Ansiedade Antes de Dormir* ❦

- 3 mg de *spray* lipossomal de melatonina
- 1 xícara de chá de camomila
- Exposição ao espectro total da luz
- Aromaterapia com erva-cidreira, em um difusor de óleo essencial ou em óleo de massagem

PERDA DE PESO, GANHO DE PESO E CONDICIONAMENTO CORPORAL

Eu pesava mais de 5 kg quando nasci, e os médicos e enfermeiras brincaram com meus pais dizendo que eu poderia me levantar e ir para casa a pé naquele momento. Aos 12 anos, com 65 kg, eu era uma atleta de competição, e meu peso (e massa corporal magra) aumentavam cada vez mais. Meus dons genéticos vieram de meus ancestrais, que tangiam bois nos campos da Europa Oriental 8 horas ao dia. Quando eu passava 6 horas por dia na quadra de tênis, cheguei perto disso, e é do que meu corpo precisava; mas não é o que meu corpo precisa na minha sexta década de vida. Portanto, concentro-me no condicionamento corporal – o equivalente da vida moderna a tanger uma junta de bois: levantamento de peso, treinamento intensivo diário intervalado, yoga e equilíbrio.

Apesar de todos os movimentos pelos direitos civis dos últimos 100 anos, o movimento "qualquer tamanho e corpo é bonito" demorou a ganhar força. À medida que exploramos a medicina fitoterápica e a perda de peso, quero mudar nosso foco do tamanho do corpo e sua miríade de valores na sociedade moderna para a compreensão dos músculos e da gordura, e de como as ervas ajudam a construir um corpo forte. Na verdade, pesamos mais quando temos mais músculos, e os músculos são o nosso motor, resistência, força e equilíbrio. Nosso objetivo é converter a gordura em músculos, não a perda de peso em si. O músculo ajuda a regular a absorção de glicose e a amenizar a dor. Embora a seção a seguir explore algumas ervas que ajudam a perder peso, essas ervas funcionam melhor para aumentar a massa muscular, aumentar a absorção de glicose, equilibrar os hormônios, eliminar a retenção de líquidos e melhorar o metabolismo geral.

As chaves para o condicionamento corporal (que pode ter a perda de peso como efeito colateral) são as seguintes:

- Identificar como você se sente, não como os outros o fazem se sentir.
- Aumentar a massa muscular.
- Aumentar consistentemente a frequência cardíaca através do treinamento intervalado.
- Dormir de 8 a 9 horas por dia.
- Eliminar os grãos e a maioria dos alimentos "brancos".
- Reduzir os níveis de cortisol ao diminuir o estresse.
- Reduzir a inflamação sistêmica.
- Reduzir o açúcar no sangue.
- Comer proteínas e gorduras saudáveis.
- Comer muita fibra vegetal para aumentar a sensação de saciedade.
- Não passar fome.
- Evitar fazer dieta.

Os princípios para estar em boa forma e sentir-se bem com o corpo consistem no uso de ervas que aumentam a saciedade, diminuem a inflamação, diminuem a glicose no sangue e aumentam a absorção de insulina, aumentam o metabolismo e reduzem o estresse.

PERDA DE PESO

O peso, como muitos problemas de saúde, é uma mistura complexa de epigenética, que é o estudo de como as exposições ambientais como alimentos e sedentarismo ativam (ou não ativam) nossas respostas genéticas. Isso inclui a ciência da relação gordura/massa magra do nosso corpo e aqui há muito pouco a "dar". A pesquisa identifica consistentemente um "ponto definido", o peso ao qual o corpo parece querer retornar e permanecer, independentemente das intervenções. Mesmo a cirurgia bariátrica não é garantia de manter a perda de peso e traz consigo um alto risco de desnutrição, depressão, alcoolismo e suicídio. No entanto, as ervas reforçam muitos de nossos esforços para moldar o corpo que desejamos.

Aqui, exploro alguns princípios de perda de peso, perda de gordura e ganho muscular com foco em medicamentos fitoterápicos. Lembre-se de não fazer todas essas intervenções de uma vez. Seja gentil com seu corpo e escolha apenas uma ou duas ervas ou *smoothies* por um período de 3 meses para avaliar os resultados.

TRIPHALA AYURVEDA

Triphala é uma fórmula ayurvédica tradicional que contém três frutas nativas da Índia, Amla, Bibhitaki (*Terminalia belerica*) e Haritaki. Triphala ajuda a limpar e nutrir todo o corpo, com foco no sistema digestivo. As três frutas funcionam em sinergia para manter os sistemas respiratório, urinário, cardiovascular, reprodutivo e urinário saudáveis. Por facilitar a digestão e a eliminação, o triphala é sugerido como parte de um regime de perda de peso. Se tiver diarreia, está tomando em excesso. A melhor hora para tomar triphala é com o estômago vazio ao acordar ou antes de dormir. Um princípio ayurvédico é provar plenamente as ervas que tomamos, então, mesmo que você não goste do sabor, vale a pena experimentá-las primeiro como chá. Também pode ser tomado em pó, extrato ou cápsula (1 g a 2 g ao dia).

CARALLUMA FIMBRIATA, KARALLAMU OU SHINDALA MAKADI (*CARALLUMA ADSCENDENS VAR. FIMBRIATA*)

É um cacto comestível rico em nutrientes e fibras que reduz o desejo de comer; a *Caralluma fimbriata* é encontrada comercialmente em um extrato padronizado chamado slimaluma. A dose padrão é de 500 mg 2 vezes ao dia.

CACTO NOPALE, FIGUEIRA-DA-ÍNDIA (*OPUNTIA FICUS-INDICA*)

Esse cacto comestível prontamente disponível pode ser encontrado em muitos supermercados grandes e, especialmente, em mercearias mexicanas. Ele reduz a glicose no sangue e aumenta a saciedade. É um alimento ideal para tratar hipoglicemia e diabetes. Os nopales frescos também podem ser cozidos e misturados com ovos e pimenta-caiena moída, o que aumenta a saciedade e reduz a sensação de fome. O nopale também está disponível em pó e pode ser adicionado a *smoothies*. Um *smoothie* de nopale é delicioso, satisfaz e é um calmante para a digestão (veja a seguir o *Smoothie* de Nopale e Hibisco para Perda de Peso).

ERVAS ANTI-INFLAMATÓRIAS PARA EQUILÍBRIO DE PESO

O excesso de gordura no corpo libera citocinas inflamatórias e reduz a capacidade do corpo de usar a glicose com eficiência. A redução da inflamação tem um efeito bidirecional: ajuda a reduzir a obesidade e prepara o terreno para o aumento da massa muscular. O exercício pode aumentar a resposta inflamatória de curto prazo, o que resulta no aumento de massa muscular; portanto, tomar um anti-inflamatório diariamente será importante para seu regime geral.

HIBISCO

Eu adoro o hibisco e escrevo muito sobre ele no Capítulo 4 (página 73), onde você também encontrará algumas receitas. É uma das ervas anti-inflamatórias mais baratas. O hibisco promove a perda saudável de peso, reduz a pressão arterial e aumenta a captação de glicose pelo corpo. Beba 1 xícara de chá (página 111) todos os dias pelo tempo que desejar.

Smoothie *de Nopale e Hibisco para Queima de Gordura*

RENDE 1 PORÇÃO

- 1 xícara de chá de hibisco forte
- 1 xícara de cacto de nopale recém-cortado
- 1 colher de chá de sementes de chia
- ¼ de um abacate fresco ou 1 colher de chá de óleo de coco
- 10 gotas de estévia

Adicione todos os ingredientes ao liquidificador e bata até incorporar. Beba no almoço ou como lanche diariamente por quanto tempo quiser.

ERVAS QUE ACELERAM O METABOLISMO E A SENSIBILIDADE À INSULINA

Um membro da família das cabaças, o Jiaogulan, ou cipó-doce (*Gynostemma pentaphyllum*), é chamado de Erva da Imortalidade, pois é usado como outros adaptógenos. É um antioxidante que reduz o colesterol e foi estudado por sua capacidade de ligar a quinase, ou AMPK, o "regulador metabólico mestre", levando à redução da gordura e à melhora da resistência à insulina. É energizante e deve ser usado apenas pela manhã e no início da tarde. Comece com a dose mais baixa e observe a resposta e os resultados. Faça 2 a 4 xícaras de chá diariamente ou tome cápsulas contendo um extrato de 75 mg de 30% de gipenosídeos, de 1 a 3 vezes ao dia.

ATENÇÃO: Pode estimular a função imunológica e deve ser evitado em pessoas com doenças autoimunes. É também um afinador suave do sangue. A ingestão excessiva pode causar diarreia.

A manga africana (*Irvingia gabonensis*) reforça a sensibilidade à leptina e à insulina, que costuma ser diminuída em indivíduos com excesso de peso a longo prazo. Tome 150 mg 2 vezes ao dia e alterne o uso com outras ervas a cada 3 meses.

A PERDA DE GORDURA E OS TERMOGÊNICOS

Existem várias ervas e constituintes, notadamente a cafeína, que aumentam o calor corporal e o metabolismo. Essas ervas termogênicas aceleram o metabolismo do corpo; eles "aquecem" as coisas. No entanto, o uso deve ser apenas uma parte do seu protocolo geral, uma vez que o excesso de cafeína pode ter um efeito indesejado e elevar o cortisol, levando ao aumento da gordura, e sobrecarregar o coração.

BÉRBERIS / BERBERINA

A berberina, um extrato da bérberis, ajuda a manter os níveis de glicose e tem demonstrado reduzir os níveis de lipídios no sangue, resultando na perda de peso. Tome 500 mg 3 vezes ao dia durante 3 meses e depois alterne com outras ervas.

CHÁ VERDE / MATCHÁ

Já foi demonstrado que o matchá ajuda a queimar gordura. Você pode facilmente torná-lo parte de sua dieta adicionando o pó ou uma infusão forte de matchá a um *smoothie* como segue:

❧ Smoothie *Termo-Mocha* ❧

RENDE 1 PORÇÃO

- 1 xícara de leite de cânhamo ou de amêndoas
- ½ colher de chá cheia de chá verde matchá em pó (ou substitua por 1 xícara de matchá forte e reduza o leite pela metade)
- 1 colher de sopa de cacau
- ⅓ xícara de café
- 1 pitada de pimenta-caiena moída
- ⅛ colher de chá de cardamomo moído
- 10 gotas de estévia
- 1 a 2 cápsulas de berberina de 500 mg (opcional)

Adicione todos os ingredientes ao liquidificador e bata até incorporar. Beba pela manhã no desjejum, diariamente como desejar.

ERVAS DIURÉTICAS PARA RETENÇÃO DE FLUIDOS E EDEMA

Reter demasiados fluidos pode nos fazer sentir inchadas e pesadas. As causas da retenção de líquidos são, entre outras, a ingestão de grãos e produtos derivados de farinha, pressão alta e, paradoxalmente, desidratação. Pode ser útil aumentar os alimentos ricos em magnésio e potássio (e reduzir os alimentos ricos em sódio por um curto período).

Tamarindo (veja "Água de Tamarindo" na página 166) é um diurético suave e laxante moderado. Beba diariamente durante 7 meses. O aipo e a salsa também são plantas diuréticas que podem ser consumidas na forma de "minidoses" uma vez ao dia por até 10 dias de cada vez. Em seguida, faça uma pausa de 10 dias.

Escovar a pele traz muitos benefícios, incluindo estimular o sistema linfático e liberar fluidos.

GANHO DE PESO

O princípio para tratar do ganho de peso é o mesmo que para a perda de peso: garantir um nível adequado de tecido muscular e de gordura, mas sem se preocupar com o peso em si. O aumento da massa muscular melhora a força e a energia. Há pessoas que ganham peso com uma dieta rica em carboidratos complexos e outras principalmente com proteínas e gorduras. Conhecer seu metabolismo e o que lhe dá mais energia vai indicar a mistura certa de combustível para você. Gorduras de boa qualidade são essenciais, e uma mistura de azeite de oliva, óleo de gergelim, manteiga (até mesmo banha de porco) e prímula são importantes para a saúde hormonal.

Smoothie *para Ganho de Peso*

RENDE 1 PORÇÃO

- 2 colheres de sopa de isolado de proteína de soro de leite
- 1 xícara de iogurte grego integral
- 1 colher de sopa de colágeno em pó
- 1 banana congelada
- ½ xícara de frutas vermelhas de sua preferência (ou 1 colher de sopa de cacau com algumas pitadas de sal marinho)
- 2 colheres de sopa de manteiga de amêndoas ou manteiga de caju
- ½ colher de chá de óleo de prímula
- 1 colher de chá de mel *in natura*

Adicione todos os ingredientes ao liquidificador e bata até incorporar. Beba 1 ou 2 vezes ao dia.

APOIO COM ERVAS NO FINAL DA VIDA

O processo de morrer pode durar dias ou semanas, e as pessoas podem ficar confinadas a uma cadeira de rodas ou cama; podem ficar ansiosas, com dor ou então em paz. Nunca sabemos com antecedência. Tive amigos que foram ansiosos toda a vida e ficaram muito calmos nessa época, e também amigos que meditaram durante décadas se preparando para uma transição tranquila e que, pouco antes da morte, sofreram danos cerebrais que os fizeram agir agressivamente. Já trabalhei com algumas pessoas que, antes de irem para a cama, têm uma ansiedade espiritual sobre o futuro e o que acontece após a morte; para isso existem vários formas de apoio, incluindo o uso do cogumelo Psilocibina sob supervisão de um especialista.

Neste momento, nosso foco está nos cuidados, alívio da dor, conexão quando é desejada e quietude quando solicitada. É uma dádiva poder fazer parte da despedida de alguém, embora muitas vezes isso não seja simples nem fácil. Algumas pessoas entram em um estado não verbal, mas estão muito atentas aos visitantes e se beneficiam do toque e do conforto físico não verbal. Alguns sentidos, geralmente o tato e o olfato, permanecem fortes; outros, como a visão e a audição, podem enfraquecer. Tive várias oportunidades de fazer massagens suaves nos pés ou nas mãos ou balanço, usando aromas reconfortantes que reduzem a ansiedade. Muitas vezes há pouco a fazer a não ser estar presente. Não é necessário conhecer nenhum método especial de massagem; apenas siga a intuição e seja gentil. Nessa fase, trata-se de fazer um toque leve e calmante com pouquíssima pressão, e os aromas terão um efeito positivo. Se a pessoa estiver receptiva, você pode perguntar se quer que lhe toque as mãos ou os pés e lhe dar a opção de alguns aromas. Se não está reagindo, você pode começar com os pés e escolher um aroma. Mesmo se a pessoa não quiser ser tocada, pode desfrutar dos aromas. Nesse caso, você pode colocar um difusor na sala ou apenas esfregar algumas gotas de óleo nas mãos e colocá-las perto das narinas da pessoa por alguns momentos. Se você conhece o aroma favorito do seu ente querido, use-o; mas se não conhece, escolha um dos seguintes óleos essenciais.

ÓLEOS ESSENCIAIS PARA CUIDADOS NO FIM DA VIDA

- **Redução da dor** – aromaterapia com camomila e massagem nos pés e mãos.
- **Enjoo ou problemas digestivos no fim da vida** – pode-se colocar baunilha em um difusor ou adicioná-la a um óleo de massagem de amêndoas.
- **Ansiedade e inquietação** – aromaterapia com alfazema ou erva-caril (*Helichrysum italicum*).
- **Maior energia e foco para a conversa** – pode-se usar tanto os óleos de hortelã-pimenta quanto os cítricos em um difusor. Abra uma laranja e deixe a pessoa amada saborear o aroma fresco ou coloque algumas gotas de suco nos lábios dela (use separadamente).
- **Calma e paz** – Pau-santo (*Bursera graveolens*) em um difusor.

- **Soluços ou dor intestinal** – óleo de rosa aplicado na parte interna do pulso, na ponta do esterno e onde o nervo vago vem à superfície no lóbulo da orelha.

SOLUÇOS

Os soluços são um problema comum e muitas vezes sério durante os estágios finais da vida. São espasmos do diafragma e irritação dos nervos vago e/ou frênico e podem ocorrer por uma série de razões. Os soluços podem durar até 48 horas, durante 2 a 30 dias ou mais de 30 dias. Convencionalmente, são administrados medicamentos antipsicóticos para convulsões, mas tente primeiro o seguinte protocolo.

❧ Protocolo para Soluços ❧

- Administre uma tintura antiespasmódica contendo raiz de cimicífuga, resina de mirra, copas floridas de escutelária, raiz de repolho-gambá, lobélia e pimenta-caiena. (Consulte a seção "Antiespasmódico" nas páginas 54-55.).
- Em seguida, administre uma hora depois o remédio ayurvédico de ½ colher de chá de cardamomo em pó fervido em 1 xícara de água até reduzir a ½ xícara. Beba quente.
- Tanto o THC quanto o CBD são anticonvulsivos e podem ser usados como tintura, óleo ou vapor para interromper os soluços.

TÉCNICAS DE EXERCÍCIOS PERINEAIS PARA SOLUÇOS

Se este protocolo não ajudar, existem alguns outros métodos de exercícios corporais que se pode tentar. Um deles é aplicar uma pressão suave e massagear o palato duro dentro do "céu" da boca. A outra é massagear suavemente o lóbulo da orelha (é um contato do nervo vago).

TÉCNICA DE MASSAGEM RETAL

Essa técnica pode ser usada para soluços crônicos que duram mais do que algumas horas. Usei-o com sucesso com um indivíduo que teve soluços por 12 dias, o tempo todo. O cliente não respondia a todas as outras intervenções. Podem ocorrer soluços prolongados, que duram vários dias, por causa de desconforto gástrico ou após uma doença respiratória, como pneumonia, quando o nervo frênico está irritado. Soluços também são comuns durante o processo de morrer.

Comece com as fases 1 e 2 da "Técnica de Relaxamento Antiespasmódico Perineal" (consulte a página 55). Depois de concluir essas duas fases, inicie a fase 3. Peça à pessoa que se deite do lado que for mais confortável e coloque um travesseiro entre as pernas e outro sob a cabeça. Sentado atrás do paciente, use o polegar e o indicador para aplicar uma leve pressão no lóbulo da orelha de frente para trás; isso entrará em contato com o nervo vago. Com a outra mão, insira delicadamente a ponta do dedo mínimo enluvado e bem lubrificado no reto e, muito lentamente, aplique uma pressão muito leve ao redor do esfíncter anal, o que também relaxará o nervo vago. Mantenha essa posição por até 20 minutos para que o tratamento tenha efeito.

APOIO PARA OS CUIDADORES

Muitos de nós somos cuidadores, cuidando de indivíduos doentes de qualquer idade em algum momento de nossa vida. Tive a sorte de poder cuidar de minha mãe, que tinha a doença de Alzheimer. Senti como um profundo serviço facilitar os desafios que minha mãe enfrentou, conforme sua mente e seu corpo paravam de funcionar ao longo da década que antecedeu sua morte. Também tive que trabalhar diligentemente para cuidar de mim mesma enquanto tinha minha própria família e trabalho em tempo integral, e certamente senti o estresse. Tive a sorte de poder envolver outros cuidadores para me ajudar, pois não poderia fazer isso sozinha. Encontrei um gestor de cuidados geriátricos que pôde me aconselhar para que eu tivesse uma perspectiva independente sobre todas as opções de cuidados, e a Area Agency on Aging – agência local para os idosos –, que se encontra em todas as comunidades nos Estados Unidos, forneceu um apoio incomparável.

O estresse emocional e biológico abre caminho para a doença do cuidador. Cuidar é uma maratona e inclui os altos e baixos de diagnósticos, consultas médicas, decisões e desafios de tratamento. Principalmente porque, à medida que a demência progride, também aumenta a agitação e a angústia do paciente, que só se somam às nossas.

As ervas mais importantes nesse momento são os adaptógenos para resiliência, ervas hipoglicêmicas para estabilizar a glicose no sangue, imunomoduladores para se manter saudável e sedativos para descanso profundo à noite. Este *smoothie* também funciona como uma refeição rápida que vai sustentá-la por várias horas.

❧ Smoothie *para Resiliência do Cuidador* ❧

Prepare café de capomo em quantidade suficiente com antecedência e guarde na geladeira para poder usar diariamente. Um substituto para o capomo é uma dose de café, mas lembre-se – muito café irá exauri-la, enquanto uma pequena quantidade dá um impulso.

RENDE 1 PORÇÃO

- ½ xícara de leite de cânhamo
- ½ xícara de café de capomo (página 95)
- ½ colher de chá de Ashwagandha
- ½ colher de chá de maca-peruana
- 1 colher de chá de pólen de abelha
- 1 a 2 cápsulas de aminoácidos livres em pó
- 1 colheres de sopa de tahini (pasta de gergelim) ou de manteiga de amêndoas
- 5 gotas de estévia líquida

Leve todos os ingredientes ao liquidificador e bata até incorporar. Você também pode adicionar de 2 a 3 cubos de gelo, se desejar. Beba diariamente.

CONCLUSÃO

Aprendi muito sobre curar com ervas, como resultado de minhas próprias feridas, e endosso a ideia do "curador ferido" como uma das maneiras mais úteis de lidar com adversidades ou desafios que ocorrem em nossa vida. A maioria das culturas e religiões conta histórias sobre como as doenças ou ferimentos ocorrem, como aceleram o crescimento pessoal e iniciam então o processo de se tornar o herói e o curador. Isso não quer dizer que devemos procurar nos ferir ou "pedir" ferimentos, nem que nossa atitude mental convide a experiências adversas, como pode sugerir alguma crença popular. Ser ferido é uma experiência universal e, embora possa levar à transmutação do próprio trauma, também pode deixar cicatrizes, dor e uma vida alterada. Não é preciso nenhuma doença ou trauma para crescer; a questão é apenas que há pouco a fazer com as experiências traumáticas, exceto transformá-las para nosso próprio benefício e, talvez, para o benefício de outros.

As ervas são nossas aliadas nessa transformação; elas nos ajudam a curar doenças e suavizam os solavancos em nosso ciclo de vida. São ainda mais generosas quando revelam que, assim como cada galho, raiz, folha e botão, nós também fazemos parte da natureza e temos nosso lugar no cosmos.

Capítulo 8
Rituais com Ervas

Os rituais são cerimônias organizadas, conduzidas individualmente ou com outras pessoas, que focam nossa intenção, sincronizam nossos ritmos e aprofundam nossa conexão conosco mesmas, com os outros e com o cosmos. Embora "rituais" sejam geralmente associados a uma prática ou padrão de comportamento executado regularmente de uma maneira definida – como a disposição dos assentos da família ao redor da mesa de jantar –, o termo tem um significado mais profundo quando aplicado a uma prática mais venerável. Embora muitas de nós tenhamos crescido praticando rituais, muitas vezes associados a práticas religiosas ou espirituais, às vezes podemos ter sentido que eles pareciam vazios, ou não conseguido nos conectar ao processo ou aos símbolos usados. Os rituais têm o objetivo de nos ajudar a nos alinharmos com nosso eu mais profundo, com a comunidade e com o mundo invisível. Quando um ritual é bem-sucedido, nos sentimos realizadas e satisfeitas.

Os ingredientes de um ritual bem-sucedido (seja só para você, para um pequeno grupo de amigas próximas ou até mesmo uma grande reunião) são os significados de que o imbuímos, os símbolos e as experiências sensoriais importantes para nós. Ervas, incenso, música e outros objetos nos permitem concentrar foco e energia em um resultado desejado. Eles oferecem uma oportunidade de alinhar nossa energia com a dos outros participantes enquanto compartilhamos alimentos e bebidas e selamos as experiências internas pessoais e de grupo.

O USO DO INCENSO EM RITUAIS E CERIMÔNIAS

Usar incenso pode ser uma contribuição importante para rituais espirituais e de cura. O incenso é queimado para criar uma fragrância cujo objetivo é afetar nosso humor, limpar um espaço, promover a conexão espiritual e a coesão do grupo. Geralmente o incenso é feito de uma goma ou resina derivada de muitas das ervas cujas flores, cascas e folhas servem de remédio para uso interno ou tópico. O incenso deve ser usado com moderação, brevemente e para fins rituais e cerimoniais. Como todos os medicamentos vegetais, a qualidade do incenso é importante. À medida que você lê sobre esses diferentes tipos de incenso, escolha aqueles que mais lhe agradam e experimente seus aromas. Também vale a pena pensar em como eles são usados tradicionalmente, para poder incorporar esses elementos aos rituais que se seguem.

ATENÇÃO: Deve-se avaliar o ato de queimar incenso em ambientes fechados quanto a qualquer toxicidade ou irritação potencial, especialmente se membros da família têm asma ou problemas respiratórios.

CEDRO

O cedro é fundamental para a vida e para a saúde dos povos nativos da costa noroeste da América do Norte. As cabanas tradicionais são feitas de troncos de cedro, e queimar incenso dessa árvore é parte integrante de muitas cerimônias nativas, devido a seus poderes curativos e espirituais. A madeira e as folhas têm propriedades antifúngicas, antibacterianas e inseticidas. Os povos Kwakiutl e Salish usam madeira de cedro com a placenta para garantir uma vida longa e saudável ao recém-nascido. Os Kwakiutl envolvem a placenta em quatro camadas de casca de cedro e a enterram em um local onde será pisado, tal como uma soleira. O povo Salish coloca a placenta em um toco de cedro antigo e saudável. Usam raspas de cedro como vulnerário e curativo, e o cedro amarelo (a rigor, um cipreste, *Cupressus nootkatensis*) é usado em suadouros para ajudar a recuperar as forças após a doença.

COPAL

Copal é o nome de uma resina de várias árvores chamadas genericamente de copal, mais comumente a *Protium copal*, a *Bursera bipinnata*, o *Pinus pseudostrobus* e a *Bursera graveolens*, nativas do México e da América Central. O copal era mais comumente usado no sul do México entre os maias e os mazatecas durante as cerimônias em que se ingeria cogumelos, para acompanhar estados de transe. Pode-se comprar o incenso de copal em pequenos discos, pedaços pequenos ou em uma vara e tem um cheiro adocicado de fumaça.

Tradicionalmente, o copal, também conhecido como "sangue das árvores", é comparado em importância ao milho e usado em oferendas aos deuses. Também é muito comum enterrar os mortos sob ou perto da árvore de copal. Antes do contato com os europeus, as mulheres Nahua no México ocupavam cargos de destaque e eram elas que escolhiam a árvore de copal para rituais funerários.

ERVA-DOCE AMERICANA, *SWEETGRASS*

A *sweetgrass*, "grama doce" (*Hierochloe odorata*) é uma planta sagrada para muitos povos indígenas na América do Norte e é usada em orações, cerimônias de limpeza, oferendas e purificação. Os povos Anishinabe, Bode'wad mi e Odawa consideram a *sweetgrass*, junto com o tabaco, o cedro e a sálvia, um dos quatro medicamentos mais importantes para a cura. Mulheres da tribo Blackfeet bebem o chá para parar o sangramento após o parto e para ajudar a expulsar a placenta. Chamada de "cabelo da mãe terra", essa gramínea tem um cheiro adocicado que vem da cumarina, um anticoagulante natural, também encontrado na canela, no cravo doce e nas flores de cerejeira.

MIRRA

A resina perfumada do gênero *Commiphora* é muitas vezes usada em conjunto com o olíbano. Sua influência religiosa e espiritual remonta ao Antigo Egito. A mirra é parte essencial do parto na Somália, onde é chamada de *qataf*, e queimada na casa da mulher que acabou de dar à luz e dada a recém-nascidos em uma mistura diluída.

A mirra também é usada como analgésico tópico e antisséptico oral, agindo sobre os receptores a opioides no cérebro. Na medicina chinesa, a mirra é considerada algo "que move o sangue" e é prescrita para complicações circulatórias e uterinas.

OLÍBANO, FRANQUINCENSO (*BOSWELLIA SACRA*)

O olíbano é uma resina do gênero *Boswellia*, composto por quatro espécies. O olíbano era usado pelas religiões pré-abraâmicas e mais tarde foi integrado ao judaísmo e ao cristianismo como um aroma consagrado. Foi um dos presentes dados ao menino Jesus pelos Reis Magos. É também uma das mercadorias mais antigas conhecidas, já comercializada pelos antigos egípcios, que compravam a resina (junto com a mirra) dos fenícios para usar como repelente de insetos, perfume, incenso, unguento medicinal e unguento de embalsamamento. É usado na medicina ayurvédica como aroma purificador. Os dois constituintes ativos da Boswellia são a boswellina e o ácido boswélico, conhecidos por seu poder anti-inflamatório e antiartrítico. A Boswellia é ingerida para tratar artrite e colite. As mulheres judias iemenitas usam o olíbano como auxiliar no parto, queimando a resina e deixando a fumaça subir para a cavidade vaginal, tornando assim o parto menos doloroso.

PAU-SANTO

Comum no México e nas Américas Central e do Sul, o pau-santo (ou bastão sagrado ou *palo santo*) é usado por suas propriedades purificadoras e para acalmar a mente. Ele também se inclui entre as muitas madeiras conhecidas como "copal". Sua madeira aromática e seu óleo podem ser queimados, ou o óleo pode ser adicionado a difusores.

SÁLVIA-BRANCA

Queimar sálvia branca é comum há muito tempo na prática chamada "defumação", na qual a fumaça da sálvia é espalhada sobre o corpo ou ao redor de uma pessoa. É uma prática comum entre os indígenas americanos para rituais de purificação e limpeza. Os povos Cahuilla e Kumeyaay usam a sálvia como um febrífugo e como auxiliar para a função respiratória em cabanas para cerimônias de suadouro. Queimar sálvia libera uma fumaça que é considerada um poderoso antisséptico e desinfetante de ar e tem se mostrado útil para tratar doenças pulmonares, neurológicas e dermatológicas.

SÂNDALO

O óleo de sândalo é colhido da madeira de árvores do gênero *Santalum*. Sua popularidade está ameaçando a extinção das árvores, principalmente por serem de crescimento lento. O uso de sândalo em rituais, templos e locais de culto é uma prática antiga de muitas religiões do mundo. Os antigos egípcios usavam sândalo para embalsamar os mortos e na adoração de suas divindades, os budistas queimam madeira de sândalo junto com cravo-da-índia, os zoroastras usam a madeira no fogo que sempre queima em seus templos, e os praticantes ayurvédicos hindus preparam uma pasta da madeira para usar em rituais e cerimônias. Queimar sândalo aumenta o relaxamento e a prática da meditação.

COMO CRIAR UM RITUAL PARA CADA ESTÁGIO DA VIDA

Quando crio rituais, invoco com frequência as energias de Freya, a *volva* ou xamã nórdica pré-cristã. É aquela que vê o futuro e cria a realidade através de sua magia ritual baseada na força de sua intenção e atenção. Freya também gosta de prazeres; assim, os rituais que recorrem a Freya podem conter algumas coisas agradáveis, como vinho, mel e bolo. Organizei esses rituais em grupos de acordo com uma progressão que nos dá oportunidade e estrutura para reconhecer, honrar e celebrar nossas várias fases da vida. Os seguintes rituais são pontos de partida para sua própria criatividade e construção de significado.

COMO CRIAR SEU ALTAR E *KIT* DE AMOR E SOCORROS COM ERVAS

Quando eu tinha 35 anos, rompi dolorosamente um relacionamento de longo prazo. Eu sabia, no fundo de meu coração, que um dia no futuro encontraria uma nova pessoa, mas que precisava de tempo para me curar e crescer. Essa hora chegou, cinco anos depois, quando disse a meus amigos que sentia que estava pronta para encontrar um novo companheiro de vida. Minha amiga Brooke me deu um anel de diamante de uma pequena loja que tinha sido passado a ela e que usou em seu próprio ritual de amor. Ela sugeriu que eu fizesse um altar e o colocasse sobre ele. Também escolhi incenso de mirra para queimar e, em seguida, escrevi uma lista dos vinte atributos que procurava em meu futuro parceiro.

Foi divertido e significativo criar meu altar, mas a parte mais poderosa foi sentar-me diante dele e definir quem eu queria como companheiro no caminho de minha vida. O que eu tenho para oferecer a alguém? O que eu queria que alguém me oferecesse? Então, fiz uma lista com três colunas: (1) requisitos, (2) atributos agradáveis para se ter, mas não essenciais, e (3) características inaceitáveis. Assim, criei meu altar, coloquei o anel, três tigelas de água, flores de peônia e mirra, e me comprometi a sentar diante dele todos os dias por alguns minutos, respirando e contemplando a natureza do amor. As tigelas de água representavam o fluxo da vida e também minha falta de apego ao resultado. Por um lado, eu estava colocando minha intenção e foco no resultado e, por outro, não estava permitindo nenhum resultado. Este é um estado de espírito ideal. Queimei incenso de mirra porque o amor-próprio é um requisito importante para encontrar o amor de outra pessoa. Assim que terminei minha "lista dos vinte pontos", coloquei-a no altar, sob uma pequena vela votiva de cera de abelha que eu acendia a cada vez que me sentava. Deixei o altar no lugar e pus tudo aquilo de lado em minha mente.

Durante esse período, também pensei em voltar para meu doutorado e, alguns meses depois de criar o altar, me inscrevi no curso de pós-graduação. A primeira conferência de admissão foi em Nova York em agosto, mas no último momento tive que cancelar aquela data devido ao trabalho. Então, me inscrevi para começar três meses depois, em novembro, em Washington, DC, mas na noite da véspera, tive que cancelar por causa de uma onda de pânico incomum e avassalador. Não consegui entender o que havia ocorrido, então decidi respeitar aquele evento incomum e cancelar novamente a data de início do curso. Então, resolvi me inscrever para começar dois meses depois, em janeiro, em San Diego, e dessa vez mantive a data.

Ao chegar, entrei na sala de conferências para a aula inicial e um homem se aproximou de mim e foi muito simpático. Com meus hábitos reservados de moça nascida em Boston, pensei: "Uau, ele é amigável demais", e o ignorei. Ele veio até mim novamente no intervalo e mais uma vez pensei: "O que esse imbecil está querendo, afinal?". No dia seguinte ele se aproximou de mim de novo, e muitas vezes nos dias que se sucederam, e todas as vezes eu dei-lhe um discreto "fora". Mas um dia em particular ele se aproximou e dessa vez eu prestei atenção nele, e realmente pela primeira vez o olhei nos olhos e percebi que aquele homem era alguém com quem eu deveria conversar. Primeiro falamos sobre nossos estudos, nossa vida de escritores, nosso trabalho, e ficou claro que tínhamos muito a compartilhar e interesses em comum. Perto do final da conferência de dez dias, ele me contou sobre como decidiu se inscrever no curso de pós-graduação naquela fase de meia-idade em sua vida. Ele me disse que tinha planejado começar em Nova York em agosto, mas teve que cancelar devido ao trabalho. Ele remarcou para Washington, DC, em novembro, mas novamente no último minuto, o trabalho causou um atraso. Então decidiu começar naquele momento, em San Diego – exatamente como eu havia feito. Foi assim que conheci meu futuro marido que, aliás, tinha todos os atributos (e nenhum dos impedimentos) da minha "lista de vinte itens", que ainda estava no meu altar.

Pode-se criar um altar de amor que signifique algo para você usando anéis, ervas, flores, velas, pedras e incenso, junto com sua importante "lista de vinte pontos". Mas lembre-se, quando seu amado aparecer na sua frente, você deve abrir os olhos e reconhecer que o que estava pedindo realmente chegou!

RITUAL DE COMPROMISSO PRÉ-CASAMENTO

Durante esta reunião ritual, as amigas e familiares da noiva se reúnem para expressar apoio à noiva na celebração de seus próximos passos, renunciando ao passado, incluindo arrependimentos, que possam atrapalhar seu caminho.

A erva usada nesse ritual é a arruda. Ela oferece proteção e limpeza, mas tradicionalmente está associada a arrependimentos; daí a frase em inglês *Rue the day*, – ou seja, "um dia de arruda", significando que você se arrependerá. A palavra arruda, do gênero *Ruta*, significa "libertar" e era usada na Antiguidade para tratar picadas venenosas. Neste ritual, a arruda nos liberta dos venenos retidos no coração. Também conhecida como a "erva-da-graça", a arruda nos ajuda a liberar o arrependimento que envolve o coração e a impedir o fluxo do amor.

O RITUAL

Você precisará de um balde de lixo de metal, o mais velho e enferrujado que puder encontrar, pois representa o lixo velho que não precisamos mais. As mulheres se reúnem em um círculo, e cada uma escreve um arrependimento ou sentimento amargo sobre o amor ou um relacionamento com o qual ela continua a lutar. A noiva começa lendo o dela e diz energicamente: "Eu jogo isto fora", e joga no balde. Cada mulher lê seu arrependimento e joga fora. Quando todas já tiveram uma chance, o grupo leva o balde para fora e põe fogo nos papéis que estão dentro. Enquanto eles queimam, as mulheres cantam juntas: "Nós jogamos isso fora, nós jogamos isso fora". Após o ritual de queima dos papéis, as mulheres tomam café com arruda e pipoca com mel e pimenta-caiena.

A comida para este ritual é influenciada por um método tradicional da Etiópia de adicionar arruda ao café antes de beber. A combinação dessas duas plantas amargas, arruda e café, significa que estamos bebendo e digerindo (e, por fim, eliminando) qualquer amargura e arrependimento, e esse amargor é equilibrado pela pipoca pegajosa e doce coberta de mel. Reconhecemos e abraçamos os elementos amargos que influenciaram nossa vida, assim como os liberamos e celebramos a doçura que virá "grudar" em nós. A pipoca é servida em uma tigela grande, e as mulheres ficam sentadas se servindo da tigela, lambendo os dedos, alto e exageradamente, cujo significado é: "estamos juntas nisso", apoiando-nos mutuamente, com o coração aberto para a vida e para os relacionamentos que são doces e picantes, pegajosos e confusos.

❧ Café de Arruda e Pipoca de Mel e Pimenta-caiena ❧

CAFÉ: Prepare o café como desejar e dê a cada mulher um raminho de arruda fresca para misturar em sua xícara ou, alternativamente, pode-se adicionar algumas sementes ou ervas secas ao café durante o preparo.

PIPOCA: Em uma panela, adicione ¼ de xícara de manteiga e 1 xícara de mel cru. Misture-os e adicione ½ colher de chá de pimenta-de-pássaro-africano ou pimenta-caiena. Despeje sobre essa mistura de 4 a 6 xícaras de pipoca quente e deixe esfriar. Sirva em uma tigela grande.

CERIMÔNIA DE CASAMENTO / NOIVADO: PRESENTES DA TRADIÇÃO *POTLATCH*

Existem inúmeros rituais que você pode criar para seu casamento ou noivado, mas o que eu mais amo é quando o casal dá presentes de ervas ou especiarias para seus convidados. Quando meu marido e eu decidimos nos casar, queríamos criar rituais que combinassem elementos de nossas várias tradições culturais e espirituais que significavam muito para nós.

O RITUAL

O *potlatch* é praticado por muitos povos nativos da América do Norte, e a ideia por trás desse presente é que quanto mais você dá, mais rico você fica. (Isso contrasta com certos conceitos que dizem que quanto mais você *recebe*, mais rica você é.) O *potlatch* mostra: "Eu sou rica em amigos e posses materiais e quero compartilhá-los". Assim, dá-se presentes aos convidados quando estão se casando ou noivando.

Decidimos fazer *chutney* de manga com uma variedade de especiarias deliciosas. Em seguida, engarrafamos, etiquetamos e distribuímos, junto com toalhas de prato de algodão, para nossos amigos e familiares, para que recebessem presentes deliciosos e práticos. Fizemos da preparação de presentes um ritual entre nós nas semanas anteriores à cerimônia de casamento; depois dela, tivemos um *potlatch* onde todos nos reunimos e presenteamos nossos convidados, um a um, com um presente e uma declaração sobre o que os torna especiais e também especiais para nós. Em seguida jantamos.

Pode-se fazer qualquer presente que se deseje. Pode ser uma mistura *pot-pourri* com um rótulo, uma mistura especial de chás de ervas, um alimento fermentado ou algo como o *chutney* que é rico em especiarias e vai durar um bom tempo na geladeira.

RITUAL PARA "CHÁ DE MATERNIDADE"

Na tradição judaica, celebra-se uma criança depois de seu nascimento – e não antes, em um "chá de bebê" –, em uma cerimônia de atribuição de nome. Da mesma forma, em muitas culturas, como em muitas comunidades no México, a criança recebe o nome apenas depois de tornar sua personalidade conhecida, de modo que esse nome reflita as qualidades que ela começa a mostrar desde as primeiras semanas de vida.

Depois que a criança faz sua entrada no mundo fora do útero de sua mãe, vêm os presentes. Este ritual para "chá de maternidade" é onde as mulheres podem oferecer sua energia, amor e apoio à mãe antes que ela embarque no que será uma das experiências mais desafiadoras e duradouras de sua vida. É com isso em mente que se imagina o ritual para chá de maternidade.

O RITUAL

Este ritual é projetado para criar um talismã imbuído de bênçãos positivas para a futura mãe carregar consigo durante o resto da gravidez, trabalho de parto e nascimento. Também pode ser usado como um amuleto de proteção, para ser dado à criança no dia do nascimento ou em uma data especial de aniversário mais tarde em sua vida. Comece pedindo a cada pessoa que comparecerá à comemoração que traga uma erva ou mineral significativo para colocar no talismã.

As ervas podem ser uma ou mais das seguintes:
- Um pedaço de raiz de angélica, a erva "anjo", para invocar proteção para mãe e filho.
- Folhas, pétalas ou sementes de lótus (*Nelumbo nucifera*), para representar a capacidade de transcender o sofrimento e as adversidades.
- Um ramo de alecrim para despertar sabedoria e força mental.
- Uma pitada de verbena, conhecida como erva do feiticeiro, para proteger o bem-estar.

- Uma flor de milefólio, que leva seu nome em homenagem ao guerreiro Aquiles, para trazer vitalidade e coragem.

As oferendas de minerais podem ser quartzo rosa para representar o amor incondicional, olho de tigre para tenacidade e força de vontade, ônix preto para afastar a negatividade ou pedra da lua para conexão com o poder lunar e para a sensualidade inata. Quaisquer que sejam as ervas ou minerais selecionados, lembre-se de imbuí-los de uma intenção amorosa.

Uma vez que todos estejam reunidos em grupo para o "chá de maternidade", cada pessoa apresenta seu presente, colocando-o na frente da mãe como uma oferenda sagrada, junto com uma breve explicação de seu significado. Em seguida, a pessoa que dá o presente acende uma vela e a coloca na borda da coleção de presentes, e isso inicia um círculo de luz ao redor dos presentes. À medida que cada pessoa oferece seu presente ao talismã, o círculo de luz vai crescendo para abranger e circundar a coleção. Depois que a última pessoa deu um passo à frente, todo o grupo dá as mãos ao redor da mãe e das oferendas, envolvendo todos em um círculo protetor. A futura mãe pode oferecer uma esperança para a vida que em breve entrará neste mundo, após a qual ela pode soprar as velas para liberar a invocação para o universo junto com a fumaça que sobe.

As oferendas devem ser recolhidas por alguém do grupo e colocadas em uma bolsa para a futura mãe carregá-la durante os estágios finais de sua gravidez e, finalmente, até o nascimento de seu filho. As velas da cerimônia podem ser mantidas e acesas durante o nascimento como uma representação da bênção que cada pessoa ofereceu em antecipação a esta nova força vital. No final, todos fazem uma refeição ou lanche juntos.

RECEBER A COMPANHIA DE UM ANIMAL EM NOSSA CASA

Nem todas nós daremos à luz uma criança; podemos dar à luz e ser mães de muitas outras maneiras. Recebemos crianças da vizinhança que precisam de cuidados maternos, ensinamos, adotamos temporariamente ou não, e também recebemos animais em nossa vida como companheiros, para serviços ou apoio emocional. Isso exige uma celebração e reunião que envolva a família e os amigos para conhecer nosso novo membro da família.

O RITUAL

Assim como os medicamentos fitoterápicos desempenham um papel importante em nossa vida, as ervas também ajudam nossos amigos animais a se manter saudáveis ou a recuperarem a saúde. É importante conhecer as necessidades específicas de cada espécie, pois o que pode ser saudável para nós, pode ser um veneno para nossos companheiros. O que pode ser bom para cães, pode não ser bom para gatos. Tive o prazer de conviver com cães e gatos. Este ritual se concentra em dar as boas-vindas a um cão e criar um *kit* de fitoterápicos. Se receber um gato ou outro animal, ajuste o ritual às suas necessidades.

Neste ritual, pedimos aos nossos amigos e familiares que tragam um remédio de ervas específico para nos ajudar a construir o nosso *kit* de primeiros socorros e ervas para o nosso companheiro. Então, todos nós nos sentamos em círculo no chão e recebemos o cãozinho ou gato, cada pessoa tocando suavemente o animal, um de cada vez, e sussurrando coisas doces em seu ouvido e dando-lhe um pequeno petisco enquanto isso. O papel do toque é central para a socialização dos humanos, e os cães não são diferentes. Praticar algumas técnicas de toque, enquanto ministra um tratamento, como massagear as orelhas ou a barriga, acariciar suavemente as patas e massagear as gengivas, ajuda o cão a se sentir seguro e conectado com novas pessoas. Depois que todos tiveram a oportunidade de fazer isso, servem-se biscoitos e chá enquanto o grupo celebra a nova chegada, compartilhando cada presente, explicando para que serve e colocando-o em uma cesta de ervas. A lista a seguir dá algumas sugestões de remédios fitoterápicos bons para cães.

RECURSOS PARA A CESTA DE SAÚDE FITOTERÁPICA DO CÃO

• Cardo-leiteiro para a saúde do fígado	• Xampu de ervas
• Carvão ativado para envenenamento acidental	• *Rescue Remedy* (Remédio de resgate)
• Pomada para pata à base de calêndula	• Remédios para ansiedade, barulho e viagens, incluindo camomila, valeriana e passiflora
• Coleira de ervas para pulgas	

O NASCIMENTO E A QUARENTENA PÓS-PARTO

Quando cheguei ao México, "*la cuarentena*" – período de quarenta dias em que uma mulher descansa após o parto – era amplamente praticada. Ela se abstém de sexo, come muitos alimentos e plantas nutritivas e é cuidada por suas amigas e mulheres da família, que cozinham, limpam e a apoiam em quase todas as suas necessidades. Tradicionalmente, as mulheres cobrem a cabeça e não lavam os cabelos por acreditarem que são vulneráveis a vários ventos e correntes de ar. A quarentena está sendo praticada com menos frequência devido às demandas da vida moderna. Mesmo entre as mulheres de zonas rurais, o costume está desaparecendo; ainda assim, há muita sabedoria em dar às mulheres um tempo livre para se relacionar com seu filho recém-nascido, enquanto são liberadas das pressões de cuidar dos outros. Que presente maravilhoso para dar à nova mãe, em qualquer grau possível, para que ela seja o foco dos cuidados e do apoio geral para suas necessidades nessa fase.

O RITUAL

Organize um grupo de amigos e familiares para analisar as necessidades da nova mãe. Essas necessidades podem ser a preparação de alimentos, limpeza com produtos à base de ervas e aromaterapia, ajuda para servir como babá, ama de leite ou consultora de lactação, ter alguém à noite para ajudar a acalmar o choro de um bebê, lavar a roupa, cozinhar e limpar a casa. Ofereça de presente uma escova de pele totalmente natural com instruções para escovar diariamente em direção ao coração. Isso manterá o sistema imunológico forte e acelerará a liberação de fluidos de inchaço acumulados durante a gravidez. Aqui está uma receita adaptogênica que fornece alimento para o sangue e força para as glândulas suprarrenais.

꙳ *Restauração Pós-parto* ꙳

Após o parto, alimentos ricos em minerais que ajudam a enriquecer o sangue, junto com as ervas adaptogênicas, são especialmente úteis. A receita a seguir pode ser adaptada para pessoas que comem carne ou para vegetarianos. As lentilhas são ricas em ferro e minerais e as ervilhas verdes são ricas em potássio, o que ajuda a eliminar o excesso de líquido do corpo. Como anti-inflamatório, o alecrim ajuda a curar tecidos delicados e reduz a dor após o parto, e o tomilho ajuda a manter o bom humor após o estresse do parto. As ervas e cogumelos adaptogênicos dão força e restauram a energia.

🌿 Sopa Restauradora de Alecrim / Tomilho 🌿

RENDE 6 PORÇÕES

- 6 xícaras de caldo de osso, frango ou vegetal
- 1 xícara de lentilhas verdes, lavadas
- 1 cebola média, cortada
- 2 xícaras de couve picada ou acelga
- 3 dentes de alho picados
- 1 xícara de ervilhas secas, lavadas
- 1 xícara de cenouras fatiadas
- 1 xícara de aipo fatiado
- 1 pedaço de Kombu
- 5 cogumelos shiitake frescos, fatiados
- 1 colher de chá de raiz de Ashwagandha fresca

Coloque as lentilhas e as ervilhas em uma panela elétrica com o caldo (como regra geral, use 3 xícaras de caldo para cada xícara de lentilhas ou ervilhas secas). Adicione todos os vegetais e raízes e cozinhe em fogo baixo por 3 ou mais horas, ou até que as lentilhas e as ervilhas estejam macias. Também se pode adicionar 1 raminho grande de alecrim e 1 colher de chá de tomilho fresco ou seco.

OPCIONAL: Para a última hora de cozimento, adicione 100 g de linguiça ou carne assada.

DESEJANDO O BEM NA FESTA DO PIJAMA

Este ritual é para quatro a seis meninas com idades entre 8 e 13 anos.

A festa do pijama é uma oportunidade para liberar frustrações e compartilhar paixões e desenvolver habilidades de vínculo entre meninas e mulheres jovens. Criar o desejo coletivo é um canal para identificar e compartilhar desejos e liberar energia reprimida. Ele proporciona um ritual em que cada garota aprofunda seu senso de identidade ao experimentar o poder e o valor de um grupo de amigas. Enquanto a mãe anfitriã pode ser a facilitadora, as mães das meninas podem gostar de se reunir para apoiar a fase inicial do ritual. Isso molda a amizade feminina e o ritual.

O RITUAL

Planeje este evento durante a Lua Cheia ou Nova. A calêndula é a planta temática com flores para expressar os votos de boa sorte na festa do pijama de uma jovem. Historicamente, as flores têm sido usadas em oferendas devocionais para expulsar a energia negativa e lançar feitiços de amor. As cores douradas e o aroma da calêndula exalam calor, estão associados à sorte e reforçam a capacidade de manifestar esperanças e sonhos.

Reúna um grande ramo de flores de calêndula frescas e encha uma tigela grande com água. Encha mais três tigelas com sálvia, tomilho e manjerona. Faça com que as meninas se sentem em círculo e pegue um punhado de flores para si. Coloque a tigela de água no meio do círculo e peça que cada menina coloque, de uma em uma, suas flores ali dentro. Cada vez que uma flor é colocada na tigela, peça-lhes para dizer em voz alta um desejo. Quando o desejo é dito em voz alta, as meninas devem repeti-lo em uníssono ao colocar uma flor na água. Dê duas voltas no círculo para que cada menina possa dizer dois desejos cada uma. Assim que todas tiverem a chance de colocar suas flores e expressar seus desejos, devem se revezar para selar a tigela de flores cerimoniosamente, cada uma colocando uma pitada ou duas das ervas: sálvia para proteção e concessão de desejos, tomilho para a coragem de perseguir os sonhos e manjerona para a felicidade.

Em seguida, coloque a tigela para fora da casa, à luz da lua, ou no quarto onde a menina dorme. De manhã, coe e engarrafe a essência em frascos individuais para que cada menina possa levar um para casa e se lembrar de seus desejos, esperanças e sonhos, bem como do de suas companheiras.

MAIORIDADE

Os rituais espirituais, tal como as práticas médicas, refletem valores culturais e evoluem com o tempo. Os rituais de maioridade não são diferentes. Eu cresci seguindo a tradição judaica conservadora na década de 1950, em um subúrbio de Boston, e tive um Bat Mitsvá, ao contrário de minha mãe, que foi criada em uma tradição mais ortodoxa. Até o século XX, esse ritual era reservado aos meninos, ao chegarem à maioridade. À medida que os direitos e a igualdade das mulheres continuam a ser cada vez mais reconhecidos, o mesmo ocorre com os rituais que celebram as meninas e as mulheres. Meu Bat Mitsvá refletiu, portanto, seus tempos e sua época. Eu adorava aprender a Torá e cantar minha parte, mas o ritual era considerado *de rigueur*, e se tratava principalmente de uma festa e reunião familiares. No entanto, eu não tinha uma noção real do que estava acontecendo, e isso, em parte, porque esse ritual também estava sendo realizado no contexto de "assimilação" ou se ajustar à sociedade em que vivíamos – que era tão importante para os judeus da geração de meus pais. Nesse sentido, os rituais muitas vezes desempenham uma função essencial, que é dar continuidade às tradições culturais ou espirituais, mas é feito de uma maneira que obscurece ou oculta seu verdadeiro significado. Também vemos isso em muitas culturas ao redor do mundo, onde as cerimônias (e suas ervas) passam à clandestinidade por serem banidas e, então, com seu ressurgimento, somos lembrados da sobrevivência.

Como feminista iniciante aos 13 anos, fui profundamente atraída pela *bodhisattva* feminina Guan Yin. Ela personifica a compaixão e reduz o sofrimento dos outros. Foi só como adulta que descobri que a religião em que fui criada, mas à qual não aderi, tinha um conceito semelhante cheio de significado e propósito que eu poderia aceitar. É chamado de *tikun olam*, o chamado para curar e transformar o mundo por meio de atos de bondade. Isso me instruiu a respeito das muitas culturas e cerimônias do mundo, pelas quais exploro meu propósito e significado mais profundos na vida.

Quando a filha de minha amiga Jill teve seu Bat Mitsvá, mais de trinta anos depois do meu, os tempos haviam mudado e eu tive a honra de ser convidada a realizar um ritual de propósito e significado que se somaria a um encontro de mulheres após a leitura e festa da Torá. Todas as tradições espirituais têm um conceito semelhante e, quer sejamos movidas por um senso de espiritualidade ou justiça social, atingir a maioridade significa celebrar a entrada na idade adulta, encontrando propósito e significado, e absorvendo a sabedoria dos mais velhos, ao mesmo tempo que estar agora pronta para participar ativamente em reduzir o sofrimento dos outros.

Para este ritual, senti que havia dois objetivos: receber a sabedoria dos mais velhos e ouvir como eles escolheram criar uma mudança positiva no mundo. Este ritual pode ser conduzido como uma cerimônia de maioridade só para mulheres, como parte de um esforço mais organizado em um templo, igreja, mesquita ou reunião, ou fora de qualquer contexto religioso ou espiritual. Ele também pode ser feito em qualquer idade que reflita o momento de comemorar a transição da jovem para um novo estágio importante da vida, adicionando a ideia de agir por si mesma, na solidificação de sua identidade.

O RITUAL

Este ritual é pensado para durar cerca de 90 minutos e é seguido por uma refeição ou sobremesa para todos. Pergunte a sua filha quem ela gostaria que participasse de seu ritual. Você pode sugerir uma lista de até oito mulheres. Cada mulher convidada irá compartilhar suas experiências e falar, portanto, oito é o número ideal de pessoas para que possa controlar melhor o tempo. Essas participantes devem representar as muitas mulheres que foram importantes para sua filha. Podem incluir tias e avós, irmãs ou professoras – a maioria mulheres mais velhas que tenham alguma sabedoria para compartilhar com ela. Embora se possa convidar irmãs mais novas, elas são apenas observadoras.

Em seguida, peça a sua filha para listar os alimentos favoritos que ela gostaria de compartilhar e incluir algumas ervas favoritas com uma mistura de aromas. Antes do ritual, reúna potes com ervas, como erva-cidreira, orégano, manjericão e lavanda. Você precisará de potes suficientes para que cada mulher presente tenha o seu.

Sua filha escreverá com antecedência uma nota especial de agradecimento a cada participante e escolherá um pote de ervas para cada uma. Ela deverá pesquisar o significado da erva e seu valor medicinal. Uma nota manuscrita de apenas algumas linhas em um papel de carta bonito oferece uma ligação de sua jovem moderna com os rituais do passado. Por exemplo, a erva-cidreira, ou melissa, é conhecida como o elixir da vida e talvez ela deseje dá-lo à sua tia ou a uma amiga especial mais velha, que lhe tenha mostrado o que significa *joie de vivre* – a alegria de viver. Ou talvez ela conheça uma participante que adore cozinhar e gostaria de lhe dar um pote de manjericão fresco, pois, compartilhar essa erva aumenta as forças, além de essa ser a erva sagrada de Vênus, a deusa do amor. O que quer que sua filha queira compartilhar: essa atitude representa a parte dela no ritual em que ela retribui os mais velhos, pelo que deram a ela antes.

Peça às mulheres convidadas que usem roupas bem largas e confortáveis, como se estivessem confortáveis com a própria pele. (Podem até se livrar de seus sutiãs, se o desejarem!) Informe às convidadas com antecedência o que o ritual envolverá para que elas possam se preparar. À medida que as mulheres se reúnem, tiram os sapatos e se acomodam confortavelmente, use um difusor com o óleo essencial favorito de sua filha, talvez rosa, lavanda ou ylang-ylang. Em seguida, sirva seu chá de ervas favorito – pode ser chai ou camomila. Algumas das mulheres também podem saborear um licor com infusão botânica como o conhaque damiana (consulte as receitas da "Cerimônia das Matriarcas" nas páginas 302-304).

O ritual começa com a mulher convidada mais jovem. Ela contará um momento de sua sabedoria mais profunda; uma frase ou ideia que sua filha pode usar durante toda a vida. Falará por alguns minutos, contando uma história pessoal e como essa sabedoria a guiou e lhe deu forças. Ela também contará como tornou o mundo um lugar melhor, engajada na justiça social ou ajudando outras pessoas. Em seguida, ela dá à jovem um presente material, não de valor financeiro, mas que representa a sabedoria que compartilhou e que a jovem pode guardar como um lembrete. Cada mulher vai até ela e fala da mesma maneira.

Quando todo o grupo termina, a jovem fala. Ela tem sobre a mesa todos os seus cartões escritos à mão e potes de ervas, e se levanta e diz algo para cada mulher. Começando novamente pela mais jovem, ela pode responder ao que a mulher ofereceu, agradecendo-lhe, e dizendo por que escolheu aquele vaso de ervas em particular. Em seguida, continua em volta das outras mulheres e compartilha seus sentimentos com cada uma. No final do ritual, a facilitadora conclui e todas se levantam e se revezam se abraçando. Em seguida, compartilham uma refeição ou sobremesa.

O CICLO DE MUDANÇA: RITUAIS PARA MENARCA E MENSTRUAÇÃO

Esses rituais têm como objetivo celebrar o significado da menarca – a chegada da menstruação – como uma experiência encorajadora e reconfortante, reforçada pelo apoio de mulheres mais velhas que oferecem orientação e aconselhamento. A primeira menstruação pode ser um período desconfortável e confuso para uma menina, especialmente se ela foi exposta à cultura popular ou a histórias negativas. À medida que o corpo muda, os hormônios fluem e surgem emoções estranhas. Um ritual de celebração da primeira menstruação pode incutir nela sentimentos de alegria e honra por ter alcançado este degrau sagrado. Se puder ser programado durante a Lua Cheia ou Lua Nova, você pode explorar o significado da lua na regulação dos ciclos das mulheres e a inter-relação entre o fluxo das marés das mulheres e as marés do oceano para criar consciência sobre como os ciclos lunares afetam o corpo e a Terra.

Eu também conto histórias antigas a respeito da vida de diferentes deusas de várias culturas para incutir um sentimento de orgulho e conexão ancestral. Uma história que particularmente adoro é sobre Hebe, a deusa da juventude. Hera, a deusa das mulheres e rainha dos céus, engravidou e deu à luz a Hebe depois de comer alface selvagem. Hebe serviu ambrosias ricas – alimento dos deuses e deusas do Olimpo – cuja função é sustentar a força vital. No século XIX, os bebedouros foram projetados à sua imagem, estimulados pelo movimento da temperança feminina para oferecer alternativas ao álcool e representar o consumo moderado em uma época de abuso incontrolado de álcool e violência doméstica contra as mulheres.

Hebe também está associada à romã, que pode ser uma fruta divertida e deliciosamente bagunçada para as meninas comerem durante esses rituais (seu suco vermelho simboliza o fluxo menstrual). Não se preocupe com a "bagunça".

O RITUAL: FAZER SACHÊS DE LAVANDA

A lavanda é uma planta perfumada e resistente com propriedades relaxantes. Está associada ao amor e à fertilidade e é uma erva excelente para o rito menstrual de passagem para a mulher adulta. Convide um pequeno grupo (quatro a seis) de mulheres da família e amigas para sua casa. Essas mulheres devem ser positivas, autoconfiantes e servir de modelo para a entrada de sua filha na vida adulta. Mulheres com orientações sexuais diversas são particularmente valiosas como participantes. Sua filha também pode convidar algumas de suas amigas mais próximas para participar.

Compre pacotes de lavanda fresca no mercado ou colha-as em seu quintal ou em uma fazenda de cultivo de lavanda. Forneça tesouras, musselina e fitas, ou simplesmente, saquinhos de algodão com cordões. Dê-lhes um rolo de massa ou um pilão para transformar a lavanda em um pó grosso. Se você tiver óleo essencial de lavanda, misture algumas gotas no pó. Peça a todas que encham seus sachês com a mistura.

Enquanto fazem os sachês, cada mulher deve contar em alguns minutos histórias engraçadas, bem como falar de suas próprias experiências positivas com a menarca e dar dicas especiais de como aceitar o fluxo, além de oferecer palavras de segurança e orientação para sua filha, fazendo com que ela se sinta especialmente amada e homenageada. Esta parte é crítica para incutir uma sensação de empoderamento e orgulho em seu ciclo menstrual. Neste ponto, embora não se negue os desafios, devemos ser discretas e não compartilhar histórias de horror. As histórias compartilhadas também podem incluir uma discussão sobre como cada mulher aprendeu a estabelecer limites, a ficar segura e fortaleceu sua capacidade de dizer não a qualquer pessoa que peça ou exija acesso a seu corpo e mente.

Quando os sachês estiverem prontos, sirva chá de hortelã-pimenta e *cookies*. Nesse momento, sua filha pode fazer qualquer pergunta ou expressar preocupações persistentes sobre a menarca, a ovulação ou a fertilidade, e as mulheres podem se revezar para responder. Acima de tudo, esse deve ser um momento de riso, confiança e carinho.

O sachê de sua filha pode ser usado para aliviar o estresse em momentos de emoções opressivas. Também pode-se fazer um sachê maior, aquecê-lo no forno ou micro-ondas por 2 minutos, e usá-lo como compressa abdominal para aliviar cólicas menstruais.

O RITUAL: CELEBRAÇÃO DA MENARCA COM UM GRUPO DE MENINAS

Este ritual é planejado para ser realizado com um grupo de meninas da mesma idade por um período de semanas e meses. Pode ser feito um mês lunar depois de confeccionar os sachês de lavanda (ver página 296) ou sempre que se desejar reunir um grupo de meninas. Como a menarca começa em momentos diferentes da vida para cada menina, sua filha pode reunir um grupo de meninas em qualquer estágio – as que estão na pré-menarca ou as que já menstruaram. O importante é que vivenciem isso juntas. Este ritual é composto por uma série de minirrituais onde as meninas aprendem a fazer coisas para si mesmas (e umas para as outras) que irão amenizar qualquer desconforto que experimentem.

O RITUAL: COLAGEM DA DEUSA DO FLUXO

Pegue revistas com imagens coloridas diversas, juntamente com materiais de arte como tesouras, purpurina, conchas, pedrinhas, cola, fita adesiva e assim por diante.

Cada uma das garotas imagina que é a Deusa do Fluxo – a energia universal que supervisiona o fluxo sanguíneo de todas as meninas – e que esse fluxo traz dons de criatividade e o poder da amizade a cada mês. Cada menina então faz uma colagem de arte com imagens que simbolizam seu fluxo, os presentes que ela entrega e imagens de amizades duradouras e sonhos realizados. Leve cerca de uma hora ou menos para criá-los. Em seguida, prepare um lanche com o Chá da Deusa do Fluxo Lunar (veja receita a seguir) e *cookies* de gengibre feitos na hora. Durante o lanche, cada menina se reveza mostrando sua colagem de fluxo e o que significa para ela.

❧ Chá da Deusa do Fluxo Lunar ❧

RENDE 4 XÍCARAS

Canela, folha de framboesa vermelha e camomila ajudam o sangue a fluir com facilidade.

Ferva em fogo brando 1 pequeno pau de canela em 4 xícaras de água até que a água fique dourada. Desligue o fogo e adicione 1 colher de chá de folha de framboesa vermelha e 1 colher de chá flores de camomila. Deixe descansar por 15 minutos, depois coe e sirva.

❧ Cookies de Gengibre para o Fluxo (Sem Glúten) ❧

O gengibre suaviza as cólicas menstruais e aquece a barriga. A noz-moscada, a canela e o cardamomo também facilitam o fluxo. O melaço fornece o ferro tão necessário.

RENDE 3 DÚZIAS DE *COOKIES*

- 1 ½ colher de sopa de fermento em pó
- 2 colheres de sopa de gengibre em pó
- 1 colher de chá de canela em pó
- ½ colher de chá de pó de noz moscada
- ½ colher de chá de pó de cardamomo
- ¼ de colher de chá de sal marinho
- 1 colher de sopa de iogurte natural
- ¼ de xícara de creme de leite integral
- ½ xícara de manteiga mole
- ¾ de xícara de melado de Blackstrap
- 1 ovo
- 1 colher de chá de baunilha
- 2 xícaras de mistura de farinha sem glúten (escolha uma combinação de farinha de trigo sarraceno, arroz, amêndoas, batata ou tapioca)
- ½ xícara de gengibre cristalizado em cubos

Pré-aqueça o forno a 190 °C. Em uma tigela grande, acrescente o creme de leite, a manteiga e o melaço e misture até homogeneizar. Adicione o ovo e a baunilha e bata bem. Em outra tigela, misture a farinha, o gengibre cristalizado, o fermento, o gengibre em pó, a canela, a noz-moscada, o cardamomo e o sal marinho. Acrescente essa mistura à mistura de manteiga e melaço e incorpore bem, mas não misture demais. Junte o iogurte.

Prepare uma assadeira com papel manteiga. Abra a massa em bolinhas e coloque-as na assadeira preparada. Asse por 10 a 12 minutos. Retire do forno, deixe esfriar e sirva.

RITUAL: PEDRA PARA A BARRIGA PARA ALIVIAR AS CÓLICAS

O ritual a seguir trata de aprender como aliviar cólicas ou desconforto e inclui fazer uma fomentação e compreender como descansar na postura de borboleta.

Se você estiver perto de um local onde possa encontrar pedrinhas de rio lisas, ovais ou redondas, poderá fazer com que as meninas encontrem cada uma a sua pedra como parte do ritual. Caso contrário, pode-se comprar pedras de basalto usadas para massagens com pedras quentes (comprar *on-line* com antecedência em uma loja de materiais para massagens) e dar três pedras a cada uma das meninas.

Coloque as pedras em uma panela elétrica com água suficiente para cobri-las e aqueça-as em fogo baixo ou em água fervente no fogão e depois remova-as com uma escumadeira. Qualquer que seja o método usado, tome cuidado para não se queimar. Não use micro-ondas, pois ele aquece as pedras de forma desigual e pode ser perigoso. Você usará essas pedras com a seguinte fomentação.

❧ *Como Fazer uma Fomentação* ❧

A fomentação é a aplicação de uma compressa quente e úmida em uma parte do corpo, geralmente para aliviar a dor e induzir o relaxamento. Aprender como fazer isso pode ser divertido e informativo para um grupo de meninas, e a habilidade durará por toda a vida.

Para fazer uma fomentação para reduzir o desconforto menstrual, comece misturando ½ xícara de gengibre fresco picado grosso, ½ xícara de casca de viburno e ½ xícara de flores, folhas e caules de escutelária em 4 xícaras de água. Ferva em fogo baixo por 20 minutos e desligue o fogo. Coe a mistura e, em seguida, mergulhe nela um pequeno pano de limpeza, torça e aplique diretamente no abdômen. Em seguida, cubra a barriga com uma toalha seca e coloque as pedras quentes por cima. Descanse e relaxe por 20 minutos na posição de borboleta (instruções a seguir).

🦋 *Postura de Borboleta em Descanso para Alívio das Cólicas* 🦋

A *borboleta* representa a metamorfose e mudança de um ciclo da natureza para o próximo. Cada mês de nossos ciclos nos lembra da mudança e nossa ligação com os ritmos da natureza. Esta posição foi imaginada para aliviar as cólicas e o desconforto durante o fluxo. Em vez de lutar contra a dor, este exercício nos pede para aceitar a dor das cólicas, para respirar e relaxar sem resistir e, em vez disso, permitir que a dor flua e depois relaxe. Você pode fazer esse exercício após aplicar a fomentação e sua barriga estiver quente, ou sem a fomentação se o tempo permitir.

Para a primeira parte desse exercício, deite-se na cama com um travesseiro sob a cabeça e os ombros. Junte as solas dos pés, deixando as pernas bem abertas. Se precisar apoiar as pernas, pode colocar alguns travesseiros sob cada um dos joelhos. Procure seu osso púbico. Este é um osso curto e horizontal que fica na parte mais baixa do abdômen. Sinta a sensibilidade no osso. Use os polegares para aplicar pressão contra o osso e liberar a sensibilidade por todo ele.

Agora, conforme você encontra os pontos sensíveis, aplique uma pressão suave e inspire contando até 4, solte, conte até 4, solte e conte até 4 e pare e conte até 4. Repita este processo por 10 minutos. Aplique um pouco de óleo de coco no abdômen e depois 1 gota ou 2 de óleo de lavanda; esfregue suavemente os óleos em movimentos circulares enquanto faz este exercício.

O RITUAL "E AGORA, O QUE VIRÁ?"

Durante os primeiros 12 anos em que vivi na selva mexicana, morei ao ar livre, coberta apenas por um telhado de palha de palmeira e algumas paredes baixas que mal serviam de divisão. Não havia eletricidade e, portanto, nenhuma interferência com meus próprios campos naturais de energia, e isso aumentou minhas experiências telepáticas. Eu escutava o ritmo das ondas do oceano enquanto elas mudavam a cada noite lunar, eu adormecendo para a lua e Vênus em comunhão acima no céu. Assim começou minha prática de magia; de telepatia, intencionalidade, sonho lúcido e receptividade. Onde eu morava não havia telefone e a correspondência podia chegar depois de uma viagem de 2 a 3 semanas por terra, saindo dos Estados Unidos.

Uma noite, sonhei que meu avô Charlie havia morrido e, quando acordei, simplesmente soube que era verdade. Na noite seguinte, sonhei de novo com meu avô, mas dessa vez com mais detalhes, e no sonho me disseram que ele morrera de ataque cardíaco. Na terceira noite, sonhei que estava voando no templo em Boston durante o velório e vi todos de luto. Quando acordei, soube que ele tinha vindo me dizer adeus. Três semanas depois, a carta chegou informando todos esses detalhes e datas. Este foi um dos meus primeiros sonhos, dos incontáveis que retransmitiram o presente ou o futuro a distância. E foi assim que comecei a pedir informações profundas e orientação para os próximos passos. Eu faço esse ritual quando quero entrar em sintonia com "o que vem a seguir", e você também pode fazer isso para fortalecer seu "músculo dos sonhos".

Muitas vezes na vida ficamos diante de uma situação tipo "E agora?". Perguntamos: "Devo seguir este ou aquele caminho?", "Devo dar esse salto ou me conter?". Pode ser um trabalho ou um relacionamento, ou podemos ter encerrado uma fase importante da vida: "Devo ir para a faculdade?", "Devo viajar ou aceitar essa oferta de emprego?", "Tenho filhos agora ou espero?". Ou, se os filhos já bateram asas do ninho materno, nos perguntamos: "E agora?". Ou podemos ter nos aposentado ou simplesmente estar reexaminando o propósito e o significado da nossa vida. E sempre fazemos a pergunta: "E agora, o que vem por aí para mim?". É nessas horas que conduzo este ritual de três noites.

O RITUAL

Reúna gravetos e galhos e coloque-os em uma cesta grande para criar um ninho para guardar suas esperanças, sonhos e desejos para o que vem por aí. Coloque-o próximo ao seu altar. Obtenha uma peônia fresca e coloque-a em um vaso em seu altar. A peônia simboliza a compaixão, que é fundamental para alcançar profundamente o seu eu futuro.

Encha uma bolsa com cerca de 56 g de erva-do-sonho (*Calea zacatechichi*) e coloque-a sob o travesseiro. Deixe um pouco de erva-do-sonho seca em uma concha grande ou tigela para queimar.

Escreva sua pergunta em um pedaço de papel. Seja muito específica, porque a mente cósmica responde à especificidade. Coloque o papel sob a tigela segurando a erva-do-sonho seca e queime a erva-do-sonho.

Prepare 1 xícara de chá de raiz de valeriana e beba 30 minutos antes de dormir. Este chá aumentará os estados de sonho. Depois de beber o chá, vá dormir do seu lado direito. Deitar-se sobre o lado direito desativa o hemisfério esquerdo do cérebro e melhora a função do hemisfério direito. Ao adormecer, faça sua pergunta específica e repetidamente. Ao acordar de noite ou de manhã, anote os sonhos, imagens ou palavras que surgirem, mas não as analise. Repita este ritual por três noites seguidas. No quarto dia, leia o que escreveu e muito provavelmente encontrará a resposta nas informações coletadas de seus sonhos.

CERIMÔNIA DAS MATRIARCAS

Para este ritual, reúna até 13 mulheres que já chegaram à menopausa.

Em tradições de povos nativos, as matriarcas costumam ser mulheres sábias, curandeiras, herbalistas e, possivelmente, uma velha bruxa desagradável. Em suma, essa mulher não tem mais estrogênio, o hormônio da acomodação, e agora que acabou, a acomodação também acabou. Esse ritual celebra o eu, a sabedoria adquirida com a idade e o espírito de "ninguém para agradar a não ser eu". Ele também celebra amizades, flexibilidade física e cognitiva e força central.

O tema à base de plantas gira em torno do uso de damiana e gengibre. Pelo menos 4 semanas antes da data da reunião, diga a cada mulher para trazer um prato de comida feito com uma seleção dessas ervas hormonais. Uma mulher pode fazer o óleo de massagem de gengibre, o mel com baunilha e o mel com damiana, e a dona da casa pode fazer o conhaque damiana (seguem todas as receitas). As outras podem trazer frutas como maçãs e peras, figos frescos e secos e nozes para mergulhar no mel da infusão e com seus próprios presentes especiais de ervas que celebram as mulheres sábias.

❧ Óleo de Massagem de Gengibre ❧

Adicione 1 xícara de gengibre recém ralado (inclusive a casca) a 1 xícara de óleo de coco e cozinhe suavemente em fogo baixo por 3 horas. Deixe esfriar um pouco, passe por uma peneira fina ou gaze, coloque no frasco e coloque um rótulo.

❧ Conhaque de Damiana ❧

RENDE 4 XÍCARAS

Comece a preparar com cerca de 4 semanas de antecedência. Algumas pessoas usam vodca, mas eu prefiro a doçura natural do conhaque, que combina bem com o temperamento picante da damiana. Planeje para 60 a 90 mL de bebida por mulher; ajuste as quantidades dos ingredientes de acordo.

Em uma jarra de vidro âmbar de boca larga, adicione 148 g de folhas de damiana a 1 litro de conhaque ou Armagnac. Tampe bem. Deixe descansar em uma prateleira escura por 4 semanas, sacudindo diariamente. Ao final de 1 mês, coe completamente as folhas com uma gaze fina, sem deixar resíduos. Reabasteça a bebida na garrafa de conhaque original e rotule com o nome e a data da bebida.

Chá de Damiana

RENDE 1 XÍCARA

Adicione 2 colheres de chá de folhas secas de damiana a 1 xícara de água fervida, deixe descansar por 15 minutos, coe e adoce com mel contendo infusão de damiana ou baunilha (receitas a seguir). Ajuste esta receita com base em quantas mulheres irão tomar o chá.

Mel com Infusão de Baunilha

RENDE 2 XÍCARAS

Corte 2 vagens de baunilha ao meio no sentido do comprimento e retire as sementes de dentro. Coloque as sementes e as vagens em um frasco de vidro limpo e encha-o até o topo com um leve mel cru. Tampe bem. Coloque a jarra em um local escuro e vire-a todos os dias, por um período de 2 a 4 semanas. Remova as vagens antes de usar.

Mel de Damiana

RENDE 1 XÍCARA

Coloque 14 g de folhas secas de damiana em uma panela com 1 xícara de mel e leve à fervura em fogo lento. Retire do fogo, coe a erva quando estiver quente e deixe esfriar. Cubra e guarde em local escuro.

O RITUAL

Comece servindo a bebida de damiana. (Se algum dos participantes não ingere álcool, faça o chá da damiana e o mel de damiana e baunilha com antecedência e certifique-se de que elas se sintam à vontade participando de um ritual onde as mulheres poderão beber. Ou, se a maioria de suas participantes não bebe, então escolha o chá não alcoólico da damiana.)

Sente-se confortavelmente e enquanto aprecia a bebida, compartilhe alimentos nutritivos e saborosos escolhidos por cada participante. Peça a cada mulher que conte uma história sobre sua vida. Compartilhe suas primeiras lembranças de quem você pensou que se tornaria e traga-as para o presente, fazendo as conexões com quem você se tornou e para onde está indo. Para sobremesa, mergulhe frutas e nozes nas sobras de mel até que o mel desapareça, o que indica uma vida bem saciada.

RITUAL PARA HONRAR A PERDA DE UM COMPANHEIRO HUMANO OU ANIMAL

Podemos perder nossos companheiros humanos e animais a qualquer momento, e isso se torna uma das experiências mais profundas de nossa vida. Tive a sorte de passar minha adolescência sem perdas de familiares ou amigos, mas desde que entrei na casa dos 20, elas parecem não ter parado, com a perda de quase trinta amigas ao longo dos anos, a maioria devido ao câncer. Também lamentei a perda de meus pais e meus três cães. Cada vez, aprendi algo sobre a perda e como ela é dolorosa e desagradável, e como o ritual pode aliviar a dor e me aproximar de meus entes queridos, vivos e mortos.

O alecrim sempre significou uma amizade profunda e memórias duradouras. É também a erva que nos ajudará a guiar o ente querido ao seu próximo lugar, nos apoiará no luto e nos ajudará a celebrar a vida dessa pessoa que se foi.

O RITUAL

Primeiro, identifique um lugar em sua casa onde você criará uma *oferenda*, ou um altar para seu ente querido, por um mês. Comece colhendo ramos de alecrim, seja do jardim, de amigos ou comprado na loja. Amarre esses ramos pelo caule e pendure-os de cabeça para baixo perto da porta de sua casa para secar.

Em seguida, reúna itens que representem os quatro elementos da natureza: Fogo, Ar, Água e Terra. Escolha qualquer objeto que tenha significado para você; não há escolha certa ou errada. Para o elemento Fogo, uma vela, incenso, cinzas ou especiarias quentes funcionam bem. O Ar está associado às cores azul, amarelo e branco junto com a madeira, portanto, pode escolher qualquer objeto de madeira com essas cores. O elemento Água pode ser representado por uma tigela de água ou uma fotografia de seu corpo de água favorito, como um rio, um lago, o mar. Para o elemento Terra, pense em algo que vem da terra: terra, uma raiz, uma pedra preciosa ou algo feito de argila. Envolva o altar com esses objetos para que seja abraçado pelas forças da natureza. Envolva familiares e amigos que desejam participar. Os mais jovens podem fazer algum objeto de arte ou itens para adicionar à cesta. Reúna fotos dos primeiros aos últimos dias de sua pessoa amada.

Quando a família e os amigos vêm comemorar, eles entram em casa, tiram os sapatos, formam pares, e cada par pega um ramo de alecrim. Uma pessoa segura o alecrim enquanto a outra pega um leve cordão de algodão e o enrola várias vezes ao redor e ao longo do ramo, de modo que o grosso cacho de ramos e galhos se torne uma varinha bem enrolada.

Enquanto a corda está sendo enrolada, o par se olha nos olhos e diz: "O círculo da vida gira e gira, o círculo da vida gira e gira. Celebramos a vida de [*Nome*]. O círculo da vida gira e gira".

Quando todos terminam, eles se reúnem em um círculo. Uma pessoa acende sua varinha na ponta até que o alecrim comece a soltar fumaça e então, segurando a varinha, eles entrem e saem do círculo, banhando cada membro com fumaça. Quando cada um retorna ao ponto de partida, ele entrega a varinha ao parceiro, que faz a mesma coisa. Uma vez que a pessoa circulou pelo grupo inteiro, a próxima acende sua varinha e dá suas voltas ao redor do círculo. Isso continua até que cada pessoa no círculo tenha tido a oportunidade de entrar e sair segurando sua varinha.

Seguindo o círculo, os indivíduos podem adicionar pequenos itens significativos à cesta da oferenda e, em seguida, todos se reúnem ao redor da mesa para saborear os pratos favoritos do ente querido e compartilhar histórias e fotografias. À medida que as pessoas vão partindo, elas podem deixar sua varinha no altar e trocá-la pela varinha de outra pessoa um mês depois, o que significaria as conexões duradouras entre si e através do ente querido que seguiu adiante.

ATENÇÃO: Se a cerimônia for realizada dentro de casa, deve haver boa ventilação, e as pessoas com problemas respiratórios podem querer sentar-se a distância.

🌿 Peras Assadas e Alecrim 🌿

Esta receita de pera é doce e temperada com um toque de alecrim como uma lembrança de que a vida desse ente querido trouxe muita doçura, mas também há tristeza com a partida. A receita também é rápida e fácil de preparar, o que significa a rapidez com que a vida muda.

Pré-aqueça o forno a 175 °C e unte uma assadeira. Corte 3 peras Williams maduras ao meio e retire as sementes e o miolo, para que haja uma pequena cavidade no meio de cada uma. Dobre 1 ou 2 ramos de alecrim fresco e coloque-o no centro de cada pera, junto com algumas passas. Coloque as peras com o lado cortado voltado para baixo na assadeira preparada e regue-as com xarope de bordo. Asse por 45 minutos. Sirva com 1 xícara de kava com coco quente (receita a seguir).

🌿 Coco Kava Quente 🌿

A kava é usada tradicionalmente no Havaí e na Polinésia para se aceitar momentos importantes da vida, como as perdas. A kava nos ajuda a vivenciar a tristeza sem entorpecer os nossos sentimentos. Como a kava pode ser levemente estimulante, sugiro não beber essa bebida depois das 17h. Se as crianças participarem desse ritual, prepare uma bebida especial para crianças usando a mesma receita, mas sem a kava.

RENDE 6 PORÇÕES

- 28 g a 56 g de raiz de kava (7 g a 14 g de raiz de kava em pó por pessoa)
- 1 lata de 383 g de creme de coco ou leite de coco
- 1 xícara de leite de cânhamo
- 1 colher de chá de canela em pó ou ½ pau de canela
- 1 pitada de cardamomo
- 1 colher de sopa de *ghee* ou manteiga crua
- 2 gotas de baunilha ou 1 pedaço pequeno de vagem de baunilha
- 10 gotas de estévia

Coloque todos os ingredientes, exceto o *ghee*, a baunilha e a estévia em uma panela em fogo médio. Cozinhe em fogo brando por 30 minutos. Retire do fogo e coe a raiz de kava e o pauzinho de canela. Adicione o *ghee*, a baunilha e a estévia. Faça espuma para misturar e sirva quente.

CONCLUSÃO

Como devota da deusa em todas as suas formas, fui visitada no início da minha vida por Guan Yin, a *bodhisattva* da compaixão. Eu já era devota dessa deusa por mais de uma década quando, um dia, estava dirigindo por uma estrada estreita em busca de consolo na natureza por um evento muito traumático. Alguns quilômetros depois passei por um posto de gasolina e uma loja típica do interior.

De repente, vi uma placa de neon piscando em laranja e verde anunciando "loja de colchões". Achei que era uma visão estranha no meio de uma estrada rural tranquila de duas pistas, e eu certamente não precisava de um colchão; mas me senti atraída para estacionar e entrar na loja. Lá, na entrada, estava o motivo de eu ter sido chamada. Diante de mim havia uma Guan Yin de cerâmica de um metro de altura, sorrindo e me cumprimentando com a palma da mão aberta. Eu me senti como se tivesse encontrado uma amiga perdida há muito tempo. Vi seu pingente laranja, que era uma etiqueta de preço pendurado no seu pescoço, e enquanto a examinava de perto, descobri que ela tinha uma enorme rachadura onde sua cabeça tocava o pescoço. A rachadura tinha sido colada: eu ri e pensei: "Bem, se Guan Yin pode perder a cabeça e tê-la colada de volta, então eu também posso!". Eu a peguei e a levei para o meu carro, e ela tem viajado comigo desde então – um lembrete sempre pronto do poder da compaixão, da sincronicidade... e da necessidade de sempre ter cola à mão.

Eu faço chá de Guan Yin antes de me sentar em contemplação silenciosa. A preparação permite que eu acalme minha mente e meu corpo se estiver me sentindo estressada ou passe uma hora sozinha em uma vida tão cheia de ocupações. Convido você a preparar 1 xícara de chá Guan Yin toda vez que enfrentar o que parece ser um desafio avassalador em sua vida ou quando apenas desejar se conectar com seu guia interior sábio. Enquanto você sorve e inspira e expira, inspira e expira, inspire sua força inerente de propósito, a força condizente com uma Deusa de Ferro.

🍃 Chá Guan Yin, Também Conhecido como Oolong da Deusa de Ferro 🍃

RENDE 1 XÍCARA

O chá Guan Yin é uma variedade de oolong altamente valorizada que possui muitas propriedades curativas. É um chá levemente fermentado, rico em antioxidantes, com baixo teor de cafeína e um estimulante natural do sistema imunológico. Há muitas histórias na tradição budista sobre como o chá Guan Yin evoluiu como bebida na China. Tradicionalmente, o chá é enrolado à mão em bolinhas apertadas de folhas pretas, que alguns sugerem que são como pequenas bolas de ferro pesadas, daí seu nome Chá da Deusa do Ferro ou *tieguanyin*.

Para fazer este chá perfumado, adicione 2 colheres de chá dessa mistura de ervas em um infusor dentro de uma caneca de vidro. Ferva 1 xícara de água e faça uma infusão por 3 a 5 minutos. Coe, beba e aprecie.

À medida que você continua a explorar o papel curativo dos medicamentos fitoterápicos em sua vida e a experimentar as ideias, métodos e remédios que recomendo neste livro, reserve algum tempo para refletir sobre sua profunda capacidade de curar a si mesma, seus amigos e sua família, e para desfrutar a viagem ao mundo dos medicamentos vegetais, que deve durar a vida inteira.

Recursos

PARA ENTRAR EM CONTATO COM A DRA. LESLIE KORN

Os leitores encontrarão vários outros recursos de interesse, incluindo meu *site* clínico (drlesliekorn.com), onde escrevo um *blog* com receitas e informações sobre consultas. Também dirijo pesquisas no Centro de Medicina Tradicional (cwis.org), onde há indicações sobre povos indígenas, medicina e cursos *on-line*.

ANTES DE COMPRAR MEDICAMENTOS FITOTERÁPICOS

Tenho uma conta no Fullscript onde ofereço um desconto na compra de todos os produtos fitoterápicos. A renda de todas as vendas vai para meu programa sem fins lucrativos, Nutrients for Natives, que leva medicamentos à base de ervas para povos nativos com diabetes. Inscreva-se aqui: fullscript.com/practitioners/dr-leslie-korn.

FORNECEDORES DE MEDICAMENTOS FITOTERÁPICOS À BASE DE ERVAS SECAS, EXTRATOS E XAROPES

Banyan Botanicals

www.banyanbotanicals.com

Fabricante e fornecedor de produtos botânicos ayurvédicos, e outros, como o óleo de massagem bala Ashwagandha. Também mantém um *blog* sobre um estilo de vida ayurvédico.

Biotics Research NW

www.bioticsnw.com

Fornecedor de gastrazima, lúpulo valeriano e passiflora (alta pureza), junto com óleo de orégano e outras ervas e nutrientes de alta qualidade.

Gaia Herbs

www.gaiaherbs.com

Um dos meus cultivadores e varejistas favoritos de fórmulas fitoterápicas patenteadas, na forma de cápsulas e extratos.

Herb Pharm

www.herb-pharm.com

Uso rotineiramente suas tinturas, gliceritos, cápsulas e outras preparações fitoterápicas. Fornece tanto as substâncias como suas fórmulas próprias patenteadas.

Kalustyan's

www.foodsofnations.com

Loja de alimentos especializados *on-line* e física em Curry Hill, Manhattan, que oferece uma grande variedade de especiarias estrangeiras, chás medicinais, ervas a granel e outros alimentos globais.

Mountain Rose Herbs

www.mountainroseherbs.com

Varejista botânico *on-line* que oferece uma vasta gama de produtos à base de plantas, desde ervas a granel a misturas para fumar, produtos de bricolagem e cosméticos. Fornecedor que supre todas as suas necessidades em produtos à base de plantas.

Pacific Botanical

www.pacificbotanicals.com

Fornecedor atacadista e produtor de ervas e especiarias frescas e secas, pós e sementes a granel, baseada em Applegate Valley, Oregon.

Starwest Botanicals

www.starwest-botanicals.com

Fornecedor de ervas a granel, produtos à base de plantas e acessórios. Oferece preços de atacado para os interessados em revender.

Urban Moonshine

www.urbanmoonshine.com

Fornecedor credenciado de extratos de ervas orgânicas, especializado em *bitters* e tônicos de ervas.

Wise Woman Herbals

www.wisewomanherbals.com

Fornecedor de uma variedade de suplementos botânicos que empregam ingredientes provenientes sobretudo de fazendas na costa noroeste dos Estados Unidos.

FORNECEDORES DE PRODUTOS DE CANNABIDIOL (CBD)

Endobotanical LLC

endoca.com/en-gb

Medicamentos de CBD de alta qualidade. Consegui um desconto para os leitores deste livro: Use o código Korn15.

Extract Labs

www.extractlabs.com

Com sede em Boulder, Colorado, e fundado por um veterano de combate, esse laboratório oferece uma gama completa de produtos de CBD. Também disponibilizam a análise de laboratório de cada um de seus produtos.

Populum

populum.com

Oferecem óleos, produtos para massagem e produtos para animais de estimação usando cânhamo cultivado em uma fazenda no Colorado. Os resultados laboratoriais do conteúdo em canabinoides (junto com outros compostos) são publicados em seu *site*.

Sagely Naturals

https://www.sagelynaturals.com

Oferece duas linhas de produtos de CBD: uma para dor e inflamação e outra para estresse e ansiedade. Há produtos de consumo interno e de uso tópico.

USA Hemp

www.usahemp.com

Produtos de CBD de alta qualidade para a saúde. Consegui um desconto para os leitores deste livro: Use o código usak15.

FORNECEDORES DE COGUMELOS

Fungi Perfecti

www.fungi.com

Empresa com credenciamento orgânica especializada em produtos gourmet e afins com cogumelos. Fundada pelo micologista Paul Stamets, a Fungi Perfecti cultiva, mantém e colhe fungos para uma linha de suplementos para formulações.

Gourmet Mushrooms

www.gmushrooms.com

Fornecedor *on-line* de cogumelos gourmet, produtos de cogumelos e *kits* de cultivo de cogumelos.

Nammex Organic Mushroom Extracts

www.nammex.com

Fornecedor atacadista de ingredientes de extratos de cogumelos orgânicos.

Real Mushrooms

www.realmushrooms.com

Fornecedor varejista de cápsulas de cogumelos orgânicos e extratos em pó.

RECURSOS HERBAIS PARA PESSOAS TRANSGÊNERO, GÊNERO INDEFINIDO E NÃO BINÁRIAS

Atendimento competente para pessoas transgênero, GenderQueer e não binários

sites.google.com/vtherbcenter.org/transhealth/home

Uma compilação de recursos para praticantes de terapia fitoterápica com curadoria dos fitoterapeutas clínicos Vilde Chaya Fenster-Ehrlich e Larken Bunce.

Herbs for Trans * Gender Folx

www.sfherbalist.com/articles

Da herbalista Kara Sigler, uma série de artigos e apresentações sobre cuidados fitoterápicos competentes.

ERVAS EM PEQUENOS LOTES PREPARADAS À MÃO / NA NATUREZA

Avena Botanicals

www.avenabotanicals.com

Varejista com sede no Maine que oferece remédios fitoterápicos artesanais vindos de hortas e fazendas em todo o Maine.

Blue Ridge Aromatics

blueridgearomatics.com

Com sede em Asheville, Carolina do Norte, especializada em óleos essenciais artesanais. Destilam manualmente óleos essenciais e hidrossóis no local e obtém as plantas de seu próprio terreno.

Harding's Wild Mountain Herbs

www.hardingsginsengfarm.com

Cultivadores e varejistas de ginseng selvagem simulado e hidrastes localizados nas Montanhas Apalaches, no noroeste do estado de Maryland. Vendem cápsulas, pós, concentrados de frutas silvestres e sementes de ginseng e raízes cruas.

Ironbound Island Seaweed

www.ironboundisland.com

Fornecedores de algas marinhas silvestres colhidas de forma sustentável no leste do Maine. Oferecem algas Dulse, Kelp, Kombu, Wakame e Nori do Atlântico Norte.

Organic Alcohol Co.

organicalcohol.com

Destilaria orgânica sediada em Oregon e varejista *on-line* de destilados de qualidade superior para a elaboração de extratos botânicos.

Pacific Botanicals

www.pacificbotanicals.com/store

Fornecedor atacadista e produtor de ervas e especiarias frescas e secas, pós e sementes a granel, baseada em Applegate Valley, Oregon.

Pinenut.com

www.pinenut.com

Varejista *on-line* de pinhões americanos e outras plantas silvestres. Eles também são um viveiro de plantas nativas selvagens com credenciamento orgânico em Missouri, onde todos os seus produtos são colhidos e cultivados de forma sustentável.

Sonoma County Herb Exchange

www.sonomaherbs.org/herb-exchange
Cooperativa de 25 fazendeiros e produtores locais no norte da Califórnia que vendem suas ervas em feiras semanais no condado de Sonoma.

Steadfast Herbs

www.steadfastherbs.com
Oferecem uma remessa trimestral de cinco remédios de plantas essenciais artesanais em sintonia com as estações. Feitas com ervas cultivadas em uma fazenda em Pescadero, Califórnia.

Tooth of the Lion

toothofthelion.com
Disponibiliza remessas por três, seis ou nove meses que incluem caixas de medicamentos sazonais cultivados em sua fazenda em Orwigsburg, Pensilvânia.

Wild and Wise Herbal CSA

www.wildandwisecsa.com
Com sede em Petrolia, Califórnia. Oferece a cada ano pacotes de CSA (agricultura apoiada pela comunidade) mensais aos acionistas, com preços variáveis.

FORNECEDORES DE PLANTAS ESPIRITUAIS

Multidisciplinary Association for Psychedelic Studies (MAPS)

maps.org

Fundada em 1986, a MAPS é uma organização educacional e de pesquisa sem fins lucrativos que desenvolve ambientes médicos, jurídicos e culturais para que as pessoas se beneficiem do uso cuidadoso dos psicodélicos e da *cannabis*.

People of Color Psychedelic Coalition

www.zoehelene.com/ifetayo-harvey

Ifetayo Harvey fundou este grupo para combater a marginalização de pessoas afrodescendentes e dos ingredientes psicodélicos.

Psychedelic Feminism

www.zoehelene.com

Mais conhecido por popularizar o termo e subgênero *feminismo psicodélico*, Zoe Helene também é a fundadora da Cosmic Sister, um grupo de defesa educacional que conecta mulheres de maneiras mutuamente sustentáveis, enquanto promove vários outros grupos de defesa interconectados (focados em plantas sagradas, direitos indígenas, preservação cultural e sustentabilidade).

PsychePlants

www.psycheplants.org

Centro de informações e plataforma *on-line* de saúde sobre plantas psicoativas, do International Center for Ethnobotanical Education and Service.

CLÍNICAS DE IBOGAÍNA

Observe que a inclusão aqui não garante uma recomendação, mas sim um recurso a ser explorado com cuidado.

Awakening in the Dream House

San Miguel de Allende, Guanajuato
www.awakeninginthedream.com/index.html

Clear Sky Recovery

Cancún, Quintana Roo

clearskyibogaine.com

Crossroads Research Initiative

Bahamas

crossroadsibogaine.com

Ibogaine Clinic

Solidaridad, Quintana Roo

ibogaineclinic.com

MÍDIA E CONFERÊNCIAS

BotanicalMedicine.org

www.botanicalmedicine.org

Um recurso para conferências, webinars, gravações de áudio e livros que enfocam a medicina fitoterápica.

The Herbal Highway

kpfa.org/program/the-herbal-highway

Hospedado e produzido por Karyn Sanders e Sarah Holmes, o *podcast* investiga a fitoterapia e práticas alternativas de cura. Os episódios vão ao ar às quintas-feiras às 13h – Hora da costa oeste americana.

ESTÁGIOS / APRENDIZADOS

Alquimia Center of Healing Arts

alquimiahealingarts.com

Com sede na Amazônia equatoriana, o centro oferece estágio em fitoterapia e xamanismo sob a visão da sabedoria ancestral e da etnobotânica.

Estágio na American Botanical Council

abc.herbalgram.org

Oferece um programa de estágio em Austin, Texas, em farmácia, dieta, botânica, horticultura, jornalismo e marketing.

Cedar Mountain Herb School

www.cedarmountainherbs.com

Com sede em Seattle, Washington. Oferece estágios e *workshops* comunitários com foco em ervas da costa noroeste dos Estados Unidos.

Eclectic Institute

www.eclecticherb.com

Esse instituto oferece um Programa de 8 semanas de Estágio de Herbalista Iniciante em Sandy, Oregon. As práticas tradicionais de saúde ocidentais são o foco principal do programa, que inclui aulas e caminhadas de reconhecimento de ervas.

Heartstone Center for Earth Essentials

www.heart-stone.com

Com sede em Ithaca, Nova York. Oferece educação local em fitoterapia, um programa de aprendizagem sobre ervas e *workshops*.

Programa de estágio em Herbaculture na Herb Pharm

www.herb-pharm.com/connect/internship

Localizado nas montanhas Siskiyou em Oregon, o Estágio Herbaculture é oferecido em três sessões e inclui trabalho no jardim de educação botânica da Herb Pharm e aulas de treinamento em identificação de plantas, silvicultura responsável, comunicação vegetal e muito mais.

Misty Meadows Herbal Center

www.mistymeadows.org/herbal-apprenticeship

Com sede em Lee, New Hampshire. Oferece um programa de 8 meses para iniciantes em fitoterapia que cobre a identificação de plantas nativas e remédios tradicionais e espirituais de plantas.

Northeast School of Botanical Medicine

7song.com

Liderado por 7Song. Oferece um programa intensivo de fitoterapia na comunidade, um programa de final de semana de fitoterapia e estágios tradicionais em Ithaca, Nova York.

Sawmill Herb Farm

www.sawmillherbfarm.com

Esta pequena fazenda de ervas fitoterápicas no oeste de Massachusetts contrata estagiários durante a estação agrícola para ajudar em todos os aspectos do cultivo de ervas medicinais e culinárias.

Wildwood Institute

www.wildwoodinstitute.com

Com sede em Verona, Wisconsin. Oferece programas de aprendizagem de um, dois e três anos e caminhadas de identificação de plantas.

EDUCAÇÃO CONTÍNUA / TREINAMENTO NO LOCAL / *WORKSHOPS*

Abor Vitae School of Traditional Herbalism

arborvitaeny.com

Com sede na cidade de Nova York. Oferece treinamento presencial para fitoterapeutas praticantes, incluindo programas de credenciamento e aulas comunitárias com mestres herbalistas visitantes.

Ann Arbor School of Massage, Herbal and Natural Medicine

www.naturopathicschoolofannarbor.net

Com sede em Ann Arbor, Michigan. Oferece um curso presencial de diploma de naturopata e programas de diploma de terapia por massagem aprovados pelo estado de Michigan.

The Ayurvedic Institute

www.ayurveda.com

Com sede em Albuquerque, Novo México. Oferece ensinamentos locais da tradição de cura ayurvédica com seu professor principal, dr. Vasant Lad, que também é o diretor do Instituto.

Bastyr University

bastyr.edu

Com *campus* em Washington e Califórnia. Oferece programas de graduação em várias modalidades de saúde natural, incluindo bacharelado em ciências fitoterápicas.

Blue Ridge School of Herbal Medicine

www.blueridgeschool.org

Com sede em Ashville, Carolina do Norte. Oferece vários programas presenciais, atendendo a diversos níveis de experiência na arte do herbalismo.

Botanologos School of Herbal Studies

wildhealingherbs.com

Com base nas Montanhas Apalaches do sul da Geórgia. Oferece um programa de credenciamento local nas bases do herbalismo, bem como seminários e *workshops* com enfoque na flora dos Apalaches.

Cedar Mountain Herb School (veja "Estágios / Aprendizados")

Chestnut School of Herbal Medicine

chestnutherbs.com

Oferece cursos *on-line* e um programa de imersão em ervas que explora todos os aspectos da medicina fitoterápica, desde o cultivo da sua própria horta de ervas até a fabricação de medicamentos e a criação de uma vida sustentável com a medicina fitoterápica.

David Winston's School for Herbal Studies

www.herbalstudies.net

Com sede em Washington, Nova Jersey. Oferece um programa de credenciamento presencial e *on-line* em treinamento de herbalistas.

East West School of Planetary Herbology

planetherbs.com

Com sede no Condado de Santa Cruz, Califórnia. Oferece um programa de credenciamento presencial e *on-line* em treinamento de herbalistas.

The Eclectic School of Herbal Medicine

eclecticschoolofherbalmedicine.com

Com sede em Lowgap, Carolina do Norte. Oferece programas de credenciamento *on-line* e programas intensivos no local em herbalismo clínico.

Foundations of Herbalism

www.foundationsofherbalism.com

Programa de treinamento de herbalistas por correspondência liderado por Christopher Hobbs, focado em fitoterapia tradicional chinesa e ocidental.

Genesis School of Natural Health

genesisschoolofnaturalhealth.org

Escola *on-line* que oferece diplomas para mestre herbalista, consultor de saúde natural, profissional de saúde holística e médico tradicional em naturopatia.

Grassroots Herbalism

grassrootsherbalism.com

Oferece cursos *on-line* sobre fabricação de medicamentos e um curso *on-line* de 12 semanas em medicina fitoterápica. Grassroots também hospeda um coletivo orientado pelo fundador da escola, Don Ollsin, e webinars com foco em herbalismo, sustentabilidade e educação ambiental.

Heart of Herbs Herbal School

www.heartofherbs.com

Programas de credenciamento *on-line* para herbalistas credenciado, herbalista mestre, aromaterapeuta credenciado e aromaterapeuta clínico, bem como credenciamento em cuidados com a pele à base de ervas e em essências florais.

Heartstone Center for Earth Essentials (*veja* "Estágios /Aprendizados")

Herbal Wisdom Institute

www.herbalwisdominstitute.com

Com sede em Prescott Valley, Arizona. Oferece um curso de credenciamento de 300 horas em herbalismo ocidental, *workshops* e caminhadas de identificação de plantas.

Maryland University of Integrative Health

www.muih.edu

Com sede em Maryland, com opções de aprendizagem *on-line*. Oferece educação continuada e treinamento a nível de mestrado e doutorado.

New Eden School of Natural Health and Herbal Studies

www.newedenschoolofnaturalhealth.org

Escola de ensino a distância com diversos diplomas em estudos de saúde. Oferece programas de herbalista, herbalista mestre e herbalista médico e diploma de consultor fitoterápico credenciado.

Northeast School of Botanical Medicine (*veja Internships* [Estágios]/*Apprenticeships* [Aprendizados])

Ohlone Herbal Center

www.ohlonecenter.org
Com sede em Berkeley, Califórnia. Oferece cursos individuais em fitoterapia ocidental e um programa de credenciamento para a prática clínica de herbalismo ocidental.

Pacific Rim College

www.pacificrimcollege.com
Com sede em Victoria, British Columbia, Canadá. Oferece opções de aprendizagem no *campus* e *on-line* em diversas modalidades de medicina holística.

The Science and Art of Herbalism

scienceandartofherbalism.com
Curso a distância da Rosemary Gladstar.

Southwest School of Botanical Medicine

www.swsbm.com/HOMEPAGE/HomePage.html
Compêndio de recursos coletado e digitalizado de Michael Moore, incluindo seus próprios ensinamentos e experiências com plantas medicinais.

Traditions School of Herbal Studies

www.traditionsherbschool.com
Com sede em San Petersburg, Flórida. Oferece treinamento clínico em medicina oriental e ocidental.

Vermont Center for Integrative Herbalism

vtherbcenter.org

Com sede em Montpelier, Vermont. Oferece treinamento clínico local em herbalismo com experiência prática em uma clínica comunitária, bem como *workshops* e cursos de curta duração.

Wildflower School of Botanical Medicine

wildflowerherbschool.com

Com sede em Austin, Texas. Oferece programas presenciais sobre ervas e fitoterapia – introdutório para casa e família, intermediário de fitoterapia comunitária e avançado em fitoterapia clínica.

Wildwood Institute (*veja Internships* [Estágios]/Apprenticeships [Aprendizados])

Wintergreen Botanicals

wintergreenbotanicals.com

Com sede no Bear Brook State Park, em New Hampshire. Oferece um Programa de Treinamento Intensivo em Herbalismo, presencial e *on-line* com credenciamento.

BASES DE DADOS DE NUTRIENTES FITOTERÁPICOS PARA INTERAÇÕES

American Botanical Council

abc.herbalgram.org

Esta organização sem fins lucrativos oferece interações medicamentosas com ervas para as terapias mais comumente usadas. Basta digitar o suplemento de ervas na pesquisa e aparecerão as interações e contraindicações mais comuns.

Express Scripts

www.Drugdigest.org

Um banco de dados pesquisável que cobre 11.500 interações potenciais, incluindo medicamentos e ervas.

Herbal / Medical Contraindications

www.swsbm.com/ManualsMM/HerbMedContra1.pdf

Este documento por Michael Moore descreve complicações com ervas específicas com base em seus efeitos potencialmente prejudiciais em diferentes sistemas. A seção sobre gravidez é especialmente útil: é a que descreve ervas potencialmente prejudiciais para mulheres grávidas.

Integrative Therapeutics

www.integrativepro.com/Resources/Drug-Nutrient-Interaction-Checker

Este fabricante de suplementos oferece um verificador de interação de medicamentos que dá informações sobre as interações documentadas e teóricas entre medicamentos e nutrientes ou ervas.

RXList

www.rxlist.com/supplements/article.htm

Disponibiliza monografias sobre suplementos alimentares, cobrindo potenciais preocupações de segurança e interações com produtos farmacêuticos. Há PDFs disponíveis para *download* que descrevem as interações entre drogas e nutrientes. Monografias sobre os agentes terapêuticos mais comuns e suas potenciais interações com produtos farmacêuticos, em linguagem fácil de entender.

ASSOCIAÇÕES DEDICADAS À FITOTERAPIA

American Botanical Council

abc.herbalgram.org/site/PageServer?pagename=Herbal_Library

Organização de pesquisa e educação dedicada a fornecer informações precisas e confiáveis para consumidores, profissionais de saúde, pesquisadores, educadores, indústria e mídia. Eles publicam artigos revisados por pares, livros, monografias e materiais de educação continuada e mantêm um banco de dados de tudo o que se refere à medicina vegetal.

American Herbal Pharmacopoeia

www.herbal-ahp.org

Organização sem fins lucrativos que publica monografias informativas sobre produtos botânicos. As monografias incluem química vegetal, manuseio e processamento, padrões de pureza, efeitos colaterais e interações medicamentosas, entre outras informações.

American Herbal Products Association

www.ahpa.org/Home.aspx

Esta é a associação comercial e a voz da indústria de produtos fitoterápicos. Compõe-se de firmas envolvidas na fabricação, processamento, cultivo e comercialização de ervas e produtos fitoterápicos. Sua missão é promover práticas responsáveis por parte das empresas e manter os consumidores informados.

American Herbalists Guild

www.americanherbalistsguild.com

Associação de herbalistas fundada em 1989 que oferece recursos *on-line* em educação, pesquisa, orientação e escolas. O *Journal of the American Herbalists Guild* é o primeiro periódico de fitoterapia com revisão por pares, com artigos sobre herbalismo clínico e biomedicina.

The Canadian Herbalist's Association of British Columbia

www.chaofbc.ca

Organização de fitoterapeutas e entusiastas que fornecem liderança e recursos para os fitoterápicos no Canadá.

The Herb Society of America

www.herbsociety.org

Organização que defende o uso de ervas como componentes essenciais em nossa vida. Fornece recursos impressos e digitais sobre a história e a tradição das ervas, bem como dicas de cultivo e usos medicinais.

United Plant Savers

www.unitedplantsavers.org

Organização dedicada à conservação de plantas medicinais ameaçadas nos Estados Unidos e Canadá.

BASES DE DADOS SOBRE ERVAS

Andean Botanical Information System

www.sacha.org

Site dedicado a documentar informações relevantes sobre plantas florais da América do Sul Andina.

Dr. Duke's Phytochemical and Ethnobotanical Databases

phytochem.nal.usda.gov/phytochem/search

Banco de dados de plantas e dados relevantes sobre sua química, bioatividade e etnobotânica.

The Herbarium

herbarium.theherbalacademy.com

Da Herbal Academy, um banco de dados *on-line* de recursos fitoterápicos, incluindo monografias, artigos e outros recursos educacionais.

HerbMed

www.herbmed.org

Banco de dados de ervas com hiperlinks para dados científicos relacionados ao uso de ervas como medicamento.

Medical Herbalism

medherb.com/articles.htm

Site com *links* e referências a artigos relacionados à ciência, história e arte do herbalismo médico.

National Agricultural Library

agricola.nal.usda.gov

Uma das quatro bibliotecas nacionais dos Estados Unidos que contém uma grande literatura sobre agricultura e ciências relacionadas. Seu banco de dados *on-line* fornece citações de literatura agrícola.

Native American Ethnobotany Database

naeb.brit.org

Banco de dados contendo plantas e seus usos etnobotânicos e medicinais por indígenas americanos.

Plants for a Future

www.pfaf.org/user/Default.aspx

Um banco de dados de aproximadamente 7 mil plantas que fornece usos etnobotânicos, *habitats*, características físicas, detalhes de cultivo, ervas daninhas e outros fatos científicos e hortícolas relevantes.

PubMed

www.ncbi.nlm.nih.gov/pubmed

Banco de dados de referências e resumos de ciências da vida e tópicos biomédicos.

Raintree Tropical Plant Database

www.rain-tree.com/plants.htm#.WoJ0tZM-eRs

Banco de dados de plantas medicinais encontradas na Amazônia, incluindo seus usos, análises químicas, atividades biológicas e pesquisas clínicas relevantes. O *site* é administrado por Leslie Taylor e documenta sua própria experiência no campo.

USDA PLANTS Database

plants.usda.gov/java

Informações botânicas completas sobre plantas dos Estados Unidos. Inclui mapas, imagens e *status* de espécies ameaçadas.

PERIÓDICOS CIENTÍFICOS

Os periódicos a seguir contêm artigos de pesquisa científica atualizados e revisados por especialistas em seus respectivos campos.

American Journal of Botany

www.amjbot.org

Fitoterapia

www.journals.elsevier.com/fitoterapia

International Journal of Herbal Medicine

www.florajournal.com

Journal of Alternative and Complementary Medicine

online.liebertpub.com/toc/acm/24/1

Journal of Ethnopharmacology

www.sciencedirect.com/journal/journal-of-ethnopharmacology

Journal of Herbal Medicine

www.journals.elsevier.com/journal-of-herbal-medicine

Journal of Medicinal Food

online.liebertpub.com/loi/JMF

Journal of Natural Products

pubs.acs.org/journal/jnprdf

Pharmaceutical Biology

www.tandfonline.com/loi/iphb20

Phytochemical Analysis

onlinelibrary.wiley.com/journal/10.1002/(ISSN)1099-1565

Phytochemistry

www.journals.elsevier.com/phytochemistry/

Phytomedicine

www.journals.elsevier.com/phytomedicine/

Phytotherapy Research

onlinelibrary.wiley.com/journal/10.1002/(ISSN)1099-1573

Planta Medica

www.thieme.com/books-main/biochemistry/product/3494-planta-medica

REVISTAS, REFERÊNCIAS *ON-LINE* E *BLOGS*

The American Herbalists Guild

www.americanherbalistsguild.com

Associação de fitoterapeutas que oferece apoio e recursos à comunidade fitoterápica. Em 1989, a guilda publicou o primeiro jornal de medicina botânica clínica revisado por pares, chamado *Journal of the American Herbalists Guild*. Continua a ser publicado semestralmente.

The Essential Herbal Magazine

essentialherbal.com

Revista impressa escrita por fitoterapeutas dedicada aos entusiastas e fornecedores de plantas e ervas.

Henriette's Herbal Homepage

www.henriettes-herb.com

Site de medicamentos fitoterápicos administrado por Henriette Kress. Contém milhares de documentos digitalizados de manuscritos clássicos, arquivos de fóruns de ervas, chaves botânicas e informações relevantes sobre fitoterapia.

The Herb Quarterly

www.herbquarterly.com

A mais antiga revista sobre plantas e ervas, com receitas baseadas em plantas, recursos sobre a manutenção de hortas medicinais, pesquisas atualizadas em aplicações medicinais e a história e o folclore das ervas.

A Modern Herbal

www.botanical.com

Cópia *on-line* digitalizada do livro da sra. M. Grieve *A Modern Herbal*, publicado em 1931. Contém informações científicas, anedóticas e históricas sobre mais de 800 variedades de plantas e ervas.

Natural Medicine Journal

www.naturalmedicinejournal.com

Revista eletrônica e *site* dedicado a profissionais de saúde integrativa, estudantes, professores e entusiastas interessados em medicina natural.

Plants Are Magic Magazine

rebeccadesnos.com/plants-are-magic-magazine

De Rebecca Desnos, especialista em tinturas botânicas, uma revista que explora a relação entre as pessoas e as plantas por meio do artesanato, herbalismo, jardinagem e narração de histórias.

Plant Power Journal sobre Medicina Tradicional

www.traditionalmedicinals.com/articles

Blog administrado pela empresa de chá Traditional Medicinal, com artigos sobre herbalismo.

ÍNDICE DAS ERVAS IDENTIFICADAS NESTE LIVRO

A

Abeto-balsâmico (*Abies balsamea*), 75

Abóbora, flores (*Cucurbita pepo*), 94

Abrolho-terrestre (*Tribulus terrestris*) Veja Tribulus (*Tribulus terrestris*)

Abrolho-terrestre (*Tribulus terrestris*), 76, 223

Absinto (*Artemisia absinthium*), 21Açafrão (*Crocus sativus*), 20, 136, 145, 150

Açafrão-da-terra (*Curcuma longa*), 101
  ações, 21
  na medicina de temperos, 137, 143
  para apoio ao sistema digestivo, 189-90
  para articulações saudáveis, 210
  para crianças, 247
  para osteoartrite, 235
  242-43
  uso diário39-40, 70, 89-90

Agarikon (*Laricifomes officinalis*; *Fomitopsis officinalis*), 203

Agário-das-moscas, Amanita muscaria (*Amanita muscaria*), 169

Agave (*Agave raicilla*), 41, 131,159, 169, 259

Agnocasto (*Vitex agnus-castus*), 26,76, 216

Agrião (*Nasturtium officinale*), 76

Agrimônia, agrimônia alta e peluda (*Agrimonia eupatoria*; *Agrimonia gryposepala*), 77

Agripalma, cardíaca, orelha-de-leão, rabo-de-leão (*Leonurus cardiaca*), 77, 105, 216

Alcachofra (*Cynara scolymus*), 23, 77, 78

Alcaçuz (*Glycyrrhiza glabra*), 78-79
  ações,27
  para cessação da dependência do tabaco, 179
  para crianças, 243-44
  para estresse, 185, 186
  para herpes, 202-03
  para saúde da mulher, 61-62, 222, 223
  para suporte imunológico, 199, 201, 205
  uso diário, 37, 52, 56, 63, 196

Alcarávia, cariz, cominho-armênio (*Carum carvi*), 79, 136-37, 146

Alfavaca (*Cytisus scoparius*), 31

Alfafa (*Medicago sativa*), 21, 79-80, 207

Alho (*Allium sativum*), 80
    ações, 19, 21, 22, 24, 25
    cirurgia e, 241, 243
    em rituais, 291
    na medicina de temperos, 146, 148, 153-54, 157, 258-59,
    na medicina de temperos, 63, 67, 68, 70, 184
    para a saúde da mulher, 60, 221, 224
    para a saúde do coração, 258
    para apoio ao sistema urinário, 219
    para crianças, 243, 244, 248-49
    para suporte imunológico, 87, 89-90, 201, 203
    uso diário, 38, 45, 52, 59, 133

Alho-poró (*Allium ampeloprasum*),24

Almíscar Malva (*Malva moschata*), 117

Alquemila (*Alchemilla xanthochlora*), 19, 81-82, 220

AmarantoQuelitas (*Amaranthus polygonoides*), 155

Ambrósia (*Ambrosia*), 60, 19789, 295

Amchur (*Mangifera*; *Mangifera indica*), 237

Ameixa (*Prunus*; *Prunus domestica*), 69, 191

Amla, pó (*Phyllanthus emblica*), 191, 219 237, 269 groselha-da-índia

Amora, folha (*Rubus alleghemensis*), 33, 36 31, 52

Amor-de-hortelão, Aparine (*Galium aparine*), 19, 23, 82, 220

Amor-perfeito (*Viola tricolor*),94

Andrographis (*Andrographis paniculata*), 209

Anêmona Pulsatila (*Anemone pulsatilla*), 20

Angélica (*Angelica*; *Angelica archangelica*), 82-83, 287

Angélica chinesa, Dong Quai, ginseng feminino (*Angelica sinensis*), 21, 83, 209

Anis-estrelado, chinês (*Illicium verum*), 83

Anis-estrelado, japonês (*Illicium anisatum*), 138

Argan (*Argania spinosa*), 44

Arnica (*Arnica*; *Arnica montana*), 20, 42, 49, 52, 58, 83, 211, 242

Arnica-brasileira vara-de-leão (*Solidago*), 23

Arnica-mexicana (*Heterotheca inuloides*), 42

Arruda-doméstica (*Ruta graveolens*), 24, 84, 139, 216, 285

Artemísia (*Artemisia annua*), 22

Artemísia (*Artemisia vulgaris*), 26, 59, 84, 224

Ashwagandha (*Withania somnifera*), 84-85, 263, 277
    ações, 419
    para a saúde da mulher, 218, 227, 228
    para a saúde da tireoide, 208
    para crianças, 247
    uso diário, 101-02

Astragalo (*Astragalus propinquus*), 86-87, 203, 204, 246

Aveia e palha de aveia (*Avena sativa*), 20, 26, 27, 32, 87-88, 179, 191, 198, 226, 228, 239, 242, 267

Ayahuasca, Caapi ou Cipó-mariri (*Banisteriopsis caapi*), 169-70, 171

B

Babosa, *Aloe vera*, 52, 88, 220

Bacopá (*Bacopa monnieri*), 26, 266

Bala (*Sida cordifolia*), 227

Barba-de-velho (*Usnea*). *Veja também* Usnea (*Usnea*)

Bardana (*Arctium; Arctium lappa*), 19, 22, 23, 89, 113, 204, 209, 237, 243

Baunilha (*Vanilla; Vanilla planifolia; Vanilla pompona*), 101, 139, 142, 274, 298, 302, 303, 306

Bearberry (*Arctostaphylos uva-ursi*) *Veja* Uva-ursina, Bearberry (*Arctostaphylos uva-ursi*)

Bérberis (*Berberis vulgaris*), 59, 140-41, 272

Beterraba, raiz, folhas e caule (*Beta vulgaris*), 25, 63, 64, 224, 257

Beterraba-branca (cultivar de *Beta vulgaris*), 25

Betônica (*Stachys officinalis*) 90

Bétula, casca (*Betula lenta*), 209

Bibhitaki (*Terminalia belerica*), 269

Bolsa-de-pastor (*Capsella bursa-pastoris*)

Borragem (*Borago officinalis*), 91, 94, 206, 207, 235, 253, 263

Boswellia, Olíbano (*Boswellia serrata*), 21, 91, 189, 209, 235, 257, 261

Buchu (*Agathosma Betulina*), 23, 92, 219

Bupleurum, Chai Hu (*Bupleurum chinense*), 92

C

Café (*Coffea arabica*), 26, 93, 171
    ações, 26
    em rituais, 285
    enemas, 64-66, 67, 197-98, 231
    para adicionar a temperos, 145
    para asma, 245
    para deixar o vício do tabaco, 179
    para perda de peso, 272
    para saúde cognitiva, 263

Calêndula (*Calendula officinalis*), 25, 93, 94
    ações, 25, 28
    em rituais, 289
    para a saúde da mulher, 226, 230
    para animais de estimação, 289
    para crianças, 243, 244
    para saúde intestinal, 209
    pós-cirurgia, 242
    uso diário, 52, 56, 60, 83

Camomila (*Matricaria chamomilla; Chamaemelum nobile*), 13, 20, 94, 141
    ações, 20, 21, 22
    chá, 52, 54, 294, 298
    colírios, 206
    em cuidados com a pele, 237
    para a saúde da mulher, 217, 224, 228

para animais de estimação, 289
para crianças e bebês, 243, 244, 251, 252, 253, 254, 267
para cuidados de fim de vida, 274
para digestão, 185, 189, 190
uso diário, 20, 55, 57
Camu-camu (*Myrciaria dubia*), 232
Cana-de-açúcar (*Saccharum officinarum*), 16
Canela (*Cinnamomum verum*), 142
ações, 25
diabetes e, 191
em rituais, 306
na medicina de temperos, 147, 162, 163-64
para a saúde da mulher, 217, 223, 298
para crianças, 243
para fadiga, 199
para limpeza, 67
para problemas digestivos, 189
pós-cirurgia, 243
uso diário, 32, 39, 69, 95
Cânfora-de-bornéu (*Dryobalanops sumatrensis*), 256
Cannabis, maconha (*Cannabis sativa*) 94, 172
ações, 20
linimentos e pomadas, 41, 44
para dores de cabeça, 170
para endometriose, 223
para fibromialgia, 197
uso neuropático, 202
Capim-limão (*Cymbopogon; Cymbopogon citratus*), 67, 143-44

Capomo, noz-de-pão (*Brosimum alicastrum*), 24, 94-95, 225, 277
Capuchinha ou Chagas (*Tropaeolum*), 94
Caralluma (*Caralluma adscendens* var. *fimbriata*), 270
Cardamomo (*Elettaria cardamomum*), 144-45
ações, 23
como medicamento de temperos, 147, 157
em rituais, 298, 306
para fadiga, 199
para soluços, 275
uso diário, 101
Cardamomo-preto (*Alpinia oxyphylla*), 251
Cardo-bento (*Centaurea benedicta*), 24
Cardo-leiteiro, Cardo-mariano (*Silybum marianum*) 25, 95
ações, 25, 27
para a tireoide, 208
para animais de estimação, 289
para reforço do fígado, 67, 184, 193, 241, 289
Carvalho (*Quercus*), 19
Cáscara-sagrada (*Frangula purshiana*), 26, 88, 191
Cavalinha (*Equisetum*), 80, 96-97, 220
Cedro (*Cedrus*), 280, 281
Cedro-amarelo (*Cupressus nootkatensis*), 280
Centela, Gotu kola (*Centella asiatica*), 22, 24, 28, 97, 198, 207, 208, 220, 237, 257, 266
Chá preto (*Camellia sinensis*), 19, 98, 231, 237

Chá verde, matchá (*Camellia sinensis*), 98, 272
    como antioxidantes/anti-inflamatórios, 184, 188, 194
    para a pele, 237
    para a saúde da mulher, 231, 235
    para a saúde do cérebro, 266, 267
    para a saúde do coração, 257, 261
    para fadiga, 199
    para perda de peso, 272
    para suporte imunológico, 201

Chacrona (*Psychotria viridis*), 171

Chaga (*Inonotus obliquus*), 108

Chaliponga (*Diplopterys cabrerana*), 171

Chia (*Salvia hispanica*), 85, 98-99, 142, 191, 194, 266, 271

Chocolate (*Theobroma cacao*), 174
    ações, 19
    na medicina de temperos, 158-60, 161-62
    para a saúde do coração, 259, 262
    para aumentar a libido, 239
    para crianças, 247, 257
    para deixar o vício do tabaco, 179
    pós-cirurgia, 243
    uso diário, 32, 95

Cimicífuga, Cohosh preto (*Actaea racemosa*), 26, 30, 54, 99-100, 216, 275

Cipó-doce (*Gynostemma pentaphyllum*), 271

Coca, folha (*Erythroxylum coca*), 16

Coentro (*Coriandrum sativum*), 67, 68, 100, 138, 145-46, 147, 157

Coentro. Veja Cilantro, Coentro (*Coriandrum sativum*)

Cogumelo *Psilocybe mexicana*, ou teonanacatl (*Psilocybe mexicana*), 180

Cogumelo-cauda-de-peru (*Trametes versicolor*) Veja também Cogumelo-da-nuvem, ou cogumelo-cauda-de-peru (*Trametes versicolor*)

Cogumelo-da-nuvem, cogumelo-cauda-de-peru (*Trametes versicolor*), 108, 199

Cohosh azul (*Caulophyllum thalictroides*), 27, 30, 100

Cominho (*Cuminum cyminum*), 146, 148

Cominho-preto, sementes (*Nigella sativa*), 100, 148

Confrei (*Symphytum; Symphytum officinale*), 24, 28, 52, 58, 242

Copaíba (*Copaifera langsdorffii*), 100-01

Copal (*Protium copal; Bursera bipinnata; Pinus pseudostrobus; Bursera graveolens*), 280

Cordyceps (*Cordyceps*), 19, 108, 209

Corydalis (*Corydalis yanhusuo; Corydalis cava*), 20, 101

Couve Espinafre (cultivar de *Brassica oleracea*), 24

Cravo-da-índia, cravo (*Syzygium aromaticum*), 52, 140, 147, 148-49, 199, 243, 282

Curry, folhas (*Murraya Koenigii*), 194

D

Damasco, caroço (*Prunus armeniaca*), 57

Damiana (*Turnera diffusa*), 19, 25, 102, 234, 239, 302-03

Dedaleira-chinesa, raiz (*Rehmannia glutinosa*), 102

Dente-de-leão (*Taraxacum campylodes*), 102
    ações,19, 22
    para a saúde da mulher, 218
    para o fígado, 183, 193, 231
    para reforço do sistema autoimune, 209, 210
    para uso diário, 89, 94
    pós-cirurgia, 243

Desmódio (*Desmodium*; *Desmodium gangeticum*), 257

Dulce (*Palmaria palmata*), 123

E

Efedra, Ma huang (*Ephedra sinica*), 54

Eleutério, ginseng-siberiano (*Eleutherococcus senticosus*), 19, 103, 208

Endro, Aneto (*Anethum graveolens*), 63, 149-50

Epimedium (*Epimedium*; *Epimedium sagittatum*), 234, 239

Equinácea (*Echinacea*; *Echinacea purpurea*), 25, 30, 38, 54, 74, 103-04, 203, 204, 205, 219, 243

Erva-caril (*Helichrysum italicum*), 274

Erva-cidreira (*Melissa officinalis*), 20, 104, 228, 243, 252, 267, 294

Erva-da-mulher (*Montanoa tomentosa*), 24

Erva-de-são-joão (*Hypericum perforatum*), 174-75
    ações, 5, 10, 156 20, 26, 61
    cirurgia e, 241, 242
    para ansiedade, 267
    para crianças, 248
    para dores de cabeça, 213
    para reforço da bexiga, 220
    para saúde do cérebro, 266
    uso diário, 61

Erva-doce americana, *sweetgrass* (*Hierochloe odorata*), 281

Erva-doce, anis (*Pimpinella anisum*), 23, 150

Escutelária, americana (*Scutellaria lateriflora*), 20, 21, 27, 28, 104, 199, 257

Escutelária, chinesa (*Scutellaria baicalensis*), 104, 246

Espinafre (*Spinacia oleracea*),24, 66, 121

Espinheiro-alvar, folha e baga (*Crataegus*), 22, 25, 28, 61, 105, 257, 261, 262

Espinheiro-do-mar, semente e frutos (*Elaeagnus rhamnoides*), 206

Eufrásia (*Euphrasia*), 20, 31, 105, 106, 206

F

Falso unicórnio, raiz (*Chamaelirium luteum*), 31

Feno-grego (*Trigonella foenum-graecum*), 24, 36-37, 106, 139-40, 194, 225, 233, 243

Ficária, quelidônia-menor (*Ficaria verna*), 97

Figueira, frutos e folhas (*Ficus carica*), 106, 207

Figueira-da-índia, Cacto nopale (*Opuntia ficus-indica*), 270

Figueira-do-diabo (*Datura stramonium*), 215

Fitolaca (*Phytolacca americana*), 230

Flor-de-lótus (*Nelumbo nucifera*), 287

Framboesa, folha (*Rubus idaeus*), 19, 27, 52, 56, 96, 107, 110, 120, 188, 224, 226, 298

Freixo-branco (*Fraxinus americana*), 226

Funcho (*Foeniculum vulgare*), 151
    na medicina de temperos, 139, 147
    para digestão, 146, 189, 248-49
    uso diário, 36, 63

G

Gatária, Erva-de-gato (*Nepeta cataria*) 23, 106

Genciana, raiz (*Gentiana lutea*), 19, 23, 186, 187

Gengibre (*Zingiber officinale*), 152
    ações, 20, 24
    com plantas espirituais 174
    em rituais, 298, 299, 302
    na detoxificação 63, 68, 69, 70, 184, 186, 243
    na medicina de temperos, 164, 144
    para a saúde da mulher, 217, 224, 233
    para a saúde do cérebro, 266
    para a saúde do coração, 258, 261
    para doenças autoimunes, 210, 211
    para suporte imunológico, 86-87, 92
    uso diário, 32, 40, 43, 53, 60

Gergelim (*Sesamum indicum*), 39, 68, 162, 163, 204, 206, 227, 236, 273, 277

Ginkgo (*Ginkgo biloba*), 24, 108-09, 188, 241, 263

Ginseng americano (*Panax quinquefolius*), 31, 109

Ginseng, Ginseng coreano (*Panax; Panax ginseng*), 18, 19, 26, 83, 86, 109, 198, 239 Veja também Ginseng americano (*Panax quinquefolius*); Eleutério, ginseng-siberiano (*Therococcus senticosus*)

Ginseng-siberiano. Veja Eleutério, Ginseng-siberiano (*Eleutherococcus senticosus*)

Glória-da-manhã (*Rivea corymbosa; Ipomoea violacea* ou *tricolor; Convolvulaceae*), 175

Goji berry (*Lycium barbarum; Lycium chinense*), 263

Grama de cavalo (*Macrotyloma uniflorum*), 21

Griffonia (*Griffonia simplicifolia*), 260, 261

Groselha-da-índia (*Phyllanthus emblica*), 201, 237

Gymnema (*Gymnema sylvestre*), 110, 193

H

Hamamélis (*Hamamelis; Hamamelis virginiana*), 41, 53, 56, 110

Haritaki, mirabolano (*Terminalia chebula; Phyllanthus emblica; Terminalia bellirica*), 119, 264, 269

Helênio, Erva-campeira, Ínula (*Inula helenium*), 24, 54, 112-13
Hera (*Hedera helix*), 31
Hera venenosa (*Radicans toxicodendron*), 53, 82
Hibisco (*Hibiscus sabdariffa*) Veja Vinagreira, Hibisco (*Hibiscus sabdariffa*)
Hidraste (*Hydrastis canadensis*), 20, 22, 24, 31, 59, 111, 132, 204
Hissopo (*Hyssopus officinalis*), 21, 54, 112
Ho Shou Wu, Polígono (*Polygonum*), 31
Hortelã-pimenta (*Mentha piperita*), 119
    ações, 20, 22, 26
    para a saúde da mulher, 217
    para cuidados de fim de vida, 274
    para problemas digestivos, 145
    uso diário, 47, 57, 66
Hortênsia, raiz (*Hydrangea arborescens*), 21
Huauzontle (*Chenopodium nuttalliae*), 155

I

Iboga (*Tabernanthe iboga*), 175
Inhame (*Dioscorea villosa*), 26, 112
Inhame chinês (*Dioscorea oppositifolia*), 251
Ioimba, Pau-de-cabinda (*Pausinystalia yohimbe*), 19
Ipeca (*Carapichea ipecacuanha*), 24

J

Jojoba (*Simmondsia chinensis*), 57
Juba-de-leão (*Hericium erinaceus*), 108, 266
Jujuba-chinesa (*Ziziphus jujuba*), 259

K

Kava kava, Kava (*Piper methysticum*), 175
    ações, 25, 26
    adquirir, 30, 74
    em rituais, 306
    para ansiedade, 257
    para dor, 220
    para dormir, 196
    uso diário, 52, 54
Kelp (algas da ordem *Laminariales*), 67, 123, 314
Khella (*Ammi Visnaga*), 246, 247
Kombu (*Saccharina*), 123, 204, 291, 314
Kratom (*Mitragyna speciosa*), 170, 176-77
Kudzu (*Pueraria montana* var. *lobata*), 20, 31, 113

L

Labaça-crespa (*Rumex crispus*), 53, 113
Lavanda (*Lavandula angustifolia*), 114
    ações, 22, 26, 54
    em rituais, 294, 296, 297, 300
    para a cessação da dependência do tabaco, 179
    para a saúde da mulher, 226
    para crianças, 243, 251, 252, 255
    para cuidados de fim de vida, 224
    uso diário, 34, 37
Lentilha (*Lens culinaris*), 140, 146, 290, 291
Levístico (*Levisticum officinale*), 23
Lindera (*Lindera aggregata*), 251
Linho (*Linum usitatissimum*), 114

ações, 26, 194
em máscara facial 237
para a saúde do cérebro, 263
para crianças, 244
para diabetes, tipo 2, 193
uso diário, 42, 109, 11763, 142, 151
Lobélia (*Lobelia inflata*), 21, 24, 54, 114-15, 179, 275
Lomatium (*Lomatium dissectum*), 31
Lúpulo (*Humulus lupulus*),21, 27, 115, 176, 196, 197, 214, 228, 232, 234, 267, 310

M

Maca-peruana (*Lepidium meyenii*), 19, 102, 115, 239, 240, 277
Madressilva (*Lonicera periclymenum*), 115
Magnólia, casca (*Magnolia officinalis*), 266
Maitake (*Grifola frondosa*), 108, 204
Malva-branca (*Althaea officinalis*), 20, 93
Mamão (*Carica papaya*), 22, 49-50, 60
Manga africana (*Irvingia gabonensis*), 271
Manjericão, Basílico (*Ocimum basilicum*), 152, 153, 154, 294
Manjericão-santo, tulsi (*Ocimum tenuiflorum*), 22, 28, 117, 118
Manjerona (*Origanum majorana*), 154-55, 292
Maracujá, flor (*Passiflora; Passiflora edulis; Passiflora caerulea; Passiflora incarnata*), 177
    ações, 21, 26, 54, 198para ajudar o sono, 53, 99, 256
    para ansiedade, 177
    para crianças, 257para o vício do tabaco, 179
    uso diário, 54, 100
Marapuama (*Ptychopetalum olacoides*), 257
Mastruz, erva-de-santa-maria (*Disphania ambrosioides*), 155, 183, 257
Matchá *Veja* Chá verde (*Camellia sinensis*)
Matricária, Tanacteto (*Tanacetum parthenium*), 118, 214
Meimendro (*Hyoscyamus niger*), 215
Melaleuca, Árvore-do-chá (*Melaleuca alternifolia*), 21, 52, 56, 66
Melão-de-são-caetano, melão amargo (*Momordica charantia*), 25, 193, 199
Mentas (*Lamiaceae*), 74, 93, 108, 112, 119, 243. *Veja também* Erva-de-gato (*Nepeta cataria*); Hissopo (*Hyssopus officinalis*); Hortelã (*Mentha piperita*); Sálvia (*Salvia divinorum*)
Meshimakobu, cogumelo-casco-preto (*Phellinus linteus*), 108
Milefólio, mil-folhas (*Achillea millefolium*), 119
    ações, 19, 20, 21, 23, 25, 28em rituais, 287
    pós-cirurgia, 242
    pós-parto, 226
    uso diário, 52, 53, 59, 61, 93
Mirra (*Commiphora; Commiphora myrrha*), 21, 25, 39, 54, 275, 281-82, 283
Mirtilo americano, folha (*Vaccinium angustifolium; Vaccinium corymbosum*), 120

Mirtilo europeu, Bilberry (*Vaccinium myrtillus*), 120
Mitchella, bagas de (*Mitchella repens*), 27, 121
Moringa (*Moringa oleifera*), 121
Morugem (*Stellaria media*), 121
Mostarda, sementes (*Brassica Juncea; Brassica nigra; Sinapis alba*), 27, 122, 149, 155-56, 164, 213, 243, 245
Musgo-chinês (*Huperzia serrata*), 266

N

Não-me-toques (*Impatiens capensis*), 53
Napa (repolho chinês) (*Brassica Rapa; Brassica Rapa* subsp. *pekinensis*), 204
Nim, Amargosa (*Azadirachta indica*), 194
Nori (*Pyropia*), 123
Noz-moscada (*Myristica fragrans*), 95, 147, 160, 298
Noz-preta, nogueira-preta (*Juglans nigra*), 22

O

Olíbano, Franquincenso, Boswellia (*Boswellia; Boswellia sacra*), 281. *Veja também* Boswellia, Olíbano (*Boswellia serrata*)
Oliveira, folha (*Olea europaea*), 21, 199
Olmo-vermelho (*Ulmus rubra*), 122
    ações, 23, 24
    para crianças e bebês, 244
    para problemas digestivos, 189
    uso diário, 43, 52, 50, 122
Orégano (*Origanum vulgare*), 22, 46, 63, 156, 163, 207, 294, 310
Orégano-mexicano (*Lippia graveolens*), 156, 162
Orquídea sapatinho (*Cypripedium*), 31
Osha, raiz (*Ligusticum; Ligusticum porteri*), 31, 124-25, 204
Oxicoco, Cranberry (*Vaccinium oxycoccos*), 122, 219

P

Papoula (*Eschscholzia californica*). *Veja* Papoula-da-califórnia (*Eschscholzia californica*)
Papoula-da-califórnia (*Eschscholzia californica*), 27, 52, 54, 101, 223, 243
Páprica, pimentão (*Capsicum annuum*), 156-57
Pau-santo, *palo santo* (*Bursera graveolens*), 274, 282
Peiote (*Lophophora williamsii*), 31, 44, 169, 177
Peônia-branca, raiz (*Paeonia lactiflora*), 210, 216, 222-23
Pera Williams (cultivar de *Pyrus communis*), 306
Pervinca, vinca (*Vinca menor*), 263
Pimenta-caiena (*Capsicum annuum*), 158
    ações, 25
    em rituais, 286
    na medicina dos temperos, 147, 157, 164
    para apoio imunológico, 204
    para aumentar a circulação, 243
    para crianças, 244

para diminuir a inflamação, 211

para fadiga, 199

para perda de peso, 270, 272

uso diário, 32, 40, 52, 54, 56, 70, 78, 275

Pimenta-da-jamaica (*Pimenta dioica*), 160-64

Pimenta-de-pássaro-africano (*Capsicum frutescens*), 286

Pinheiro, casca; Pinheiro-bravo francês, casca (*Pinus pinaster*), 218

Piscídia, corniso-jamaicano, timbó (*Piscidia piscipula*), 25, 130

Prímula, óleo (*Oenothera biennis*), 124

para a saúde do intestino, 188, 189

para crianças, 253

para ganhar peso, 273

para problemas sexuais, 239, 240

para reforço à vesícula biliar, 220

para reforço do sistema autoimune, 205, 207

para saúde do cérebro, 263

para saúde óssea, 234

para suporte hormonal, 232

Prunela, cura-tudo (*Prunella vulgaris*), 124

Psyllium, casca (*Plantago indica*), 26, 69, 191

Q

Quebra-pedra (*Phyllanthus niruri*), 21

Quinoa (*Chenopodium quinoa*), 155

R

Raiz-da-rainha, Stillingia (*Stillingia sylvatica*), 125

Raiz-de-culver, Raiz-preta (*Veronicastrum virginicum*), 125

Raiz-forte (*Armoracia rusticana*), 27, 70, 164-65

Reishi (*Ganoderma*), 25, 87, 108, 199, 203, 209, 241 Repolho-gambá (*Symplocarpus foetidus*), 21, 54, 275

Rodiola (*Sedum roseum*), 125-26, 198, 257, 266

Romã (*Punica granatum*), 258-59, 261, 266, 296

Rosa-de-gueldres, bola-de-neve (*Viburnum opulus*), 26, 90, 217

Rosas (*Rosa*), 34, 38, 61, 94, 174, 217, 275

Ruibarbo (*Rheum rhabarbarum*), 26

S

Saboeiro (*Sapindus*), 126

Sabugueiro (*Sambucus; Sambucus nigra*), 126-27

Salgueiro-branco (*Salix alba*), 16, 20, 21, 22, 52, 57, 59, 127, 209, 241 Salsão, Aipo (*Apium graveolens*), 23, 66, 87, 136, 150, 210, 272, 291

Salsaparrilha, jamaicana (*Smilax ornata*); Salsaparrilha, mexicana (*Smilax aristolochiifolia*), 127, 210

Salsinha (*Petroselinum crispum*), 23, 81, 87

Sálvia (*Salvia divinorum*), 177

Sálvia (*Salvia*; *Salvia officinalis*), 22, 43, 127-28, 264. *Veja também* Sálvia-branca (*Salvia apiana*)

Sálvia-branca (*Salvia apiana*), 127, 282

Salvia-espanhola (*Salvia officinalis* subsp. *lavandulifolia*), 254

Sálvia-vermelha (*Salvia miltiorrhiza*), 234, 264

Sândalo (*Santalum*), 282

Sangre de grado, ou Sangue-de-dragão (*Croton lechleri*), 214

Sanguinária-do-canadá (*Sanguinaria canadensis*), 31

Sanhaçaiba (*Psychotria carthagenensis*), 171

Schisandra (*Schisandra chinensis*), 25, 116, 198, 203

Seda de milho, Cabelo de milho (*Zea mays*), 23, 92, 93, 219, 220

Segurelha (*Satureja hortensis*; *Satureja montana*), 165

Sene ou Cássia (*Senna alexandrina*; *Senna alata*), 26, 88, 128, 191

Shatavari (*Asparagus racemosus*), 24, 128, 240

Shiitake (*Lentinula edodes*), 87, 90, 108, 203, 204, 241, 291Soja (*Glycine max*), 128-29, 149, 262Solanácea (*Solanaceae*), 70, 178, 215

T

Tabaco (*Nicotiana tabacum*), 178-79, 281

Taboa, Capim-de-esteira (*Typha latifolia*), 129

Tamarindo (*Tamarindus indica*), 130, 165

Tanaceto (*Tanacetum vulgare*), 21

Tanchagem, Plantago (*Plantago*; *Plantago major*), 13, 31, 130

ações, 19

pós-cirurgia, 242

uso diário, 49, 52, 53, 60

Tomilho (*Thymus vulgaris*), 20, 24, 54, 131, 164, 166, 243, 290, 291-92

Trevo, trifólio (*Trifolium*), 68, 94. *Veja também* Trevo-vermelho (*Trifolium pratense*)

Trevo-vermelho (*Trifolium pratense*) 80, 131

U

Ulmária (*Filipendula ulmaria*), 56, 57, 59, 60

Unha-de-gato, casca (*Uncaria tomentosa*), 210

Unha-do-diabo (*Harpagophytum procumbens*), 131, 210

Urtiga (*Urtica dioica*) *Veja* Urtiga (*Urtica*)

Urtiga (*Urtica*), 25, 27, 53, 54, 80, 113, 131-32, 199, 224

Usnea (*Usnea*), 88, 219

Uva-do-oregon, raiz (*Berberis aquifolium*), 22, 23, 59, 96, 111, 132, 184-85, 222

Uva-ursina, Bearberry (*Arctostaphylos uva-ursi*), 19, 92, 114, 132, 219

V

Valeriana (*Valeriana officinalis*) 27, 179

ações, 27
para animais de estimação, 179
para apoio à bexiga, 221
para insônia e ansiedade, 99, 176, 196, 267, 301

Verbasco (*Verbascum thapsus*), 20, 27, 43, 52, 93, 133, 248

Verbena (*Verbena officinalis*), 133, 156, 228, 287

Viburno (*Viburnum prunifolium*), 133-34

Videira-trovão-de-deus (*Tripterygium wilfordii*), 207

Vinagreira, Hibisco (*Hibiscus sabdariffa*), 60, 110

Visco (*Viscum album*), 24

W

Wakame (*Undaria pinnatifida*), 123

Y

Yuan zhi (*Polygala tenuifolia*), 266

Z

Zacatechichi, Erva-do-sonho (*Calea zacatechichi*), 301

Zebrina ou Lambari (*Tradescantia zebrina*), 49

Zimbro, bagas (*Juniperus; Juniperus communis*), 92, 134

ÍNDICE REMISSIVO

A

abacates, 259
Abandonar vício. *Veja* abuso de substâncias
abobrinhas, 87
abuso de substâncias, 109, 179-80, 194-95
    álcool, 20, 116, 295
    nicotina, 115, 178, 179, 235
acidez estomacal, 142, 185, 186
ácido gama linolênico (GLA), 59, 72, 205 91, 253
ácido hialurônico 235, 236, 237
acne, 93, 124, 126, 166, 235
açúcar de coco, 113
açúcar mascavo, 164
acupuntura, 203, 205, 228, 236
adaptógenos, 12, 195, 250, 263
    ervas 84, 203, 276
    especiarias, 149
    Extrato Adaptogênico para Hipoativos Tireoide, 208
    fungos, 107
    para a função cerebral, 265
    para a menopausa, 232
    para a saúde do coração, 259
    para estresse, 195
    para fadiga, 198-99
    para herpes, 202-03
    Smoothie de Mocha para a Asma, 247
    Sopa Restauradora de Alecrim/Tomilho, 291
adstringentes uterinos, 19
adstringentes, 19
    ervas, 74, 77, 82, 90, 110, 111, 120, 121, 130, 133, 134
    especiarias, 146
afrodisíacos, 19, 76, 85, 102, 127, 133, 136, 179
água de rosas, 174
agulhas de coníferas, 211-12
ajuda para o sono, 27, 53, 59, 141, 172, 180
alergias, 42, 7554, 107
    às ervas, 17
    de alimentos, 188, 247, 255
    ervas e especiarias para, 106, 108, 121, 124, 144

na Medicina Chinesa, 108-09
sistema imunológico e, 199
algas/plantas marinhas, 67-68, 123
alucinógenos, 169, 175, 215
amamentação, .17, 73, 99, 121, 150, 224, 225, 228, 229, 230, 264 *Veja também* galactagogos; lactação
amar a si própria, 283
ameixas, 69, 191
amêndoas 159, 160, 162, 258, 259, 263
aminoácidos, em pó, 277
amnésicas, 215
analgésicos, 216, 17, 20,
    ervas, 57, 68-9, 70, 74, 81, 90, 101, 102, 10375, 84, 101
    especiarias, 148
    mirra como, 281
    moxabustão como, 84
    para dentição, 252
    para doenças autoimunes, 209-10
    para dores de cabeça, 84, 119, 213
    para endometriose, 223
    para herpes, 202
    plantas espirituais, 137
análise organoléptica, 74
anemia, 80, 106, 114, 151, 206, 209
angina, 113
anódinos. *Veja* analgésicos
ansiedade, 98, 267
    aguda, 54
    asma e, 246
    causas de, 171-72

colesterol e, 262
crônica, 194-95
dores de barriga e, 248-49
em crianças, 253
ervas para, 90, 99, 102, 104, 115, 125, 133
especiarias para, 124, 125, 127143-42,
Meu Banho Favorito de Vinagre e Ervas, 34
óleos essenciais para, 274
plantas espirituais para, 134, 136, 138-39, 140 173, 174, 175, 180
pós-parto, 227-28
saúde sexual e, 237
ansiolíticos, 17, 28, 98, 118, 148, 177, 259
antibióticos, 38, 45, 80, 132, 207, 219, 221, 248
anticatarrais, 20
antidepressivos 17, 118, 126, 148, 136, 171, 174, 233, 238. *Veja também* inibidores seletivos da recaptação da serotonina (SSRI)
antidipsotrópica, 20
antieméticos, 20, 214
antiespasmódicos uterinos, 90, 223
antiespasmódicos, 54, 55, 56, 61, 106, 221
    ervas, 102, 112, 114, 130, 136,
    especiairias, 136, 141, 144 *Veja também* uterinos antiespasmódicos
    para bexiga hiperativa, 220
    para soluços, 225275
    primeiros socorros, uso de, 54

Técnica de Relaxamento Antiespasmódico Perineal, 54-55, 275
antifúngicos, 21
    cedro, 280
    ervas 42, 80, 88, 134, 209
    especiairias, 141, 142, 143, 150, 156
    para infecções por cândida, 221
anti-helmínticos, 21, 56, 133, 155
anti-hemorrágicas, 21
anti-inflamatórias, 21
    ervas, 76, 81-82, 88, 91-92, 111, 112, 118, 119, 120, 121,100, 127, 130, 131,especiarias, 140, 141, 143, 146, 148, 152, 155
    fungos, 107
    hematomas e, 76
    para Alzheimer, 265
    para artrite reumatoide, 207
    para doenças autoimunes, 205
    para equilíbrio de peso, 270
    para fadiga, 198-99
    para fibromialgia, 197
    para herpes, 202
    para PCOS, 222
antilíticas, 21
antimicrobianos, 22, 56, 88, 110, 134, 137, 143, 145
antioxidantes, 194
    ervas, 67, 76, 78, 79, 95, 98, 101, 104, 110, 117, 120, 271
    especiarias, 136, 152-53, 156, 174
    fermentação e, 39
    frutas, 184, 191, 232, 260
    fungos, 107
    no chá, 98, 255, 308
    no mel, 38
    plantas marinhas, 123
antiparasitárias, 21
antipiréticas/febrífugas, 22, 77, 84, 108, 282
antissépticos
    ervas 61, 83, 75, 120, 134
    especiarias, 141, 148, 156, 165
    mirra como, 281
    sálvia, queimando como, 282
antivirais, 38, 39, 79, 104, 105, 107, 124, 126, 199, 200, 203
aperientes, 22, 26
apetite
    redutores de, 42, 82, 115, 119, 166
    estimuladores de, 19, 22, 99, 124, 127, 142
apiterapia (injeções de veneno de abelha), 230
Armagnac, 69, 303
aromáticos, 22, 82, 102, 136, 144, 146, 150, 152
arteriosclerose, 79
articulações, 128, 160
    dor em, 41, 104, 107, 154, 160, 210
    solanáceas e, 70
    tratamentos tópicos, 41, 210, 211
    Veja também artrite
artrite reumatoide, 83, 91, 101, 124, 134, 137, 205, 207, 209

artrite, 83, 91, 99, 119, 131, 136, 143, 149, 154, 177, 235, 282. *Veja também* osteoartrite; artrite reumatoide
asma, 56, 246
    antiespasmódicos para, 54
    na Medicina Chinesa, 108
    nas crianças, 246-47
    tratamento, 103. 108, 112, 114
aspartame, 256
Associação Nacional de Desintoxicação por Acupuntura, 179
autismo, 253, 255-56
autoconsciência, 178
autocuidados, 170, 195, 197, 198, 200, 213, 214, 217, 228, 229
azeite de oliva, 81, 138, 157, 273
    em molhos para saladas, 94, 148, 258
    em pesto, 145, 153, 258
    Maionese de Endro Caseiro, 149
    para a saúde cognitiva, 263
    para a vesícula biliar, 183
    por infusão, 32
    usos tópicos de, 41, 44, 210-11, 248

B

balanço, 249, 254, 255, 274
bananas, 139, 148, 149, 150, 192-93, 223179, 189, 190, 239, 273,
banhos/imersões, 34
    algas, 123
    bálsamo, 75
    Banho de Assento com Calêndula e Tanchagem, 242
    Banho de Assento Pós-parto, 226
    escalda-pés de mostarda, 213
    Meu Banho de Ervas Favorito, 34
    Meu Banho Favorito de Vinagre e Ervas, 47
    para depressão, 198
    para dismenorreia, 217
    vinagre de maçã, 246
batata-doce, 87
Batatas, Cúrcuma Amchoor, 138
bebês
    assaduras de fralda, 6193
    cólicas 121, 204138, 149
    dentição, 252
    pré-termo, 59
bebidas
    Água de Tamarindo, 106Bebida Autoimune, 210
    Bhang Lassi com Óleo CBD, 173
    Chocolate Quente com Pimenta-Caiena, 158
    Café com Cardamomo e Açafrão, 145
    Café com Manteiga, Canela e Cúrcuma, 143
    Café de Arruda, 286
    Café de Capomo, 95, 277
    Caliente Curación (Cura Quente), 70
    Conhaque de Damiana, 302
    Fermentado para Menopausa, 187
    Ginger Ale de Capim-limão, Picante, 144

Kava Quente com Coco, 306
Leite de Aveia Fresco, 87
Leite Dourado, 101, 189
Licor de Anis, 151
Suco de Maçã com Manjericão, 153
Veja também cordiais / elixires; *smoothies*; chás

bentonita, 52, 58, 190

bexiga, 54, 122, 131, 218, 219, 220, 224 *Veja também* cistite intersticial; infecções do trato urinário (ITUs)

bile, função da, 183

Binômios latinos, uso de, 13

biomedicina, 15

bochecho de óleo, 39, 206

brandy e conhaque, 69, 302-03 *Veja também* Armagnac

brócolis, 67, 68, 201, 256, 263

bronquite
    antiespasmódicos para, 54
    ervas para 77, 80, 91, 91, 103, 108
    especiarias para, 113, 124, 128, 129-30143, 164, 166
    na Medicina Chinesa, 108
    nas crianças, 244
    Oximel para a Saúde da Função Respiratória, 43
    Pasta de Anis para os Brônquios e Licor de Anis, 151

C

cabelo, 49, 84, 98, 107, 123, 137, 161, 166, 208

cacau em pó, 85, 158, 239, 247, 259

cães, 96, 134, 289, 304

caldo de galinha 81, 87, 140, 190, 245, 246

caldo de osso, 89, 291

caldo de vegetais, 81, 204

canabidiol (CBD), 52, 172, 197, 214, 223, 312

câncer cervical, 200, 201

câncer de mama, 18, 100, 228-29

câncer, 3, 155, 19218, 197, 238
    algas marinhas para, 123
    dor de, 64
    ervas para, 75, 98
    especiarias para, 148, 155-56
    fungos para, 107
    plantas espirituais para, 172
    soja e, 128
    Veja também câncer de mama; câncer cervical

cardiotônicos, 22, 28

carminativos, 23
    ervas 165, 166
    especiarias, 136, 144, 145, 146, 150

carvão, ativado, 52, 58, 59, 289

catarata, 108, 120

cebolas, 57, 64, 67, 70, 81, 87, 140, 146, 157, 162-63, 201, 204, 221, 246, 258, 291

cebolinha, 68

cegueira noturna, 120

cenouras, 68, 87, 124, 258
Cereboost, 109
cerejas, 117, 152141-42, 194
chás, 24, 28, 3229, 34, 35
    Ameixa, 191
    Apoio à Bexiga, 220
    Apoio à Amamentação, 225
    Chá da Casca do Olmo-vermelho, 122, 190
    Chá da Deusa do Fluxo Lunar, 298
    Chá de Canela, 143
    Chá de Rosela/Água de Jamaica, 111
    Chá e Ameixas Lapsang Souchong, 69
    Chá da Menopausa, 80
    Chá para Gases Intestinais, 82
    Damiana, 303
    erva-doce e camomila, 141, 189
    Guan Yin, ou Oolong da Deusa de Ferro, 308
    Memória de Sálvia do Meio-dia, 264
    Memória Haritaki para o Meio da Manhã, no *kit* de primeiros socorros, 51
    para infecção do trato urinário, 92
    Pimenta-da-jamaica, 105161
choque, 56
ciática, 156
ciclos biológicos, 62
circulação, 27, 38, 41, 56, 83, 101, 112, 121, 124, 158, 193, 243, 261
    cirurgia, 176, 197, 242
cistite intersticial, 75, 121, 129, 132, 218, 219, 220

coco, 85, 159
coenzima 5-HTP, 213, 214
coenzima Q10, 199
colágeno em pó, 111, 189, 234, 247, 273
colagogas, 23
coleréticas, 23
colesterol, 262
    ervas para, 79, 80, 105, 106, 107, 110, 114, 151, 265, 271
    especiarias para, 152, 166
colite ulcerosa, 101
colite, 101, 122, 185, 188, 282
cólon, 26, 43, 64, 67, 68, 183, 189, 191, 249
companheiros animais, 288-89, 304. *Veja também* gatos; cães
compressas, 77
    amamentação e, 225, 229
    Arnica, 211
    olhos, 105
    para cólicas menstruais, 216
comprimidos de clorofila, 52, 59, 186-87
condicionamento corporal, 267-68
constipação, 106, 120, 125, 128, 138, 143
controle de açúcar da glicemia no sangue, 193, 235
    condicionamento corporal e, 267-68
    ervas para, 98-99, 102, 106, 107,
    especiarias para, 109, 142, 156, 165-66
    estágios de desequilíbrio, 191-92
    osteoartrite e, 234
    Veja também diabetes
Coquetel de Myer IV, 199

cordiais/elixires, 35-36
    Camomila, 254
    Cordial de Magnólia-chinesa, 116
    Meu Cordial de Erva-doce Favorito, 36
creme de coco, 58, 99, 142, 259, 306
Creme para neuropatia Zostrix, 202
creme, leite integral, 298
crianças
    ansiedade em, 104
    asma em, 246-47
    diarreia em, 190
    dores de barriga em, 248-49
    ervas e especiarias seguras para, 44-45, 46, 112, 136, 145, 177, 242-43
    ervas não adequadas para, 134
    infecções no ouvido em, 93, 247-48
    problemas de sono de, 249-50
    problemas respiratórios em, 244-47
    saúde mental de, 253-57
    tratamento para veneno, 60
    trauma e, 181-82
    Veja também bebês
Cristianismo 281
cuidadores, apoio dos, 276
cuidados com a pele, 24
    creme para, 38
    fungos para, 107
    ervas para 87, 89, 93, 117, 124
    inflamação, 76, 96, 126, 130
    regeneradores, 97
    especiarias para, 141, 156
Curador ferido, 195, 277

D

damascos, 162-63
demência, 62, 101, 186, 262, 265, 266, 276
demulcentes, 23, 117, 133
depressão, 59, 64, 66, 75, 197-98
    ervas ayurvédicas para, 91
    Medicina Chinesa para, 120
    Meu Banho Favorito de Vinagre e Ervas, 47
    plantas espirituais para, 170, 172, 173
    pós-parto, 227-28
    sono e, 195
    tratamento, 114, 126, 133
    trauma e, 182, 194
    Veja também antidepressivos
depurativos, 23
dermatites
    atópica, 132
    de contato, 17, 97, 118
desidratação, 56, 212, 218, 260, 272
desintoxicação, 89, 113, 125
    bochecho de óleo, 39
    limpeza de inverno, 70
    limpeza de outono, 68
    limpeza de primavera, 62
    limpeza de verão, 68
    papel da pele em, 235
    para Alzheimer, 266
    por Algas Marinhas, 123
diabetes, 155-56, 160, 171-72, 260
    tipo 1, 205
    tipo 2, 16, 77, 102, 109, 110, 187, 191-93

Veja também regulação de açúcar no sangue
diaforética, 38, 84, 108, 112, 125, 133, 136
diarreia, 190
    ervas para, 56, 77, 93, 104, 120, 121,
    especiarias para, 140-41, 142, 165
digestão, 19, 23, 117
    autismo e, 253
    Chá de Polaridade Ayuruvédica, 63, 246
    ervas para 106, 112, 119, 122, 127, 132
    especiarias para, 137, 141, 146, 148, 150, 151, 154, 156, 165
    estágios de, 183
    estimulantes, 24, 111, 142-43
    estresse e, 185-86
    fermentação e, 39
    fungos para, 107
    Meu Cordial de Erva-doce Favorito, 36
    óleos essenciais para, 274
    trauma e, 182
    Veja também indigestão; náusea
    vomitar, 20, 24, 77
dimetiltriptamina (DMT), 171
disenteria, 54, 99
displasia cervical, 200-01,
distúrbios alimentares, 172, 182, 195
distúrbios do humor, 107
distúrbios do sono, 172-73, 179, 196, 231. *Veja também* insônia
distúrbios neurológicos, 101, 206 *Veja também doença* de Parkinson
diuréticos, 23, 272

ervas, 77, 82, 84, 89, 92, 96, 110, 122, 131, 166
especiarias, 136, 139, 164
doença cardíaca, 77, 107 *Veja também* doença cardiovascular
doença cardiovascular, 119, 206, 207, 257, 260, 269
doença celíaca, 189, 205, 206
doença de Alzheimer, 98, 104, 192, 262, 265
doença de Crohn, 91, 188
doença de Parkinson, 98, 101, 102, 172, 176
doença do refluxo gastroesofágico (GERD), 59, 79, 137, 185
doença inflamatória do cólon, 64, 188-89
doença pulmonar, 133
doenças autoimunes, 4, 59, 74, 162-63 19, 205, 208
    contraindicação para, 271
    estresse e, 181, 194
    saúde intestinal e, 188-89
    sistema imunológico e, 199
    tratamentos internos, 209-10
    tratamentos tópicos, 211
doenças respiratórias, 23, 24
    antiespasmódicos para, 54
    congestão, 38, 119, 158, 160
    ervas para 103, 105, 112, 119, 133
    especiarias para, 137, 150
    papilomatose respiratória, 201
    superior, 20, 86, 112, 124
    Veja também bronquite; resfriados; gripe; pneumonia

dor abdominal, 101, 112
dor de dente, 57, 117, 149
dor de estômago, 57, 112, 122, 141, 149, 161
. *Veja também* náusea
dor, 22, 68, 73, 82, 92, 96-7, 10241, 84, 100-01, 104-05, 106, 112, 114
    crônica, 173, 185, 195
    de dente, 117
    depressão e, 197-98
    musculoesquelética, 101
    nas costas, 125
    neuropática, 155-56
    óleos essenciais para, 274-75
    plantas espirituais para, 170-74
dores de barriga. *Veja* dor de estômago
dores de cabeça, 75, 84, 118, 119, 130, 144, 149, 212, 213 *Veja também* enxaquecas
dores de garganta, 127, 133, 137, 144, 154, 166, 243, 244
dores de ouvido/infecções de ouvido, 57, 153, 247

E

eczema, 76, 93, 110, 121, 124, 131, 137, 141, 235
edema, 79, 93, 96, 124, 183, 272
emenagogas, 24
    ervas, 77, 82, 84, 112, 118, 121, 128
    especiarias, 137, 155
    para amenorreia, 172216
eméticas, 24, 114
emolientes, 24, 106, 206

endometriose, 223
enemas
    café, 64-65, 67, 172, 197, 231
    plantas espirituais 169, 178
enjoo de viagem, 20
enteógenos, 12, 170, 171
enurese, 251
envenenamento, 24, 58, 59, 289
    Veja também intoxicação alimentar
enxaquecas, 54, 118, 172, 213-14
epigenética, 269
epilepsia, 116, 173
equipamento, 33
ervas amargas, 7, 56, 70, 78, 80, 89, 92, 103 143-4419, 85,
    em rituais, 285
    especiarias como, 136
    para desintoxicação, 63-64
    para doenças autoimunes, 209
    para dores de estômago, 57
ervas moduladoras de hormônios, 26
ervilhas, secas, 290-91
esclerose múltipla, 205
escopolamina, 215
espasmolítico. *Ver* antiespasmódicos
estabilizadores do humor, 198
estatinas, 262
esteatose hepática, 95, 148
estévia, 69, 96, 100, 111, 142, 158, 159, 166, 189, 237, 240, 247, 259, 267, 271, 272, 277, 306
estimulantes uterinos, 100

estimulantes, 16, 24, 25
    ervas, 63, 98, 111, 114, 121, 132
    especiarias, 136, 148, 151-52, 158, 164
    plantas espirituais, 174, 177, 178
    Veja também estimulantes uterinos
estípticos, 77, 129,
estragão, 197-98
estresse, 61
    agudo e crônico, distinção entre, 194
    amenorreia e, 216
    causas sociais de, 195
    condicionamento corporal e, 267
    crônico, 62, 84, 92, 194, 199
    digestão e, 186-87
    doença autoimune e, 205-06
    ervas ayurvédicas para, 97
    ervas para, 90, 104
    fungos para, 107
    infecções por cândida, 221
    metabolismo da glicose e, 192
    saúde sexual e, 237-39
    sistema imunológico e, 199
    Sopa de Reforço Imunológico, 204
    temperos para, 154, 158, 164,
    trauma e, 182, 194
exaustão, 59, 103, 104, 109, 165, 199
Exercício Jane bate no peito, 205
exercício/treinamento aeróbico, 179, 198, 222
expectorantes, 24
    ervas, 82, 112-13, 125, 130, 133
    mel em, 37

    especiarias, 150, 154-55

F

fadiga adrenal, 59, 83-4, 156-57198
fadiga, 18, 194-95
    depressão pós-parto e, 227
    ervas para 47, 78, 83, 84, 86, 91, 102, 103
    Meu Banho Favorito de Vinagre e Ervas, 47
    Veja também fadiga adrenal; síndrome da fadiga crônica
Limpeza da casa, 66
febres, 82, 84, 115, 124, 125. *Veja também* antipirético/febrífugo
febrífugo. *Veja* antipirético/fermentação febrífugo, 59, 77, 84, 108, 282
ferimentos, 51, 277
fertilidade, 46, 62, 91, 107, 115, 169, 223, 296
fervuras, 189
fibrilação atrial, 261
fibromialgia, 27, 79, 158, 173, 182, 195, 197, 198
fígado, 76, 77, 82, 92, 112, 133, 152, 171-72
    Chá de Polaridade Ayurvédica, 63, 246
    congestão, 107, 137
    desintoxicação, 63, 107, 113, 125, 224
    Enema de Café, 64-65
    estimulante, 76, 102, 132, 136
    falha, 133
    glicose no sangue, 193
    Lavagem Matinal do Fígado, 63
    nutritivo, 89, 117

protetor, 110
regeneração, 116
saúde intestinal e, 187
Smoothie de Lecitina para o Fígado, 184
Vitamina para o Fígado Feliz, 96
supressão de vírus e, 201
tonificante, 19, 23, 25
Veja também esteatose hepática
fígado, comer, 179
fim da vida, 274
flatulência, 114, 119, 124, 137, 141, 145, 149, 150
folha de erva-santa, 162
folhas de louro, 147
Fórmula de Turksa, 224
fosfatidilserina, 263
Freya, 283
Frutas vermelhas, 58, 126, 184, 223, 237, 260, 273. *Veja também* mirtilo
função adrenal, 18, 165, 198, 239, 259
função cognitiva, 171, 262-63
    aumentando, 175-76, 191-92
    ervas e especiairias para, 98, 109, 116, 139
    na menopausa, 232
    plantas espirituais para, 178
    saúde do cérebro, 91, 262
    Veja também doença de Alzheimer; demência; memória

G

galactagogos, 24, 95, 106, 225
gargarejo, 133
gastrite, 59, 122, 155, 185
gatos, 108, 179, 289
ghee, 78, 118, 140, 143, 146, 240, 306
Gladstar, Rosemary, 70, 83
Golomb, Beatrice, 262
Gonzalez, Nicholas, 123
gotas para dor de ouvido, 57, 248
gravidez, 17, 27, 221, 224
    cuidados durante a, 75, 83, 84, 95-96, 100, 112, 133, 143, 144, 171
    ervas para, 98-99, 107, 113-14
    estresse durante a, 253
    sintomas digestivos durante a, 95-96
Grieve, Maud, 151
gripe
    ervas para 54, 115, 127, 138
    especiarias para, 70, 80, 142, 144
    nas crianças, 244
    prevenção, 37-38
Guan Yin, 293, 307-08

H

Hebe, 295-96
    contusões
    ervas para 42, 49, 57, 75, 100-01, 110, 117, 126
    especiairias para, 160
    na perimenopausa, 231
    pós-cirurgia, 242
hemorroidas, 93, 97, 108, 110, 113, 130, 190
hepáticas, 25
hepatite, 92, 95, 105, 124

herbalistas, profissionais, 9, 182, 302
Herb Pharm, 52
hérnia de hiato, 186
herpes simples, 104, 124, 174, 200
herpes, 202
hipertensão, 79, 104, 113,124, 126, 165, 260. *Veja também* pressão arterial
hipnóticas, 25
hipoglicemia, 191-92, 193,196, 213, 256, 270
hipoglicêmicas, 25, 77, 107, 194, 276
hipotensão, 260
hipotensivas, 25, 111
hormônios bioidênticos
    oral, 228, 232, 239, 264
    tópico, 234, 236, 240
Hudson, Tori, 224

I

icterícia, 16, 124
identidade de gênero, 14
Igreja Nativa Americana, 177
imunoterapia, 38,
incenso, 279-84
indigestão, 23
    ervas para, 93,117, 124
    especiarias para, 105, 113,114, 116–17, 121, 124, 127
infecções bacterianas, 22, 46, 96, 111, 134
infecções do trato urinário (ITUs), 218-19
    ervas/especiarias para, 54, 70, 89, 92, 93, 96, 117, 120, 122, 164, 165
Infecções por cândida, 111, 150, 221

infecções por fungos22, 46, 80, 101, 134, 221
Infecções vaginais60, 221, 239. *Veja também* infecções por cândida
infecções virais, 199. *Veja também* antivirais
infertilidade, 79, 121, 128, 222
inflamação da gengiva, 105, 133
inibidores seletivos da recaptação da serotonina (ISRI), 174, 228
insolação, 56
insônia
    causas de, 103, 182, 195, 196, 208, 232
    tratamento, 100, 104, 114, 115, 176, 194
intestino. *Veja* trato gastrointestinal
intoxicação alimentar, 54, 58, 190
iogurte, 69, 138, 146, 149, 174, 273, 298

J

Jardim do Eden, 169
jardins, 29, 34

K

Katz, Sara, 54
Kloss, Jethro, 54
Knickerbocker, Peggy, 69

L

lactação, 96, 171, 177, 290
Lactobacillus acidophilus, 252
lanches e guloseimas
    Alegria de Chocolate, Pimenta-caiena e Coco, 115-16159-60

Bolinhos de Energia de Ashwagandha, 85-86

Cookies de Gengibre para o Fluxo, 298

Gengibre, Manga e Mirtilos Cristalizados, 152

para a saúde cognitiva, 263

Peras Assadas e Alecrim, 306

Picolés Infantis *Calientes* para Dor de Garganta, 244

Pipoca de Mel e Pimenta-caiena, 286

laringite, 144

Lavela WS 1265, 114

laxantes, 25

    fortes, 88

    suaves, 26, 106, 128, 130, 151, 165, 191

lecitina, 133

leite de amêndoas 142, 145, 189, 232, 234

leite de aveia, 87, 239, 267

leite de cânhamo 96, 188, 247, 266, 272, 277, 306

leite de coco, 143, 158, 174. 184, 185, 245, 306

lentilhas, 140, 146, 290, 291

libido, 76, 82, 85, 107, 109, 115, 128, 139, 150, 238-39

lisina, 174, 200

lúpus, 205, 206-07

luteína, 58 120-21

M

maçãs, 58, 66, 153, 194, 231, 302

magnésio, oral, 217, 218

seios fibrocísticos, 230, 231

mamografias, 229

mangas, 137, 141, 152

manteiga 78, 140, 143, 306. *Veja também ghee*

manteiga de amêndoas 85, 174, 273, 277

manteiga de caju, 273

mastectomias, 228, 230-31

medicina ayurvédica

    bochecho de óleo, 39

    Chá de Polaridade Ayurvédica, 63, 246

    ervas para, 76, 85, 91, 97, 117, 128

    especiarias para, 136, 160

    incenso usado em, 281

    mel em, 37

    Meu Cordial de erva-doce Favorito, 36

    remédio para soluços, 275

    triphala em, 119, 264, 269

    uso de varinha kansa em, 217

Medicina Chinesa, 79, 83, 88, 96, 100, 102, 115

    dong quai, 83

    enurese em, 251

    ginko, 108

    mirra, 281

    osteoporose em, 234

    vírus em, 124

    Xiao Chai Hu Tang, 92

Medicina indígena norte-americana, 88, 110

Medicina islâmica, 148

mel, 36, 37, 38

    Caliente Curación (Cura Quente), 70

    com Infusão de Baunilha, 302

    Damiana, 302
    em oximéis, 42, 43
    para dores de garganta, 243
    para ganho de peso, 273
    raiz-forte, 165
    Tepache Erval de Abacaxi, 40
    usos de, 38
melado de Blackstrap, 298
melatonina, 196, 264, 267
melhoradores do humor, 20, 26, 98, 128, 135, 171, 174, 176, 178
memória, 109, 172, 197, 262, 263, 264
menopausa, 232-33
    crescimento de cabelo e unha na, 96-7
    ervas para, 76, 80, 84, 99, 106, 124,
    especiarias para, 151
    libido na, 237-38
    pele na, 235-37
    plantas espirituais para, 175
    ritual para, 302-04
    saúde óssea na, 233-35
    secura vaginal na, 239-40
    sintomas vasomotores em, 76, 96-97, 99-100, 114, 131, 156, 232
    suores noturnos, 128
menstruação, 19, 216-18
    amenorreia, 261
    atrasada, 115
    cólicas, 54, 81, 90, 121, 130, 137
    dolorosa (dismenorreia), 216-17, 223
    estimuladores de, 24, 84, 118, 142
    redutores de fluxo, 91
    reguladores, 81-2, 83, 113, 115, 151, 154-55
    ritual para, 295-96
    síndrome pré-menstrual (PMS), 76, 124, 129, 151, 196, 217
metabolismo, 99, 147, 152, 192, 196, 222, 232, 268-69, 271, 273
métodos de preparação, 32-33, 47-48
    banhos/imersões, 34
    cápsulas, 35
    chá, 35
    comprimidos, 35
    cordiais/elixires, 35-36
    decocção, 37
    ducha vaginal e vapor, 37
    eletuário, 37-38
    em oximéis, 42
    emplastros, cataplasmas, massagens, 38
    extração por óleo, 39
    fermentação, 39
    glicerito, 40
    infusão, 41
    linimento, 41
    óleo, 41
    pastilhas, 43
    pomadas, 44
    supositórios, 44
    tinturas, 44-45
    unguentos, 45
    vinagres, 46
    xaropes, 47
México, 94-95, 93, 98, 110

copal no, 280
diabetes no, 191
especiarias, no 135, 146, 155, 159, 160, 161
plantas espirituais do, 169, 175, 177
rituais de parto no, 225, 289-91
tempo do autor no, 49-50, 214-15, 300-02
miomas uterinos, 224
mirtilo, 96, 108, 110, 120, 129, 141, 142, 152, 261, 263, 266, 267
misturas de especiarias
 berbere, 139-40
 Garam Masala, 146, 147, 173
 Marinada Jerk, 163
 Misir Wot, 140
 Pó das Cinco Especiarias, 139
molhos e pestos
 Molho Mexicano de Chocolate, 161
 Pesto de Cenoura, 258
 Pesto de Coentro, 145
 Pesto de Manjericão, 153
molhos para salada
 Óleo de Semente de Cominho Preto, 148
 Maionese Caseira de Endro, 149
 Romã, 258
morte, 147, 170, 171, 176, 206, 260, 261, 262, 276. *Veja também* fim da vida
moxabustão, 84, 224
Mulher Natural, estrutura e uso de, 12
Músculos
 doloroso, 75, 119, 148, 206-07, 208
 espasmos de, 21, 54, 108, 158
 no condicionamento corporal, 267-68

N

natoquinase em pó, 260, 262
náusea, 60, 183, 186-87, 218
 ervas para, 20, 107, 118, 119
 especiarias para, 138, 144, 148-49, 152, 165
 fim da vida, 274
nervinas, 26, 186
 ervas, 57, 83, 87, 90, 97-98, 99-100, 104, 119, 133,
 especiarias, 149
 para a saúde cognitiva, 263
 para crianças, 220
 para fadiga, 198
 para insônia, 196
 plantas, espirituais 177
 pós-cirurgia, 242
nervinas uterinas, 26. *Veja também* nervinas
neuralgia pós-herpética, 202
neuralgia, 79, 100, 202. *Veja também* neuralgia pós-herpética
neurodiversidade 255
neuropatia, 95, 158, 202
nozes, 59, 68, 94, 146, 179, 239, 258, 302, 304

O

obesidade, 187, 222, 270
óleo de abacate, 149, 162, 163
óleo de amêndoas, 41, 42, 61, 217, 230, 254
óleo de coco

em bebidas, 58, 102, 142, 247, 271
na culinária, 138, 183
usos tópicos, 41, 44, 45, 97, 154, 179, 206, 235, 300
óleo de semente de cânhamo, 211-12
óleo de semente de groselha-preta, 188, 217, 218
óleos de massagem
Ashwagandha Bala (*Sida cordifolia*), 227
Calêndula Amêndoa Doce, 230
Camomila, 254
Conífera do Gengibre de Caiena, 211
fitolaca, 230
Gengibre, 302
óleos, 41
em rituais, 242
no *kit* de primeiros socorros, 51
Óleo com Infusão de Ervas para Uso Tópico, Feito com Luz Solar, 42
Óleo de Rejuvenescimento Facial Tópico, 236
para cuidados de fim de vida, 274-75
Veja também óleos para massagem
orotato de lítio, 213, 214, 263
osteoartrite, 235
osteoporose, 79, 83, 96, 131, 232, 233, 234
ovos, 149, 157, 237, 262, 263, 298
óxido nítrico (NO), 257
oxigenoterapia hiperbárica, 256
oximéis, 42-43, 112

P

palpitações cardíacas, 259-60
pancreatite, 101, 129
parasitas, 22, 50, 59, 142, 149
parto, 75, 99-100, 110, 121, 133,
erva-doce para, 281
plantas espirituais para, 172
pós-parto, 110, 225-28, 290-91
rituais para, 281-82, 289
uso de escopolamina em, 215
parturientes, 27, 121, 127, 172
Pasta Dourada, 210
pastilhas, 43, 52, 122
Pastilhas de Ínula Cristalizadas, 112
Pastilhas de Olmo-vermelho, 43
pé de atleta, 221
peixe, 179, 263
óleo de, 142, 205, 262
peônia, simbolismo da, 301
pepino inglês, 68
peras, 194, 302, 306
perda de peso, 88, 98, 99, 110, 114, 148, 208, 267-72
perimenopausa, 196, 214, 218, 231-33, 264
picadas/mordidas de insetos, 50, 53, 60, 110, 117, 122, 129, 165
pimenta-do-reino, 179
açafrão e, 101, 187, 210
em misturas de temperos, 81, 139, 143, 154
óleo essencial, 179
para a saúde do cérebro, 266

pimentas, 144, 162-63
pimentas
    jalapeño, 70
    pimentão-vermelho, 68
    Veja também chiles
pinhões, 67, 153-54, 315
plantas espirituais
    envolvimento das mulheres com, 180
    objetivos das, 169-70, 171
    segurança com170-71
plantas psicoativas, 107, 171, 316
plantas
    abastecimento ético, 30-31
    ações das, 18-28, 71
    adquirir, 13-529-31
    armazenamento, 51
    classificação das, 28
    em perigo, 30-31, 97,-98, 109, 128, 171, 175
    equilíbrio e, 61-62
    guia de campo, fazendo o seu próprio, 53
    invasivas, 31
    no *kit* de primeiros socorros, 51
pneumonia, 38, 70, 104, 156, 244
pó de citicolina, 266
pó de D-manose, 219
pó de glucomanano, 259
pó de glutamina, 101, 108
pó glandular do cérebro, 266
pólen de abelha, 38, 277
ponto de pressão, "sono sereno", 251
pontos Marma, 236

postura de borboleta, 298, 300
pressão arterial, 61
    alimentos para abaixar a, 257
    ervas para, 25, 110, 113, 115-16, 120, 124, 126
    baixa, 120, 138
    subindo, 178
    sono e,194
primeiros socorros
    kits, 12, 32, 42, 50-51
    para animais de estimação, 289
    usos, 34-4052-62
probióticos, 156, 189, 201, 207, 221, 246
problemas com o sinusite, 20, 70, 103, 164, 250
problemas musculoesqueléticos, 101, 164, 211
procedimento de excisão elétrica com alça, 201-02
Processo enzimático P450, 64, 111
produtos farmacêuticos, 11, 45, 188, 325
psicodélicos, 171, 316. *Veja também* plantas espirituais
psoríase, 110, 131, 132, 137, 141, 235
purgantes, 125, 126

Q

queijo, 81, 148, 153, 157
    Queijo Grelhado e Mastruz, 155
    Tomate, Queijo Panela e Pólen de Funcho, 123151
queimadura de sol, 61, 82

queimaduras, 88, 93, 104, 110, 124, 129

R

Raugust, Mary, 153
refluxo ácido. *Veja* acidez estomacal
Regra de Clark, 244
rejuvenescimento facial, 235-36
relaxantes musculares, 250
Remifemin, 100
remoção de pesticidas e fertilizantes, 66
repelentes de insetos, 84, 92, 118, 282
resfriados, 38, 70, 244
  descongestionantes, 107, 119
  especiarias para, 136-37, 144, 156, 164
  nas crianças, 244-46
  prevenção, 86, 152
  Sidra de Fogo, 70
  Sopa de Reforço Imunológico, 86
  tratamentos tópicos, 43, 148
resistência à insulina, 192, 222, 271
restauradodes da nutrição, 26
retinopatia, 120
refluxo gastroesofágico, 59, 79, 137, 174, 185
RGCE (Repouso, Gelo, Comprimir, Elevar), 57
rins, 16, 23, 27, 98-99, 218
  apoio para, 75, 102, 110, 129, 193
  estatinas e, 262
  estimulante, 131
  limpeza, 134
  pedras no, 82, 93, 129
  suplementação de cálcio e, 234

rituais
  bem-vindo companheiro animal, 288-89
  cerimônia das matriarcas, 302,04
  cerimônia de casamento/noivado, 286-87
  cerimônia pré-casamento/noivado, 284
  chá de maternidade, 287-88
  desejos de festa do pijama, 291-92
  "E agora, o que virá?", 300-01
  honrando a perda de companheiros, 304-06
  incenso em, 279-83
  kit e altar de ajuda do amor, 283-84
  maioridade, 292-94
  menarca e menstruação, 295-300
  parto, 281, 282, 287-91
  plantas espirituais em, 169,280
  purificação, 231282
rubefacientes, 27, 38, 158, 164, 197, 198, 245
Russo, Ethan, 172
Ryser, Rudolph, 10

S

sabedoria, mulheres, 214-15
Sabina, Maria, 180
Sal de Epsom (sulfato de magnésio), 34, 217, 246, 256
sal marinho, 64, 81, 136, 138, 140, 146, 148, 149, 154, 157, 164, 165, 199, 226, 258, 273, 298
saladas, 258
  Salada de Pétalas de Flores, 94

Salada de Algas Marinhas para Desintoxicar, 68
salmão, Alasca, 263
sardinhas, 263
saúde das mamas, 228-29
saúde da mulher, 81, 98-99, 107, 121, 128, 133-34
    artrite reumatoide e, 207
    biologia e, 14
    cistos ovarianos, 121
    doença autoimune e, 205
    equilibrar a, 61-62, 99-100
    estresse e, 194-95
    na Medicina Chinesa, 83
    sistema imune, 199-202
    trauma e, 181-82
saúde da pele, 124, 132, 235, 237
saúde dental, 57, 98, 149, 160, 252. *Veja também* dores de dente
saúde do cérebro, 91, 262. *Veja também* função cognitiva
saúde do coração, 257-62
    ervas para 104, 105, 117
    especiarias para, 148
    hormônios e, 264
    plantas espirituais para, 173
saúde dos olhos, 193
    Colírio de Eufrásia, 106
    degeneração macular, 108
    tratamento para olhos secos, 206
saúde mental, 170, 183, 192, 196, 253
saúde óssea, 232, 233, 234. *Veja também* osteoporose
saúde sexual, 198, 237-38. *Veja também* libido
sedativos, 27, 114
    especiarias, 141
    para crianças, 250-51
    para cuidadores, 276
    para insônia, 196
    suaves, 84-85, 158, 175
sementes de abóbora, 263
sementes de girassol, 85
sensibilidade ao glúten, 95, 187, 189, 207, 208, 213
Shakshouka, 157
sífilis, 127
síndrome da fadiga crônica, 79, 198, 199
Síndrome de Sjögren, 205, 206
síndrome do intestino irritável (IBS), 78, 114, 130, 144, 173
síndrome do ovário policístico (SOP), 90, 222
síndrome metabólica, 117, 192
Sistema imunológico
    acupuntura para, 205
    ervas para, 103, 106, 124, 128, 203
    escovação a seco e, 290
    especiarias para, 140, 156
    estimulante, 70, 207
    fungos e, 107, 241
    mulheres e, 199-203
    Sopa de Reforço da Imunidade, 204
    Sopa de Reforço Imunológico, 5786

Veja também doenças autoimunes imunomoduladoras/ervas imunomoduladoras, 25, 124, 199, 203, 205-06, 209
    para cuidadores, 276
    para distúrbios do sistema autoimune, 206, 208
    para herpes, 202
sistema linfático, 82, 89, 124, 125, 272
sistema nervoso, 66, 200
    ações das ervas em, 19, 26, 27
    digestão e, 183
    ervas e especiarias para, 109, 141, 143, 146, 172, 175, 198
    nas crianças, 251
    pós-cirurgia, 242
    saúde sexual e, 238
sistema respiratório, reforço do, 99-100
sistema/trato urinário, 21, 23, 54, 82, 89, 92, 96, 120, 121, 132, 164, 165, 218-19
Smith, Ed, 54
smoothies
    Coração Saudável, 260-61
    de Chocolate, Nozes e Banana para a Libido, 239
    de Nopale e Hibisco para Perda de Gordura, 271
    Lecitina para o Fígado, 184
    Fígado Feliz, 96
    Mocha para a Asma, 247
    Música para Minha Mucosa, 188
    Noturno, 141-42
    para a Pele, 237
    para agitação e ansiedade, 267
    para Ganho Peso, 273
    Perimenopausa, 232
    Prevenção Diária de Demência, 266
    Resiliência do Cuidador, 276
    Saúde Óssea, 234
soluços, 54, 61, 275-76
sonhos, 133, 292
sopa(s)
    Caldo de Osso com Bardana, 89-90
    de Cebola Simples, 81
    Reforço de Reforço da Imunidade, 204
    Restauradora de Alecrim/Tomilho Pós-parto, 291
    Reforço Imunológico, 86
soro de leite em pó, 234, 273
Stamets, Paul, 203
suco de repolho, 59, 186
suplementação de cálcio, 234
suporte cardiovascular, 119
supositórios
    alho, 80
    Casca de Banana, 190
    Supositórios de Celidônia-Menor, 97
    vaginal, 44, 172
    exames Papanicolau, 200

T

tahini, 277
tamari, 68
taurina, 257, 260, 261
Técnica de Massagem Retal, 275

Técnica de Relaxamento Antiespasmódico Perineal, 55, 275-76
Tepache com Abacaxi, 40
tepache, 39
termogênicos, 271
timolépticos. *Veja* antidepressivos
tireoide, 67, 123, 208
tireoidite de Hashimoto, 208
tomates, 135, 155, 157
tônico uterino, 27, 77, 90, 91, 112
tônicos digestivos, 84, 126, 166
tônicos, 27
tosse, 114, 133
    antiespasmódicos para, 54
    crônica, 103
    especiarias para, 136, 166
    expectorantes, 112
    Veja também pastilha expectorante
Totten, Juliet, 53
toxicidade de metais pesados, 123
tradição judaica, 287, 292
tradição *Potlatch*, 286-87
transtorno bipolar, 196, 253
transtorno de déficit de atenção e hiperatividade (TDAH), 255
transtorno de estresse pós-traumático (PTSD), -97, 172-73, 176, 186
transtorno obsessivo-compulsivo, 174
tratamento escariótico, 201-02
tratamentos tópicos
    Cataplasma de Semente de Mostarda, 245
    Lubrificante Vaginal Externo, 240
    Manjericão Tópico, 154
    Máscara Facial de Chá Verde, 237
    para dismenorreia, 217
    Pomada de Anis para os Brônquios, 151
    Veja também banhos/imersões; óleos
trato gastrointestinal, 57, 119, 124, 183
trauma, 170, 181-82, 277
    crianças e, 250, 253, 256
    distúrbio autoimune e, 205
    ervas para, 92, 109, 114, 126
    estresse e, 194
    fibromialgia e, 197
    plantas espirituais e, 170
    Veja também transtorno de estresse pós--traumático (PTSD)
três irmãs do sono", 176, 196
trombose, 137

U

úlceras gástricas, 79
úlceras, 93, 96, 97, 116, 122, 124, 126, 128, 130, 142, 155
unguentos, 45
United Plant Savers, 30

V

vagens, 68
vaginite, 81
vapor vaginal, 46
varinha kansa, 217, 236
vasodilatores, 109, 112, 120, 158
vegetais brássicos, 201, 256

veias varicosas, 110
vertigem, 92, 108
vesícula biliar 63, 78, 101, 133, 165, 183-84
vinagres, 198
   Caliente Curación (Cura Quente), 4870
   em oximéis, 34, 42
   Meu Banho Favorito de Vinagre e Ervas, 47
   para limpeza, 4566
   raiz-forte, 124165
   vinagre de maçã, 43, 46, 47, 70-71, 89-90, 148, 198, 246
   vinho branco, 121-22149
vinhos, 74, 81, 102, 105, 283
vimpocetina, 263
vírus do papiloma humano (HPV), 200-02
vitaminas
   A, 95, 103, 137, 145, 200, 234,
   B, 79
   B-6, 213, 217, 218
   B-12, 196
   C, 60, 79, 95, 108, 110, 137, 141, 143, 145, 165, 190, 191, 200, 237
   D, 198, 224, 227, 228, 234,
   E, 95, 108, 137, 206, 234, 236, 240
   K, 79, 145, 153, 234
vômitos, 20, 24, 77, 107, 118, 119, 125, 134, 149, 152
vulnerárias, 28, 133, 209, 280

W

Wright, Jonathan, 260

X

xarope de agave 113
xarope de bordo 36, 159, 306

Z

zumbido, 108, 112